溃疡性结肠炎

中西医诊疗策略

翟兴红 / 主编

全国百佳图书出版单位

中国中医药出版社

·北 京·

图书在版编目（CIP）数据

溃疡性结肠炎中西医诊疗策略 / 翟兴红主编 . — 北京：
中国中医药出版社，2024.1
ISBN 978-7-5132-8548-3

Ⅰ.①溃… Ⅱ.①翟… Ⅲ.①溃疡—结肠炎—中西医
结合—诊疗 Ⅳ.① R259.746.2

中国国家版本馆 CIP 数据核字（2023）第 224539 号

中国中医药出版社出版

北京经济技术开发区科创十三街 31 号院二区 8 号楼
邮政编码　100176
传真　010-64405721
廊坊市祥丰印刷有限公司印刷
各地新华书店经销

开本 880×1230　1/32　印张 10　字数 224 千字
2024 年 1 月第 1 版　2024 年 1 月第 1 次印刷
书号　ISBN 978-7-5132-8548-3

定价　49.00 元
网址　www.cptcm.com

服务热线　010-64405510
购书热线　010-89535836
维权打假　010-64405753

微信服务号　**zgzyycbs**
微商城网址　**https://kdt.im/LIdUGr**
官方微博　**http://e.weibo.com/cptcm**
天猫旗舰店网址　**https://zgzyycbs.tmall.com**

如有印装质量问题请与本社出版部联系（010-64405510）

前　言

　　溃疡性结肠炎（ulcerative colitis，UC）属于炎症性肠病（inflammatory bowel disease，IBD）范畴，是主要累及直肠、结肠黏膜和黏膜下层的慢性非特异性炎症，临床以腹痛、腹泻、便血或黏液脓血便等为主要临床表现，具有反复发作、缠绵难愈的特点，病程中可并发消化道大出血、肠穿孔、中毒性巨结肠、癌变等严重并发症，严重影响患者生活质量和身心健康，给患者带来沉重的经济负担。目前溃疡性结肠炎的病因病机尚未完全明了，一般认为其是多种因素相互作用的结果，主要包括遗传因素、环境因素、微生物因素和免疫因素等。溃疡性结肠炎尚无特效疗法，已被世界卫生组织列为难治性疾病。

　　溃疡性结肠炎为欧美等发达国家的高发病。但近年来的调查数据显示，东亚国家包括我国溃疡性结肠炎的发病率和患病率有明显上升趋势。目前，治疗溃疡性结肠炎的西药主要包括5-氨基水杨酸（5-ASA）制剂、激素和免疫抑制剂等，虽有一定疗效，但随之带来了药物副作用、激素依赖等困扰，特别是复发问题尚需进一步研究解决。

　　中医在治疗溃疡性结肠炎方面有着独到的见解和方法，国内医家采用中药治疗本病也已取得较好的临床疗效。针对溃疡性结肠炎早期、初发型、慢性复发型，轻中度溃疡性结肠炎及各型溃疡性结肠炎复发的防治，中医药有一定的优势和特点。中医治疗溃疡性结肠炎的优势主要体现在对轻中度溃疡性结肠炎的疗效较好。中西医结合治疗溃疡性结肠炎重症可以提高疗效，减轻激素及免疫抑制剂的用量及副作用，缩短疾病缓解过程，促进结肠黏膜修复和溃疡愈合。

本书是作者在查阅大量文献的基础上，结合临床实际编写而成的。其内容主要包括溃疡性结肠炎治疗的新理念、病因和发病机制、诊断与鉴别诊断、规范化药物治疗流程、外科诊疗策略，以及不同病情程度及特殊人群的治疗方法及治疗难点，同时还梳理了中医治疗溃疡性结肠炎的病因病机、治则治法，整理了中医诊疗溃疡性结肠炎的策略及中西医结合治疗溃疡性结肠炎的方法，并结合临床心得对常用方药进行解析，介绍了针灸疗法、中医外治法及当代名医经验。此外，还独立成篇讲解了溃疡性结肠炎的临床管理、患者的自我管理，以及营养治疗和生活调护。

本书可为临床医师、相关研究人员及医学生提供中西医诊疗溃疡性结肠炎的思路与对策，亦适用于溃疡性结肠炎患者阅读。

《溃疡性结肠炎中西医诊疗策略》编委会

2023 年 8 月

目　录

第一节

溃疡性结肠炎治疗的新理念

近些年溃疡性结肠炎（UC）在诊断和机制研究上的不断进步使其治疗策略也在逐步发生转变，已经从简单的症状控制转变为内镜缓解，再到最近提出的组织学改善——黏膜愈合（MH），即在组织学层面上的深度缓解[1]。越来越多的证据显示[2-6]，这是与疾病长期预后相关的新的潜在治疗目标。

一、黏膜愈合的定义

关于 UC 患者黏膜愈合的定义，目前尚未达成共识[7]。在 UC 中没有经过验证的 MH 黄金标准定义。目前在 UC 相关的临床研究中使用的 MH 定义大部分是"炎症和溃疡性病变完全消失"，但这个定义缺乏验证，并且没有列出具体的 MH 分级[8-11]。此外，在大多数研究中，MH 的定义还包括"内镜检查时持续存在的红斑和黏膜脆性改变"。

二、黏膜愈合的意义

越来越多的证据表明，组织学对于临床并发症的发展具有更好的预测价值,例如临床复发、手术干预、治疗升级的需要或结直肠癌的发展[12]。

在临床复发方面,一项研究评估了接受免疫抑制剂联合维持治疗的患者停用英夫利西单抗后复发的风险。通过多元分析发现,MH 是与英夫利西单抗停药后临床复发风险降低密切相关的因素之一。

在手术干预方面,一项针对挪威 UC 患者的观察性队列研究显示,经过 1 年的治疗与随访,50% 的 UC 患者存在 MH 的证据。这些患者因 UC 接受结肠切除术的比例较非 MH 患者减少,且结果具有统计学意义[13]。

在发生结直肠肿瘤的风险上,正如 MH 所证明的,炎症的减少可能与结直肠癌风险降低有关[14]。在一项对接受结肠镜监测的长期 UC 患者的研究中,通过单变量分析发现结肠镜检查和组织学炎症的程度与发生结直肠肿瘤的风险密切相关。而在多变量分析中,只有组织学炎症是罹患结直肠恶性肿瘤风险的重要决定因素[15]。

三、黏膜愈合的评估标准

根据 Cochrane 的数据显示,近些年有关 UC 的黏膜组织学评分已经提出了 30 余项,尽管其中只有少数得到了充分验证。目前最广泛使用的评分之一仍然是 Geboes 评分。该评分评估 7 种组织病理学特征,包括黏膜结构变化、慢性炎症细胞浸润、固有层中的中性粒细胞和嗜酸性粒细胞、上皮内中性粒细胞、隐窝破坏和黏膜缺损,并对每个给定的变量根据其严重程度进一步细分(表 1)。Geboes 评分的描述详细,可重复性好，效度高，是 UC 理想的组织学评分指数，已广泛用于临床试验，且作为疗效评估的终点指标之一[16]。目前尚无验证过的 MH 评估标准。

表 1　Geboes 评分

分级		指数	组织学表现
0 级（结构改变）		0.0	无异常
		0.1	轻度异常
		0.2	轻中度弥漫性或多点异常
		0.3	重度弥漫性或多点异常
1 级（慢性炎细胞浸润）		1.0	不增多
		1.1	轻度增多
		1.2	中度增多
		1.3	明显增多
2 级（中性和嗜酸性粒细胞）	2A（嗜酸性粒细胞）	2A.0	不增多
		2A.1	轻度增多
		2A.2	中度增多
		2A.3	明显增多
	2B（中性粒细胞）	2B.0	不增多
		2B.1	轻度增多
		2B.2	中度增多
		2B.3	明显增多
3 级（上皮层中性粒细胞）		3.0	无
		3.1	＜ 30% 隐窝受累
		3.2	＜ 50% 隐窝受累
		3.3	＞ 50% 隐窝受累

续表

分级	指数	组织学表现
4级（隐窝破坏）	4.0	无
	4.1	部分粒细胞浸润
	4.2	隐窝减少
	4.3	明确的隐窝破坏
5级（糜烂和溃疡）	5.0	无
	5.1	可见上皮细胞附近炎症
	5.2	点状糜烂
	5.3	明确的糜烂
	5.4	溃疡和肉芽组织

四、促进黏膜愈合的药物

在大多数可检索的研究中，组织学（即MH）的评估不是治疗终点。此外，由于未能详细定义每位患者疾病组织学缓解的终点，因此关于该主题的研究数据相对稀少。

但是基于目前的证据显示，水杨酸类药物可以改善黏膜炎症，提高黏膜缓解率，即使黏膜宏观正常化[17]。皮质类固醇药物在UC患者中诱导MH的能力是公认的[18]。一些研究数据表明，硫唑嘌呤等免疫抑制剂在大多数UC患者中可以有显著的内镜缓解和组织学改善。然而，使用硫唑嘌呤的黏膜愈合率因不同研究而异。在生物疗法上，有较少研究数据支持抗TNF-α治疗可以促进MH。

五、黏膜愈合的一些思考

目前，黏膜愈合已经成为 UC 治疗的新概念与新目标，其对于 UC 远期病程控制与预后具有积极影响，但其定义与评估标准学术界尚存在争议。

在以前的研究中，MH 的定义从"没有活动性炎症"到"肠黏膜完全正常化"，标准不等。欧洲炎症性肠病学会（ECCO）最近的一份报告将组织学缓解定义为"恢复正常"。微观活动的停止与未来并发症的百分比降低相关。但是在内镜检查和临床缓解期，严格遵守每位患者都达到黏膜的组织学正常化的治疗终点和目标，可能导致不合理的积极治疗负担，而这也包括所有可能出现的副作用。目前我们需要进行更多的研究以期建立具有成本效益比的适当程度的黏膜组织学正常化定义与评估标准。

参考文献

［1］Fabian O，Bajer L.Histopathological assessment of the microscopic activity in inflammatory bowel diseases：What are we looking for ？［J］.World J Gastroenterol，2022，28（36）：5300-5312.

［2］Park S，Abdi T，Gentry M，Laine L.Histological Disease Activity as a Predictor of Clinical Relapse Among Patients With Ulcerative Colitis：Systematic Review and Meta-Analysis ［J］. Am J Gastroenterol，2016，111：1692-1701.

［3］Bryant R V，Burger D C，Delo J，et al.Beyond endoscopic

mucosal healing in UC: histological remission better predicts corticosteroid use and hospitalisation over 6 years of follow-up [J].Gut, 2016, 65: 408-414.

[4] Christensen B, Hanauer S B, Erlich J, et al.Histologic Normalization Occurs in Ulcerative Colitis and Is Associated With Improved Clinical Outcomes [J].Clin Gastroenterol Hepatol, 2017, 15 (10): 1557-1564.e1.

[5] Christensen B, Erlich J, Gibson P R, et al.Histologic Healing Is More Strongly Associated with Clinical Outcomes in Ileal Crohn's Disease than Endoscopic Healing [J].Clin Gastroenterol Hepatol, 2020, 18 (11): 2518-2525.e1.

[6] Gupta R B, Harpaz N, Itzkowitz S, et al.Histologic inflammation is a risk factor for progression to colorectal neoplasia in ulcerative colitis: a cohort study [J]. Gastroenterology, 2007, 133 (4): 1099-105; quiz 1340.

[7] 吴开春, 梁洁, 冉志华等.炎症性肠病诊断与治疗的共识意见 [J].中国实用内科杂志, 2018, 38 (9): 796-813.

[8] De Chambrun G, Peryrin Biroulet L, Lemman M, Colombel J F.Clinical Implications of mucosal healing for the management of IBD [J].Nat Rev Gastroenterol Hepatol, 2010, 7 (1): 15-29.

[9] D'Haens G, Sandborn W J, Feagan B G, et al.A review of activity indices and efficacy end points for clinical trials of medical therapy in adults with ulcerative colitis [J]. Gastroenterology, 2007, 132 (2): 763-786.

[10] Sandborn W J, Feagan B G, Hanauer S B, et al.A review

of activity indices and efficacy endpoints for clinical trials of medical therapy in adults with Crohn's disease [J]. Gastroenterology, 2002, 122 (2): 512–530.

[11] D'Haens G R, Fedorak R, Lémann M, et al.Endpoints for clinical trials evaluating disease modification and structural damage in adults with Crohn's disease [J].Inflamm Bowel Dis, 2009, 15 (10): 1599–1604.

[12] Orlando A, Guglielmi F W, Cottone M, et al.Clinical implications of mucosal healing in the management of patients with inflammatory bowel disease [J].Dig Liver Dis, 2013, 45 (12): 986–991.

[13] Froslie K F, Jahnsen J, Moum B A, et al.Mucosal healing in inflammatory bowel disease: results from a Norwegian population–based cohort[J].Gastroenterology, 2007, 133(2): 412–422.

[14] Allez M, Lèmann M.Role of endoscopy in predicting the disease course in inflammatory bowel disease [J].World J Gastroenterol, 2010, 16 (21): 2626–2632.

[15] Rutter M, Saunders B, Wilkinson K, et al.Severity of inflammation is a risk factor for colorectal neoplasia in ulcerative colitis [J].Gastroenterology, 2004, 126 (2): 451–459.

[16] 张声生, 沈洪, 郑凯, 等.溃疡性结肠炎中医诊疗专家共识意见 (2017) [J].中华中医药杂志, 2017, 32 (8): 3585–3589.

[17] Kruis W, Kiudelis G, Rácz I, et al.Once daily versus three

times daily mesalazine granules in active ulcerative colitis: a double-blind, double-dummy, randomized, non-inferiority trial [J] .Gut, 2009, 58 (2): 233-240.

[18] Regueiro M, Loftus Jr E V, Steinhart A H, Cohen R D.Medical management of left-sided ulcerative colitis and ulcerative proctitis: critical evaluation of therapeutic trials [J] .Inflamm Bowel Dis, 2006, 12 (10): 979-994.

第二节

溃疡性结肠炎的病因和发病机制

溃疡性结肠炎（UC）属于炎症性肠病（IBD）的范畴，是主要累及直肠、结肠黏膜和黏膜下层的慢性非特异性炎症，临床以腹痛、腹泻、黏液脓血便等为主要表现，以发作、缓解复发交替为疾病特点，好发于直肠和乙状结肠。

部分患者还可能出现肠外反应，如胆管类疾病及眼睛损伤，甚至皮肤损伤。流行病学调查资料显示，溃疡性结肠炎的好发年龄为 20～50 岁，无性别差异[1]。溃疡性结肠炎的发病率呈逐年升高趋势，已经被世界卫生组织认定为难治性疾病。

欧美的流行病学调查资料显示，UC 的发病率及患病率分别为 8～14/10 万和 120～200/10 万。有报道称，在我国南方 UC 的发病率可达 2.05/10 万，而北方的发病率低于南方，约为 1.64/10 万；且 UC 的发病率在我国呈逐年上升趋势[2-3]。

一、概念及历史沿革

溃疡性结肠炎的发病最早可追溯至 18 世纪。有研究显示，英国王室成员 Bonnie Charlie 王子（1720—1788）就曾受到本病困扰。直至 1859 年 Samuel Wilks 医生首次报道后，UC 这一概念才被正式提出。Samuel Wilks 医生报道的是一位 42 岁的女性，临床表现为慢性腹泻，伴发热。在患者病故后，Samuel Wilks 医生对患者进行了尸体解剖，并将该患者所患疾病命名为 ulcerative colitis。但该患者病理检查结果为回肠及全结肠炎，因此也有学者认为该患者罹患的是克罗恩病（crohn's disease，CD）而非 UC。这也成为 CD 与 UC 难以鉴别的最早证据，并将其均归为炎症性肠病的病因之一。

我国最早的一篇关于 UC 的文献是 1956 年北京协和医院文士域教授发表的。1978 年，全国第一次消化系统疾病学术会议提出了 UC 的诊断标准。1993 年 6 月，以全国慢性非感染性肠道疾病学术研讨为起点，我国提出了 UC 较为详细的诊断标准和疗效判断标准。2001 年，中华医学会消化病学分会 IBD 学组成立，我国 IBD 研究进入发展阶段。我国每四年左右制定并修正一次 IBD 诊治标准和共识意见，而最新的诊疗共识意见为《炎症性肠病诊断与治疗的共识意见（2018 年）》。这些指南的发布和推广极大地提高了我国 IBD 的临床诊治水平。

目前对于 UC 的诊疗，我国在紧跟国际步伐的同时提出了多学科协作的模式。经过多年发展，很多医疗机构已针对 UC 组建了包括消化科、胃肠外科、病理科、影像科、儿科、营养科、护理组等多学科团队。这些不但为患者提供了更优质的医疗服务，也体现了我国 UC 治疗的顶尖水平。

二、病因

1. 遗传因素

溃疡性结肠炎的发病具有种族差异性和家族聚集性。在分布特征上，溃疡性结肠炎的发病率呈地区分布差异，农村发病率显著低于城市，欧美等发达国家显著高于亚非等发展中国家。溃疡性结肠炎在不同种族人群中的发病率也不相同，具体表现在：白种人的发病率显著高于黑种人和黄种人，犹太人的发病率是非犹太人的 3 倍以上；对于同一种族的人而言，不同地区的发病率也不相同，以黑人为例，欧美地区的黑人溃疡性结肠炎的发病率显著高于欧亚地区。溃疡性结肠炎本身还存在着家族聚集现象，有家族史患者的阳性率高达 12%[4]。

对于遗传因素的研究，目前国际上采用全基因组关联分析（GWAS）对基因层面进行分析。目前认为 UC 是多基因的遗传病。当人体内某些基因发生改变后，UC 易感性变强。有研究表明，在染色体 13q32.1 上 ABCC4 和 CLDN10 基因缺失，或 7p22.1 基因的突变或 8q24.3 上的 KCNK9 基因重叠，均可诱使 UC 的发生[5-6]。HLA 基因的表达也是引发 UC 的主要因素。有以 3200 例 IBD 患者为对象的研究表明，HLA 基因在 UC 中高度表达。HLA 基因产生 HLAI 类及 Ⅱ 类分子作为抗原递呈分子，具有选择性联合抗原肽段，再转移到细胞表面，被 T 细胞识别后启动免疫反应[7]。肠道基因易受外界因素干扰，诱发突变。人类 XBP1 基因变异，肠细胞上皮也会发生相应变化，并打破机体以往对食物及环境的耐受性。由于基因和环境改变，导致机体无法激发未折叠蛋白反应（UPR）通路，内质网（endoplasmic reticulum，ER）应激反应将不能分泌相应的黏液来保护和改善肠道黏膜，最终诱发 UC[8]。其他基因如 CDH1、HNF4a、LAMB1 编码都对肠道黏膜有着重要意义。如 ADAM17、NCF2、NCF4、TTC7A、IL-10 和 XIAP 基因突变也会导致 UC 的易感性增加[9]。随着研究水平的不断提高，未来将会对 UC 的遗传易感因素有更加深入的了解。

2. 生活因素

饮食因素是导致溃疡性结肠炎发生的重要因素之一。欧美地区相对于我国人群溃疡性结肠炎的发病率较高，其中一个因素就是我国与欧美地区的饮食结构存在极大区别。近年来，我国溃疡性结肠炎的发病率呈逐年升高趋势，与人们的总体饮食结构发生改变有一定相关性。过量地摄入动物脂肪及蛋奶制品可能是导致溃疡性结肠炎发生的重要原因[10]，其中油炸食品的致病因素更为突出[11]。商业用途的植物油多使用棕榈油，一般在油炸过程中或用后补加适量新油，反复使用，很少彻底更换。油中反复高温所产生的热变质物质不断积累，可以引起食物中毒并存在一些潜在危害，如脂质过氧化物在诱发动脉粥样硬化中起作用，羟基过氧化物及过氧化次生产物、多聚物等有致基因突变作用。食物中的反式脂肪、饱和脂肪等促炎性物质亦是 UC 发病的危险因素[12-13]。此外，食物中的卡拉胶也是促使 UC 复发的诱因[14]。因此饮食因素在肠道菌群的改变、肠屏障的完整性及调节免疫反应上直接或间接的起重要作用。

此外，不良卫生习惯、居处环境污染等人群的 UC 患病率较高[15]。

3. 感染因素

感染因素和肠黏膜防御系统的动态平衡在 UC 的发生、发展中也起重要作用。虽然目前尚未分离出任何一种与溃疡性结肠炎发病密切相关的感染因子，但在临床实践中可以观察到炎症性肠病，包括溃疡性结肠炎在内，多发生在肠道感染之后。UC 急性发作时，部分应用抗生素治疗可获良好效果。粪便分流或旁路手术可改善回、结肠炎的症状或防止其病变复发。

至于是何种感染源引起炎症性肠病的发病，至今仍未确定。过去曾把副结核分枝杆菌、耶尔森菌、麻疹病毒等作为克罗恩病的致病原因；也曾怀疑志贺菌、幽门螺杆菌等是否为溃疡性结肠炎的致病因素，然而，这一切都未能证实。

近年来有人认为，肠内的某些共栖菌，如大肠杆菌、粪肠球菌，甚至一些真菌类，在免疫功能异常的情况下，可发生菌群结构和功能的改变，产生致病作用。所以，在炎症性肠病活动期有时会发现患者粪中的益生菌减少，细菌的毒性产物增多。病原体通过肠上皮细胞膜上的模式识别受体（pattern recognition receptors，PRRs）侵入正常细胞。PRRs 包括 Toll 样受体（Toll-like receptors，TLRs）和核苷酸结合寡聚化结构域蛋白（NOD）家族等[16]。细菌或病毒配体可识别不同的 TLRs 并与之结合，致病菌能渗透屏障识别基底侧 TLRs[17]，而持续 TLRs 的超活化可引起慢性炎性反应，增加致病菌的渗透性，进一步诱发或加重 UC。此外还与微生物直接作用于黏膜免疫系统，启动免疫细胞[18]，释放白介素 -1、白介素 -6、白介素 -8 和肿瘤坏死因子（TNF）等促炎细胞因子和炎性介质，最终引起肠黏膜炎症和损伤有关；或与影响肠道菌群[19]，细菌发生异位，破坏肠黏膜屏障功能，使其通透性增强[20]，从而引发 UC 有关。

4. 免疫因素

肠道黏膜的免疫系统在 UC 的发生、发展、转归过程中始终发挥重要作用。由于 UC 患者可伴有外周关节炎、前葡萄膜炎、结节性红斑、硬化性胆管炎等自身免疫性疾病，以及根据 UC 的组织病理检查、临床表现、免疫抑制剂治疗有效等均可说明免疫系统在 UC 发病过程中起着重要作用。

目前认为，多种免疫学因素参与了溃疡性结肠炎的发病[21]。其中在免疫分子方面，有许多细胞黏附分子、免疫球蛋白分子、各种细胞因子。从免疫细胞方面，研究较多的有 T 淋巴细胞、B 淋巴细胞、单核细胞和吞噬细胞等，以及这些细胞所产生的抗体、补体和免疫复合物。这些细胞因子在肠道中起促炎作用并可作为黏膜损伤的介质。体液免疫中以免疫球蛋白的作用为主。TNF-α 与细胞的凋亡、炎症、代谢、血栓形成等有关，其一方面诱导局部组织产生炎症，另一方面促进其他致炎因子的释放，并与之产生协同作用。临床和实验研究证实，TNF-α 在 UC 患者和动物模型中均明显增多，且与疾病活动度相关[22]。新的研究从微生物与免疫的角度出发，创造性地提出了"微生物群滋养免疫"，微生物群滋养免疫赋予"定植抗性"的免疫机制，定植抗性则是由定植在肠腔的微生物群所表现出来的免疫功能，破坏微生物群滋养免疫可引起肠道炎症加剧[23]。由此可见，免疫因素是 UC 发病的重要环节。

5. 精神因素

早在 1930 年主流医学观点就曾把 UC 的病因归结到精神心理因素。但目前尚无明确的证据证明精神心理因素是 UC 发病的直接原因，但不可否认的是，精神心理状态与 UC 的病情之间具有双向作用[24]。情绪紧张或低落抑郁均可加重 UC 患者的肠易激样症状[25]，而 UC 患者的消极应对情绪和压力感知水平也明显高于健康对照者[19, 26]，并且也表现出更加明显的不安全感和依赖感[27]。

6. 保护性因素

近年来，有研究表明，吸烟是 UC 发病的保护性因素，同时发现戒烟后 2～5 年发生 UC 的风险显著增加[28]。在对其机制的研究中发现烟碱可使活动期 UC 诱导缓解[18]，并有学者提出对药物不敏感的 UC 患者可试行轻度吸烟作为治疗 UC 的替代疗法[29]，但由于吸烟可能引起血管、呼吸道等疾病，所以此替代疗法尚存争议。

阑尾切除术可减少 UC 的发生[30-31]，这也是目前公认的 UC 的保护因素之一。有研究发现，在 20 岁之前进行阑尾切除术能够使 UC 的发病率降低 70%[32]；另有研究显示，在 10 岁之前行阑尾切除术减少 UC 发生的作用更显著[33]。其机制可能是减少促炎因子并上调白介素 -10 和转化生长因子 -β（TGF-β）等抗炎因子水平，抑制了 UC 相关不良免疫反应。

三、发病机制

UC 的发病机制尚不明确。近年来，随着分子生物学的发展，对于 UC 发病机制的研究取得了巨大突破，认为其大体可分为肠道免疫紊乱及肠道黏膜屏障损伤。

1. 肠道免疫紊乱

在 UC 发生、发展过程中，肠道黏膜免疫起着重要作用。固有免疫和适应性免疫均参与炎症发生、发展及迁延过程。固有免疫细胞在清除外来抗原的同时，也启动了病理性炎症反应。这些致病机制都涉及先天性和适应性免疫系统，包括多种免疫细胞、免疫球蛋白、细胞因子和其他多种促炎途径[34]。大量炎症细胞和炎性细胞因子作用于局部肠道黏膜，诱发或加重 UC。

（1）细胞因子

细胞因子是由免疫细胞（如淋巴细胞、单核细胞等）和某些非免疫细胞（如血管内皮细胞、表皮细胞等）经刺激而合成的一类具有高活性、多功能的小分子多肽类或糖蛋白类物质，可作为细胞间信号传递分子，主要调节免疫应答、参与免疫细胞分化发育、介导炎性反应、刺激造血功能并参与组织修复等[35]。

公认的介导 UC 发病的促炎细胞因子主要包括白细胞介素 -1β（IL-1β）、IL-6、IL-18、肿瘤坏死因子（TNF）、干扰素 -γ（IFN-γ）等，而抗炎细胞因子主要为 IL-4、IL-10、转化生长因子 -β（TGF-β）等。

IL-6、IL-18 是 IL-1 家族中重要的促炎细胞因子，在 UC

患者的外周血中显著升高，其分泌量与炎症程度呈正相关。IL-1可刺激 T 淋巴细胞活化和 B 淋巴细胞抗体的分泌[36]。IL-1β和 IL-1Ra 的失衡是 UC 发病的重要环节之一[37]。IL-18 可调节细胞的增殖和分化，促进外周血单个核细胞（PBMC）分泌 IFN-γ、IL-2。在 UC 患者血清和肠黏膜中 IL-18 的表达量增加。血清 IL-18 的含量与 UC 患者炎症反应的严重程度呈正相关[38]。IL-6 主要由单核细胞、成纤维细胞产生，和 IL-1 一样参与炎症反应。在 UC 患者肠道黏膜中 IL-6 浓度显著升高，在活动期 UC 患者的病变黏膜中，IL-6mRNA 的水平较非病变黏膜明显升高。IL-6 可影响肠上皮细胞的分泌功能，从而导致内皮细胞水肿，通透性增加，诱导中性粒细胞聚集与黏附，其过高表达会导致机体内环境紊乱，诱发或者加重 UC[39]。

肿瘤坏死因子（TNF）能通过黏附分子来发挥多效性，能启动细胞毒性、细胞凋亡和急性期反应等，还能刺激 IL-10、IL-6 的分泌，调节肠上皮细胞的 ST2 表达[35]。TNF 还可促进中性粒细胞向炎症部位聚集，破坏肠黏膜屏障，从而引起一系列肠道病变。

（2）细胞免疫

T 细胞亚群的比例失衡将会导致不恰当的免疫异常增强，致使细胞组织损伤及长期炎症的产生，这在 UC 发病及病情活动中具有重要意义[40]。T 淋巴细胞据其功能的不同可分为辅助性 T 细胞（help T cell，Th）、抑制性 T 细胞（regulatory T cell，Treg）和细胞毒性 T 细胞（cytotoxic T cell，Tc）。目前有关 UC 发病机制的研究中主要涉及前两者，即 Th 细胞和 Treg 细胞。在正常的肠道黏膜中，T 淋巴细胞各组分处于动态平衡状态，从而保持肠道黏膜免疫反应的稳定性。若其中任何一种组分出现功能紊乱，表现为亢进或低下，均可导致平衡状态被打破从而引起炎症的发生。T 细胞亚群还可产生大量的促炎性细胞因子，如干扰素和白介素。这些促炎性细胞因子又反过来激活黏膜蛋白酶，从而导致肠道病变的发生，如溃疡、瘘管、脓肿和狭窄[41]。

树突状细胞（dendritic cells，DC）是目前所知的功能最强的抗原提呈细胞。它能高效地摄取、加工处理和递呈抗原，广泛存在于人体的组织器官中。肠道中的 DC 能诱导 T 细胞趋向肠道。DC 与 T 细胞相互作用导致免疫反应发生，在细菌等抗原刺激下产生 TNF-α、IFN-γ、IL-10、IL-12 等细胞因子，使局部黏膜相关免疫组织被激活，破坏了肠道免疫和耐受之间的平衡，而微生物免疫调控失常将导致肠道慢性炎症发生[42-43]。

（3）细胞凋亡

UC 患者通常伴有大范围的肠黏膜损伤，且病变部位存在大量炎症细胞。UC 发病过程中，结肠上皮细胞凋亡加速，而炎症细胞凋亡减慢；炎症区细胞凋亡调控蛋白 Bcl-2 表达显著高于非炎症区，但促凋亡蛋白 Bax 低于非炎症区，提示 UC 患者炎症细胞及结肠上皮细胞凋亡异常可能参与 UC 发病[44]。此外，作为细胞凋亡抵抗的相关因素，调节性 T 细胞 Treg 亦参与 UC 发病[45]。UC 患者肠黏膜及血清 Treg 细胞凋亡增加，胱天蛋白酶（caspase）活性升高，因而认为 Treg 细胞凋亡增加在 UC 发病过程中发挥重要作用[46]。

（4）黏附分子

细胞间黏附分子（intercellular adhesion molecule，ICAM）是一种受体型跨膜糖蛋白，参与机体重要的生理和病理过程，包括免疫细胞识别中的辅助受体和协同刺激信号、炎症过程中白细胞与血管内皮细胞的黏附等。正常情况下，炎症细胞与靶细胞的黏附作用会随炎症反应的结束而减弱，表明黏附分子的表达存在反馈调节功能。有研究表明，活动性 UC 患者血清中 ICAM 水平升高，且与疾病活动度呈正相关，提示 ICAM 可作为 UC 疾病活动度及疗效判定的一项指标[47]。

（5）多种受体

瘦素（leptin）是由肥胖基因（OB 基因）编码的一种蛋白质激素，与脂肪细胞分泌与能量代谢有重要联系，主要与瘦素受体（leptin receptor，LEPR/OB-R）结合发挥作用。OB-R 缺乏可能通过抑制 NF-κB 和 Rho A 信号通路来缓解 UC。在 UC 患者中，OB-R 的激活可能是 UC 的致病机制之一[48]。OB-R 的过量表达还可增加 UC 患者感染性腹泻的发生率[49]。UC 活动期的 OB-R 和 IL-1、IL-6 等促炎因子的分泌存在正相关，且与 UC 严重程度呈正比[50]，这表明瘦素在 UC 的发生发展过程中与其他炎性因子相互作用，从而进一步加重病情。

痕量胺相关受体 1（trace amine associated receptor 1，TAAR1）是最早被发现能够被痕量胺激活的受体，主要表达于巨噬细胞[51]。其通过影响环腺苷酸（cyclic adenosine monophosphate，cAMP）/ 蛋白激酶 A（protein kinase A，PKA）和 Ca^{2+}/ 蛋白激酶 C（protein kinase C，PKC）信号通路和 T 细胞的细胞因子释放[52]，驱动 UC 的炎症反应。TAAR1 可以增加巨噬细胞中促炎基因的表达，而促炎细胞因子基因表达的增加将招募外周免疫细胞，进一步激活组织和浸润到炎症部位的巨噬细胞，参与 UC 的发病[53]。

2. 肠道黏膜屏障

作为 UC 发病机制中的一个重要因素，肠黏膜屏障功能障碍近年来受到了广泛关注。与正常人相比，UC 患者肠黏膜通透性明显增加，而肠上皮细胞通透性的增加会通过诱导肠腔内病原菌及其毒素进入上皮下层而造成炎症反复发作。肠道黏膜的主要屏障包括机械屏障和生物屏障。

（1）机械屏障

机械屏障是指完整的彼此紧密连接的肠黏膜上皮细胞及其分泌的黏液。肠黏膜上皮细胞的完整性及其之间的紧密连接，可有效防止外源性物质侵入组织深部，是肠黏膜屏障的重要组成部分。而其分泌的黏液，除润滑肠道之外，还可以避免肠道微生物与肠上皮直接接触，减少机械性、化学性损伤的风险。在 UC 的发病过程中伴随肠黏膜上皮细胞损伤，杯状细胞数量明显减少，且伴有线粒体肿胀、内质网扩张等结构破坏，黏蛋白合成量也明显降低，同时伴有紧密连接蛋白 occludin、claudin 及 ZO-1 的表达异常[54-57]。葡聚糖硫酸钠（dextran sodium sulfate，DSS）常被用来诱导动物结肠炎的发生。研究发现 DSS 之所以可以诱导结肠炎的发生，是因为 DSS 使肠内黏液性质发生了改变，从而使细菌更容易穿过黏液层并侵袭上皮细胞导致炎症损伤[58]。关于黏液成分中黏蛋白的研究也证实了黏膜屏障失调在 UC 发病中的重要作用。MUC2 黏蛋白是黏液的最主要成分，与静止的 UC 患者相比，活动期 UC 患者 MUC2 黏蛋白的聚糖形态发生了改变，患者炎症反应更严重[59]。MUC13 基因敲除的小鼠在给予 DSS 诱导后，会出现更严重的结肠炎症，上皮细胞凋亡也更明显[60]。

（2）生物屏障

肠道的生物屏障主要指的是由 1000 种以上的细菌所构成，含有 $10^{13} \sim 10^{14}$ 个细菌体的肠道菌群。肠道菌群已经被认为是机体不可或缺的一个重要虚拟器官，在机体的能量代谢、免疫系统的发生和功能调控等多个方面发挥重要作用[61]。肠道菌群主要归属于四个菌门，即拟杆菌门、厚壁菌门、放线菌门和变形菌门[62]。肠道菌群与免疫系统的相互作用，一方面对抗致病菌发挥对机体的保护作用；另一方面诱导对共生菌的免疫耐受以维护肠道内环境的稳定。

肠道菌群失调诱发 UC 的主要表现为菌群多样性的减少及优势菌群丰度的变化。优势菌群涉及厚壁菌门、拟杆菌门、变形菌门及梭杆菌门[63-64]。其中以普拉梭菌为代表的丁酸产生菌丰度显著下降，即可导致肠道机械屏障障碍、免疫失衡而引起 UC 发病。此外，肠道菌群失调导致侵袭性细菌过增长，产生大量抗原引起病理性的免疫反应和肠道黏膜通透性的增加。肠道的抗原提呈细胞及黏膜上皮细胞因免疫反应失控而产生大量的免疫活性细胞因子，导致 Th1 和 Th17 细胞分化、激活和增殖，而 Treg 细胞功能降低，导致肠道炎症的发生[65]。

参考文献

［1］朱芳丽，李秀荣，张晓岚.重度溃疡性结肠炎的治疗进展［J］.临床药物治疗杂志，2010，8（1）: 33-37.

［2］Shimoda M, Horiuchi K, Sasaki A, et al.Epithelial cell-derived a disintegrin and metalloproteinase-17 confers resistance to colonic inflammation through EGFR activation［J］.

EBioMedicine, 2016, 5 (C): 114-124.

[3] Hanauer S B.Inflammatory bowel disease: epidemiology, pathogenesis, and therapeutic opportunities [J].Inflamm Bowel Dis, 2006, 12 (Suppl 1): S3-S9.

[4] Childers R E, Eluri S, Vazquez C, et al.Family history of inflammatory bowel disease among patients with ulcerative colitis: a systematic review and meta-analysis [J].J Crohns Colitis, 2014, 8 (11): 1480-1497.

[5] Saadati H R, Wittig M, Helbig I, et al.Genome-wide rare copy number variation screening in ulcerative colitis identifies potential susceptibility loci [J].BMC Med Genet, 2016, 17 (1): 26.

[6] Conrad D F, Pinto D, Redon R, et al.Origins and functional impact of copy number variation in the human genome [J]. Nature, 2010, 464 (7289): 704-712.

[7] Goyette P, Boucher G, Mallon D, et al.High-density mapping of the MHC identifies a shared role for HLA-DRB1*01 : 03 in inflammatory bowel diseases and heterozygous advantage in ulcerative colitis [J].Nat Genet, 2015, 47 (2): 172-179.

[8] Kaser A, Lee A H, Franke A, et al.XBP1 links ER stress to intestinal inflammation and confers genetic risk for human inflammatory bowel disease [J].Cell, 2008, 134 (5): 743-756.

[9] Sifuentes-Dominguez L, Patel A S.Genetics and therapeutics in pediatric ulcerative colitis: the past, present and future [J]. F1000Res, 2016, 5: 1-9.

[10] 段泽星, 罗俊卿, 李伟强.英夫利西单抗治疗中-重度溃

疡性结肠炎的短期研究［J］.中国现代医学杂志，2013，23（26）：79-82.

［11］Persson P G, Ahlbom A, Hellers G.Diet and inflammatory bowel disease：a case-control study［J］.Epideniology, 1992, 3（1）: 47-52.

［12］Shivappa N, Hébert J R, Rashvand S, et al.Inflammatory Potential of Diet and Risk of Ulcerative Colitis in a Case-Control Study from Iran［J］.Nutr Cancer, 2016, 68（3）: 404-409.

［13］Shivappa N, Steck S E, Hurley T G, et al.Designing and developing a literature-derived, population-based dietary inflammatory index［J］.Public Health Nutr, 2014, 17（8）: 1689-1696.

［14］Bhattacharyya S, Shumard T, Xie H, et al.A randomized trial of the effects of the no-carrageenan diet on ulcerative colitis disease activity［J］.Nutr Healthy Aging, 2017, 4（2）: 181-192.

［15］Frolkis A, Dieleman L A, Barkema H W, et al.Environment and the inflammatory bowel diseases［J］.Can J Gastroenterol, 2013, 27（3）: e18-e24.

［16］Cario E.Toll-like receptors in inflammatory bowel diseases：a decade later［J］.Inflamm Bowel Dis, 2010, 16（9）: 1583-1597.

［17］Artis D. Epithelial-cell recognition of commensal bacteria and maintenance of immune homeostasis in the gut［J］.Nat Rev Immunol, 2008, 8（6）: 411-420.

［18］陈明，王承党.福建省溃疡性结肠炎患病危险因素的病例对照研究［J］.胃肠病学和肝病学杂志，2010，19（5）：390-393.

［19］Kuroki T, Ohta A, Aoki Y, et al.Stress maladjustment in the pathoetiology of ulcerative colitis［J］.J Gastroenterol, 2007, 42（7）：522-527.

［20］Bernstein C N, Rawsthorne P, Cheang M, et al.A population-based case control study of potential risk factors for IBD［J］. Am J Gastroenterol, 2006, 101（5）：993-1002.

［21］邓长生，夏冰.炎症性肠病［M］.2版.北京：人民卫生出版社，2006：51-86.

［22］刘思邈，唐艳萍，武文静，等.中药对湿热型溃疡性结肠炎小鼠NF-κB p65及免疫功能的影响［J］.中国中西医结合外科杂志，2017，23（5）：518-522.

［23］Byndloss M X, Litvak Y, Bäumler A J.Microbiota-nourishing Immunity and Its Relevance for Ulcerative Colitis［J］. Inflamm Bowel Dis, 2019, 25（5）：811-815.

［24］Gracie D J, Guthrie E A, Hamlin P J, et al.Bi-directionality of Brain-Gut Interactions in Patients with Inflammatory Bowel Disease［J］.Gastroenterology, 2018, 154（6）：1635-1646.

［25］Jonefjäll B, Öhman L, Simrén M, et al.IBS-like Symptoms in Patients with Ulcerative Colitis in Deep Remission Are Associated with Increased Levels of Serum Cytokines and Poor Psychological Well-being［J］.Inflamm Bowel Dis, 2016, 22（11）：2630-2640.

［26］潘淑慧，杨丽萍，颜伟萍，等.溃疡性结肠炎患者生存质

量调查及心理社会影响因素分析 [J] . 医学与社会，2012，25（5）：80-82.

[27] Agostini A, Fornarini G S, Ercolani M, et al.Attachment and perceived stress in patients with ulcerative colitis, a case-control study [J].J Psychiatr Ment Health Nurs, 2016, 23（9-10）: 561-567.

[28] Higuchi L M, Khalili H, Chan A T, et al.A prospective study of cigarette smoking and the risk of inflammatory bowel disease in women [J].Am J Gastroenterol, 2012, 107（9）: 1399-1406.

[29] Ananthakrishnan A N, Khalili H, Konijeti G G, et al.Long-term intake of dietary fat and risk of ulcerative colitis and Crohn's disease [J].Gut, 2014, 63（5）: 776-784.

[30] Abraham N, Selby W, Lazarus R, et al.Is smoking an indirect risk factor for the development of ulcerative colitis? An age- and sex-matched case-control study [J].J Gastroenterol Hepatol, 2003, 18（2）: 139-146.

[31] Jiang L, Xia B, Li J, et al.Risk factors for ulcerative colitis in a Chinese population: an age-matched and sex-matched case-control study [J].J Clin Gastroenterol, 2007, 41（3）: 280-284.

[32] 伍文 . 溃疡性结肠炎发病及息肉形成危险因素的病例对照研究 [D] . 武汉：华中科技大学，2010.

[33] Koutroubakis I E, Vlachonikolis I G, Kouroumalis E A.Role of appendicitis and appendectomy in the pathogenesis of ulcerative colitis: a critical review [J].Inflamm Bowel Dis, 2002, 8（4）: 277-286.

[34] Roberts-Thomson I C, Bryant R V, Costello S P.Uncovering the cause of ulcerative colitis [J] .JGH Open, 2019, 3 (4): 274-276.

[35] Sanchez-Munoz F, Dominguez-Lopez A, Yamamoto-Furusho J K.Role of cytokines in inflammatory bowel disease [J] . World J Gastroenterol, 2008, 14 (27): 4280-4288.

[36] Lee Y S, Yang H, Yang J Y, et al.Interleukin-1 (IL-1) signaling in intestinal stromal cells controls KC/CXCL1 secretion, which correlates with recruitment of IL-22- secreting neutrophils at early stages of Citrobacter rodentium infection [J] .Infect Immun, 2015, 83 (8): 3257-3267.

[37] Sugawara R, Lee E J, Jang M S, et al.Small intestinal eosinopils regulate Th17 cells by producing IL-1 receptor antagonist [J] .J Exp Med, 2016, 213 (4): 555-567.

[38] Eissa N, Hussein H, Kermarrec L, et al.Chromofungin ameliorates the progression of colitis by regulating alternatively activated macrophages [J] .Front Immunol, 2017, 8 (3): 1131-1133.

[39] Nigar S, Yamamoto Y, Okajima T, et al, Synergistic oligodeoxynucleotide strongly promotes CpG-induced interleukin-6 production [J] .BMC Immunol, 2017, 18 (1): 44.

[40] Funderburg N, Luciano A A, Jiang W, et al. Toll-like receptor ligands induce human T cell activation and death, a model for HIV pathogenesis [J] .PLo S One, 2008, 3 (4): e1915.

［41］Giuffrida P，Corazza G R，Di Sabatino A.Old and New Lymphocyte Players in Inflammatory Bowel Disease［J］.Dig Dis Sci，2018，63（2）：277-288.

［42］Nijhuis L E J，Olivier B J，de Jonge W J.Neurogenic regulation of dendritic cells in the intestine［J］.Biochem Pharmacol，2010，80（12）：2002-2008.

［43］刘端勇，徐荣，黄敏芳，等.树突状细胞在溃疡性结肠炎发病中的价值与途径分析［J］.世界中西医结合杂志，2016，11（4）：576-578.

［44］张文俊，李兆申，许国铭，等.细胞凋亡调控蛋白 Bcl-2 和 Bax 在溃疡性结肠炎表达的研究［J］.中华消化内镜杂志，2003，20（4）：262.

［45］Xavier R J，Podolsky D K.Unravelling the pathogenesis of inflammatory bowel disease［J］.Nature，2007，448（7152）：427-434.

［46］Veltkamp C，Anstaett M，Wahl K，et al．Apoptosis of regulatory T lymphocytes is increased in chronic inflammatory bowel disease and reversed by anti-TNFα treatment［J］.Gut，2011，60（10）：1345-1353.

［47］王小琴，孔超美，张予蜀，等.细胞间黏附分子 1 在溃疡性结肠炎诊治中的临床意义［J］.江苏医药，2009，35（6）：649-651.

［48］Tian Y M，Tian S Y，Wang D，et al.Elevated expression of the leptin receptor Ob-R may contribute to inflammation in patients with ulcerative colitis［J］.Mol Med Rep，2019，20（5）：4706-4712.

［49］Biesiada G, Czepiel J, Ptak-Belowska A, et al.Expression and release of leptin and proinflammatory cytokines in patients with ulcerative colitis and infectious diarrhea［J］.J Physiol Pharmacol, 2012, 65（5）: 471-481.

［50］Mackey-Lawrence N M, Petri Jr W A.Leptin and mucosal immunity［J］.Mucosal Immunol, 2012, 5（5）: 472-479.

［51］Fleischer L M, Somaiya R D, Miller G M.Review and Meta-Analyses of TAAR1 Expression in the Immune System and Cancers［J］.Front Pharmacol, 2018, 9: 683.

［52］Babusyte A, Kotthoff M, Fiedler J, et al. Biogenic amines activate blood leukocytes via trace amine-associated receptors TAAR1 and TAAR2［J］.J Leukoc Biol, 2013, 93（3）: 387-394.

［53］Gwilt K B, Olliffe N, Hoffing R A, et al. Trace amine associated receptor1（TAAR1）expression and modulation of inflammatory cytokine production in mouse bone marrow-derived macrophages: a novel mechanism for inflammation in ulcerative colitis［J］.Immunopharmacol Immunotoxicol, 2019, 41（6）: 577-585.

［54］洪流东, 黄会云, 陈玉, 等.健脾清热活血类方药对溃疡性结肠炎肠黏膜功能障碍及 claudin-2、claudin-5 的影响［J］.中国中西医结合消化杂志, 2015, 23: 599-603, 607.

［56］Poritz L S, Harris L R, Kelly A A, et al.Increase in the tight junction protein claudin-1 in intestinal inflammation［J］.Dig Dis, 2011, 56（10）: 2802-2809.

［56］谭悦, 郑长清.紧密连接蛋白 occludin、ZO-1 在溃疡性结

肠炎中的表达及其临床意义［J］.现代药物与临床，2018，33（7）：1803-1808.

［57］卫江鹏，刘刚，张霆，等.溃疡性结肠炎患者肠道机械屏障变化与STAT3信号通路关系的研究［J］.胃肠病学和肝病学杂志，2016，25（1）：47-50.

［58］Johansson M E V, Gustafsson J K, Sjöberg K E, et al.Bacteria penetrate the inner mucus layer before inflammation in the dextran sulfate colitis model［J］.PloS One, 2010, 5（8）: e12238.

［59］Larsson J M H, Karlsson H, Crespo J G, et al. Altered O-glycosylation profile of MUC2 mucin occurs in active ulcerative colitis and is associated with increased inflammation ［J］.Inflamm Bowel Dis, 2011, 17（11）: 2299-2307.

［60］Sheng Y H, Lourie R, Lindén S K, et al. The MUC13 cell-surface mucin protects against intestinal inflammation by inhibiting epithelial cell apoptosis［J］.Gut, 2011, 60（12）: 1661-1670.

［61］Borody T J, Khoruts A.Fecal microbiota transplantation and emerging applications［J］.Nat Rev Gastroenterol Hepatol, 2011, 9（2）: 88-96.

［62］余今菁，李欢，胡邱宇，等.基于高通量测序技术的溃疡性结肠炎患者肠道菌群多样性研究［J］.华中科技大学学报（医学版），2018，47（4），460-465.

［63］姜洋，赵秋枫，王实，等.基于16S rRNA序列分析肠道菌群失调与溃疡性结肠炎的相关性［J］.世界华人消化杂志，2017，25（36）：3191-3202.

[64] Shah R, Cope J L, Nagy-Szakal D, et al.Composition and function of the pediatric colonic mucosal microbiome in untreated patients with ulcerative colitis [J] .Gut Microbes, 2016, 7 (5): 384–396.

[65] Duranti S, Gaiani F, Mancabelli L, et al.Elucidating the gut microbiome of ulcerative colitis: bifidobacteria as novel microbial biomarkers [J] .FEMS Microbiol Ecol, 2016, 92 (12): fiw191.

第三节

溃疡性结肠炎的诊断与鉴别诊断

一、诊断

目前，UC 尚缺乏诊断的"金标准"，主要结合临床表现、实验室检查、影像学检查、内镜和组织病理学表现进行综合分析，在排除感染性和其他非感染性结肠炎的基础上做出诊断[1]。若诊断存疑，应在一定时间（一般是 6 个月）后进行内镜及组织病理学复查。

1. 临床表现

UC 最常发生于青壮年期，根据我国统计资料显示，其发病高峰年龄为 20～49 岁，男女性别差异不明显，男女比例为（1.0～1.3）：1[2-3]。

UC 的临床表现为持续或反复发作的腹泻、黏液脓血便伴腹痛、里急后重和不同程度的全身症状，病程多在 4～6 周以上。黏液脓血便是 UC 最常见的症状。不超过 6 周病程的腹泻需要与多数感染性肠炎相鉴别[4]。

UC 的肠外表现一般可分为两类：一类是与 UC 免疫相关

的肠外表现，与肠道疾病活动度相关，如关节炎、口腔溃疡、虹膜炎、葡萄膜炎等；另一类是与 UC 相关的自身免疫性疾病，相对独立，与肠道疾病活动度不一致，如强直性脊柱炎、溶血性贫血、胰岛素相关性糖尿病、胰腺炎、脂肪肝、原发性硬化性胆管炎、胆石症等[5]。关节、皮肤黏膜、眼部和胆道疾病为 IBD 肠外表现最易受累的器官[6]。

2. 辅助检查

（1）肠镜检查

结肠镜检查并黏膜活组织检查（以下简称活检）是 UC 诊断的主要依据。

结肠镜下 UC 病变多从直肠开始，呈连续性、弥漫性分布。轻度炎症的内镜特征为红斑、黏膜充血和血管纹理消失。中度炎症的内镜特征为血管形态消失，出血黏附在黏膜表面、糜烂，常伴有粗糙呈颗粒状的外观及黏膜脆性增加（接触性出血）。重度炎症则表现为黏膜自发性出血及溃疡。缓解期可见正常黏膜表现，部分患者可有假性息肉形成，或瘢痕样改变。病程较长的患者，黏膜萎缩可导致结肠袋形态消失、肠腔狭窄，以及炎（假）性息肉[7]。伴巨细胞病毒（cytomegalovirus，CMV）感染的 UC 患者，内镜下可见不规则、深凿样或纵行溃疡，部分伴大片状黏膜缺失[8]。

内镜下黏膜染色技术能提高内镜对黏膜病变的识别能力，结合放大内镜技术通过对黏膜微细结构的观察和病变特征的判别，有助于 UC 诊断，有条件者也可以选用共聚焦内镜检查[9]。如出现了肠腔狭窄，结肠镜检查时建议进行多部位活检以排除结直肠癌。如果不能获得活检标本或内镜不能通过狭窄段时，应完善结肠 CT 成像检查。

（2）黏膜病理检查

1）组织学改变

活动期：①固有膜内有弥漫性、急性、慢性炎性细胞浸润，包括中性粒细胞、淋巴细胞、浆细胞、嗜酸性粒细胞等，尤其是上皮细胞间有中性粒细胞浸润（即隐窝炎），乃至形成隐窝脓肿。②隐窝结构改变，隐窝大小、形态不规则，分支、出芽，排列紊乱，杯状细胞减少等。③可见黏膜表面糜烂、浅溃疡形成和肉芽组织。

缓解期：①黏膜糜烂或溃疡愈合。②固有膜内中性粒细胞浸润减少或消失，慢性炎性细胞浸润减少。③隐窝结构改变可保留，如隐窝分支、减少或萎缩，可见帕内特细胞（Paneth cell）化生（结肠脾曲以远）。

2）病理诊断

①活检标本的病理诊断：活检病变符合上述活动期或缓解期改变，结合临床，可报告符合 UC 病理改变，宜注明为活动期或缓解期。如有隐窝上皮异型增生（上皮内瘤变）或癌变，应予注明。隐窝基底部浆细胞增多被认为是 UC 最早的光学显微镜下特征，且预测价值高[10]。

组织学愈合不同于内镜下愈合。在内镜下缓解的病例，其组织学炎症可能持续存在，并且与不良结局相关，故临床中尚需关注组织学愈合[11-13]。

②手术切除标本病理检查：大体和组织学改变与上述 UC 组织学的特点一致。手术标本见病变局限于黏膜及黏膜下层，肌层及浆膜侧一般不受累。

（3）其他影像学检查

1）钡剂灌肠检查

主要影像学改变：①黏膜粗乱和（或）颗粒样改变。②肠管边缘呈锯齿状或毛刺样改变，肠壁有多发性小充盈缺损。③肠管短缩，袋囊消失呈铅管样。

肠腔狭窄时，如结肠镜无法通过，可应用钡剂灌肠检查。

2）X线检查

主要影像学改变：①黏膜粗乱和（或）颗粒样改变。②多发性浅表溃疡，表现为肠壁边缘毛糙呈锯齿状改变及小龛影，也可有炎性息肉而表现为多个小的圆形或卵圆形充盈缺损。③病变严重时，结肠袋消失，肠管短缩、变细、僵直，可呈铅管状。

3）CT检查

主要影像学改变：①肠壁增厚。肠壁厚度平均为7.8mm[14]，增厚的肠壁连续性改变，病变段肠壁的厚度大致均匀，表现为对称性改变，或有分层现象，表现为"靶征"或"双晕征"。②黏膜面的改变。黏膜面多发小溃疡和炎性息肉，运用合理的窗宽、窗位，可清楚显示出结肠腔内黏膜面锯齿状凹凸不平的改变，而非病变区的黏膜面则是光滑的。③肠管形态改变。可见病变区肠腔变细等表现。④肠系膜改变。病变区肠系膜密度升高、模糊，同时伴有系膜血管束的边缘不清。

4）MRI检查

主要影像学改变：肠壁增厚，肠壁异常强化，病灶周围多发淋巴结和结肠襞减少。UC急性期由于黏膜和黏膜下层肿胀，使T1和T2加权成像均呈高信号；慢性期结肠壁在T1和T2加权成像上均呈低信号。

5）小肠镜检查

若病变不累及直肠（未经药物治疗者），或为倒灌性回肠炎（盲肠至回肠末端的连续性炎症），或难以与 CD 鉴别，则考虑行小肠镜检查。左半结肠炎伴阑尾开口炎症改变或盲肠红斑改变在 UC 中常见，部分患者无须行小肠镜检查。小肠影像学检查包括全消化道钡餐、计算机断层扫描小肠成像（computer tomography enterography，CTE）、磁共振小肠成像（magnetic resonance imaging enterography，MRE）、胶囊内镜、腹部超声检查等，但不推荐常规使用。对于有诊断困难者（直肠赦免、症状不典型、倒灌性回肠炎），应在回结肠镜检查的基础上考虑加做小肠镜检查。

（4）实验室检查

1）常规实验室检查

粪便常规检查和培养不少于 3 次。根据流行病学特点，进行排除阿米巴肠病、血吸虫病等的相关检查。常规检查包括血常规、血清白蛋白、电解质、红细胞沉降率（ESR）、C 反应蛋白（CRP）等。

2）粪便钙卫蛋白（fecal calprotectin，FC）

FC 是一种能与钙结合的不均一的复合蛋白质，主要位于中性粒细胞内，约占中性粒细胞胞浆蛋白的 30% ~ 60%。在机体遭受炎症刺激后，中性粒细胞及巨噬细胞活化会大量释放钙卫蛋白。该蛋白在粪便中的存在意味着中性粒细胞向胃肠腔的迁移[15]；并且由于有钙离子的存在，该蛋白能在体内和体外长期保持稳定，因此也为患者留取标本提供了很好的条件。粪便钙卫蛋白与 UC 患者疾病活动性、内镜及组织学分级具有很好的相关性[16]，还能预测疾病的临床复发[17-18]。

3）抗中性粒细胞胞浆抗体（核周型）（pANCA）

ANCA 是一组以中性粒细胞胞质成分为靶抗原的自身抗体，目前已被认为是对系统性血管炎敏感的血清学诊断工具。ANCA 可以分为胞浆型 ANCA（cANCA）和核周型 ANCA（pANCA）。国外研究表明，UC 患者 ANCA 的阳性率为 50%～70%，且多为核周型 ANCA，而健康人仅为 0～2.5%[19]。

3. 诊断

（1）诊断要点

在排除其他疾病（详见"鉴别诊断"部分）的基础上，可按下列要点诊断：①具有上述典型临床表现者为临床疑诊，安排进一步检查。②同时具备上述结肠镜和（或）放射影像学特征者，可临床拟诊。③如再具备上述黏膜活检和（或）手术切除标本组织病理学特征者，可以确诊。④初发病例如临床表现、结肠镜检查和活检组织学改变不典型者，暂不确诊 UC，应予密切随访。

（2）临床分型

UC 可分为初发型和慢性复发型。初发型指无既往病史而首次发作者。该类型在鉴别诊断中应予特别注意，亦涉及缓解后如何进行维持治疗的考虑。慢性复发型指临床缓解期再次出现症状者，临床上最常见。以往所称暴发性结肠炎（fulminant colitis），因概念不统一而易造成认识的混乱，2012 年我国 IBD 共识已经建议弃用，并将其归于重度 UC。

（3）病变范围

临床上推荐采用蒙特利尔分型（表 2）对 UC 的病变范围进行评估。该分型有助于癌变危险性的估计和监测策略的制定，亦有助于治疗方案的选择。

表2 溃疡性结肠炎病变范围的蒙特利尔分型

分型	分布	肠镜下所见炎症病变累及的最大范围
E1	直肠	局限于直肠，未达乙状结肠
E2	左半结肠	累及左半结肠（结肠脾曲以远）
E3	广泛结肠	累及脾曲以近乃至全结肠

（4）疾病活动性的严重程度

UC病情分为活动期和缓解期，活动期疾病按严重程度分为轻、中、重度。改良Truelove和Witts疾病严重程度分型标准（表3）易于掌握，临床上非常实用。改良Mayo评分更多用于临床研究的疗效评估（详见"UC疗效标准""疗效评定"中的"改良Mayo评分"部分）。

表3 改良Truelove和Witts疾病严重程度分型

严重程度分型	排便（次/日）	便血	脉搏（次/分）	体温（℃）	血红蛋白	红细胞沉降率（mm/h）
轻度	< 4	轻或无	正常	正常	正常	< 20
重度	≥ 6	重	> 90	> 37.8	< 75%正常值	> 30

注：中度介于轻、重度之间。

4.诊断步骤

（1）详细的病史询问应包括从首发症状开始的各项细节，特别注意腹泻和便血的病程，近期旅游史、用药史［特别是非甾体抗炎药（NSAIDs）和抗菌药物使用史］、阑尾手术切除史、吸烟史、家族史[20]，以及口、皮肤、关节、眼等肠外表现和肛周情况。体格检查应特别注意患者一般状况和营养状态，并进行细致的腹部、肛周、会阴检查和直肠指检。

（2）进行常规实验室检查及结肠镜检查。

（3）当结肠镜检查遇到肠腔狭窄镜端无法通过时，可应用钡剂灌肠检查、腹部 X 线检查、结肠 CT 检查、结肠 MRI 检查等影像学检查显示结肠镜检查未及部位。

（4）重度活动期患者检查应先以常规腹部 X 线检查了解结肠情况，缓行全结肠镜检查，以策安全。但为诊断和鉴别诊断，可行不做常规肠道准备的直肠、乙状结肠有限检查和活检。注意操作应轻柔、少注气。

二、鉴别诊断

1.UC 与克罗恩病的鉴别（表 4）

根据临床表现、内镜和组织病理学特征，二者不难鉴别。血清学标志物 ASCA 和 ANCA 的鉴别诊断价值在我国尚未达成共识[21-22]。对结肠 IBD 一时难以区分 UC 与 CD 者，即仅有结肠病变，但内镜及活检缺乏 UC 或 CD 的特征，临床可诊断为结肠 IBD 类型待定（IBDU）。而未定型结肠炎（indeterminate colitis，IC）是指结肠切除术后病理检查仍然无法区分 UC 和 CD 者[23]。

表 4　溃疡性结肠炎和克罗恩病的鉴别

项目	溃疡性结肠炎	克罗恩病
症状	脓血便多见	有腹泻，但脓血便较少见
病变分布	病变连续	呈节段性

续表

项目	溃疡性结肠炎	克罗恩病
直肠受累	绝大多数受累	少见受累
肠腔狭窄	少见，中心型	多见，偏心型
内镜表现	溃疡浅，黏膜呈弥漫性充血水肿、颗粒状，脆性增加	纵行溃疡，卵石样外观，病变间黏膜外观正常（非弥漫性）
组织活检特征	固有膜全层弥漫性炎症，隐窝脓肿，隐窝结构明显异常，杯状细胞减少	裂隙状溃疡，非干酪性肉芽肿，黏膜下层淋巴细胞聚集

2.UC 与感染性结肠炎的鉴别

活动期 UC 和感染性结肠炎的临床表现均有腹痛、腹泻、黏液脓血便等，故应加以鉴别。

（1）病史和临床特点

UC 多在 20～40 岁时发病，病程多超过 6 周，具有复发倾向。其症状的严重程度与结肠受累范围和炎症程度有关，可伴有不同程度的全身症状，以及关节、皮肤、眼、口、肝胆等肠外表现。急性感染性结肠炎常有流行病学史，如不洁饮食、疫区居住史、出国旅行或长期应用抗生素等，可发生于各年龄，病程一般不超过 4 周。其症状多在 1～2 周内消散。其病因主要为志贺菌、沙门菌、大肠杆菌、结核分枝杆菌、难辨梭状芽孢杆菌、空肠弯曲菌、巨细胞病毒、血吸虫、隐孢子虫或溶组织内阿米巴感染等，经抗生素治疗后少有复发，但慢性感染者可迁延不愈，持续数月甚至数年。除慢性血吸虫和溶组织内阿米巴感染所致的肝肿大或肝脓肿外，感染性结肠炎的肠外表现较为少见。

（2）结肠镜检查

UC 病变多从直肠开始，呈连续性分布。感染性结肠炎病变分布不均匀，溃疡大小不一，形态多变，溃疡间的黏膜可能正常或呈发炎的颗粒状。特异性的表现有助于感染性结肠炎的诊断，如阿米巴结肠炎早期可见隆起性、灰黄色、帽针头大小的点状坏死或浅溃疡，晚期可见烧瓶状溃疡；血吸虫肠病患者可见血吸虫结节；伪膜性肠炎患者肠黏膜表面覆有黄白或黄绿色伪膜等。

（3）组织病理学检查

黏膜活检进行组织病理学检查是鉴别感染性结肠炎和 UC 的可靠手段。在感染性结肠炎急性期，黏膜隐窝多数正常，固有膜和隐窝上皮以中性粒细胞浸润为主。在感染性结肠炎恢复期常见中性粒细胞浸润的隐窝炎，固有膜内大量浆细胞和上皮内淋巴细胞浸润，可伴有隐窝结构破坏[24]。这就与 UC 很难鉴别，但组织活检示病原体阳性有助于感染性结肠炎的确诊，如发现阿米巴滋养体或包囊、血吸虫卵等。

（4）粪便微生物检查

连续 3 次以上采用显微镜检查新鲜粪便或留取粪便进行微生物培养对于感染病原体的诊断非常重要。如粪便中发现阿米巴滋养体和包囊可确诊阿米巴感染，发现血吸虫卵或尾蚴可确诊血吸虫病，粪便培养志贺菌属阳性可确诊细菌性痢疾等。通过聚合酶链反应（PCR）等基因诊断技术来检测粪便培养物或活检组织中微生物的 DNA，可快速检测出致病微生物[25-26]。但当 UC 并发感染时也可在其粪便中检测到病原体，因此应在进行抗感染治疗后观察疗效并随访予以鉴别。

（5）血清学诊断

pANCA 对 UC 的诊断有较高的特异性，单纯阿米巴结肠炎患者 pANCA 的阳性率仅为 14.2%，而其他感染性结肠炎患者的 pANCA 均为阴性。在阿米巴结肠炎患者血清中检出阿米巴抗体的阳性率可达 80% ～ 90%[27]。酶联免疫吸附测定（ELISA）目前仍为血吸虫病诊断的首选试验。在鉴别诊断困难时，除连续多次进行粪便检测（每周 3 次以上）、粪培养行 ELISA 或 PCR 检测、多点（尤其是凹陷部位）活检外，还可使用抗生素进行试验性治疗，不但可鉴别 UC 与感染性结肠炎，还可改善重症感染患者的预后。

附：UC 与肠结核的鉴别

肠结核常伴活动性肺结核，结核菌素试验呈强阳性；结肠镜下见典型的环形溃疡，回盲瓣口固定开放；活检见肉芽肿分布在黏膜固有层且数目多、直径大（长径 > 400μm），有融合，抗酸染色阳性。其他如活检组织结核分枝杆菌 DNA 检测阳性有助于肠结核诊断；γ 干扰素释放试验（如 T-SPOT. TB）阴性，有助于排除肠结核[28]；CT 检查见腹腔肿大淋巴结坏死，有助于肠结核诊断。

两者鉴别仍有困难者可予诊断性抗结核治疗，治疗数周（2 ～ 4 周）内症状明显改善，并于 2 ～ 3 个月后结肠镜复查发现病变痊愈或明显好转，支持肠结核，可继续完成正规抗结核疗程[29-30]。有手术指征者行手术探查，绝大多数肠结核可在病变肠段和（或）肠系膜淋巴结组织病理学检查中发现干酪样坏死性肉芽肿，从而获得病理确诊。

3.UC 与非感染性结肠炎的鉴别

（1）白塞病

白塞病是一种原因不明的以细小血管炎为病理基础的慢性多系统疾病。临床上以口腔、外生殖器、皮肤溃疡，以及眼色素膜炎为主要特征，可同时累及关节、心血管、消化道、神经系统等；也可以回肠末端或回盲部溃疡为主要症状，激素治疗有效。

确诊白塞病必须有反复发作的口腔溃疡和上述其他两项特征。内镜下，白塞病溃疡好发于回盲部（上、下 50cm 内），呈圆形、卵圆形或不规则形，溃疡较深呈穿透性、边界清楚、周边隆起，溃疡间互不融合。从溃疡的特点、边缘情况及其病变分布三个方面[31]，可对两者进行鉴别。

（2）肠道淋巴瘤

原发性结直肠淋巴瘤占消化道淋巴瘤的 10% ～ 20%。以男性患者为主，分为 B 细胞源性和 T 细胞源性。其中以 B 细胞淋巴瘤为主，T 细胞淋巴瘤较为少见。肠道淋巴瘤以腹痛、体质量减轻为主要表现，多在回肠末端发病，其次为空肠。肠道淋巴瘤临床表现较重、进展更快，可出现难以控制的高热，晚期可发生肠穿孔、恶病质等并发症。尤其是结直肠 T 细胞淋巴瘤，预后更差。内镜下 B 细胞淋巴瘤以肠腔肿块、肠套叠多见，而 T 细胞淋巴瘤以多发溃疡、浸润性损害为主[32-33]。糖皮质激素作为诱导活动性 UC 缓解的重要治疗手段，对肠道淋巴瘤患者仅短暂起效或无效。结直肠淋巴瘤的临床表现缺乏特异性，内镜和组织病理学检查是确诊依据。反复、多块、深取活检对两者的鉴别诊断至关重要。

（3）缺血性结肠炎

缺血性结肠炎是由于结肠供血不足或回流受阻引起的结肠壁缺氧损伤所致，临床表现为腹痛、血便等，好发于老年人，多伴有高血压、动脉硬化等病史。本病常突然起病，病程短；腹痛突出，有时较剧，伴鲜血便；病情变化快，可有左下腹或全腹压痛，有时左髂窝可触及"肿块"，直肠指检指套带有血迹。内镜检查，其好发部位在结肠脾曲附近，很少累及直肠。短暂缺血时可见肠黏膜充血、水肿、节段性红斑、纵行溃疡和褐色黏膜坏死结节形成。当肠壁严重缺血坏死时，黏膜可呈灰白色或黑色、全层黏膜增厚、管腔狭窄。肠壁有假膜、假息肉或假瘤形成时应避免继续探查，以免发生穿孔[34]。组织病理学检查见小血管内血栓形成，巨噬细胞内含铁血黄素沉着和炎性肉芽肿形成，螺旋CT造影见动脉闭塞现象、侧支血管形成及结肠供血减少等均支持缺血性结肠炎的诊断[35]。详细询问病史、完善检查，本病不难与活动性 UC 鉴别。

（4）放射性结肠炎

放射性结肠炎患者有放疗史。本病常在照射过程中或照射后发病，表现为腹痛、腹泻、黏液血便。放射性结肠炎晚期，尤其是最初症状不严重，直到放疗结束后数年才就诊者易被误诊为 UC。

慢性放射性结肠炎多有自限性，但持续时间往往差异很大，从 3 个月到 30 年不等。内镜检查，放射性结肠炎受累肠道受照射区域的影响，可从回肠至直肠、乙状结肠，多见肠瘘和肠腔狭窄，肠壁可见溃疡形成，表面附有灰白色苔样坏死物等[36]。组织学检查可见病变累及肠壁全层、黏膜上皮异常增殖、血管内膜下出现多量泡沫细胞等。详细询问病史可明确诊断。

（5）显微镜下结肠炎

显微镜下结肠炎是一组以慢性腹泻为主要表现而肠镜和钡剂灌肠检查正常或无特异性改变，只有结肠组织活检才能诊断的疾病。一般包括胶原性结肠炎和淋巴细胞性结肠炎两种，约占慢性腹泻的 10%。典型病例主要表现为难治的慢性水样腹泻，呈间歇性或连续性，内镜下结直肠黏膜可在正常范围内，而在活检组织学检查中，胶原性结肠炎可见肠黏膜上皮下有一条增厚的无细胞纤维带，电镜可证实由胶原纤维组成；淋巴细胞性结肠炎可见上皮下淋巴细胞数目增多及固有层淋巴细胞、浆细胞、嗜酸性粒细胞浸润[37]。本病在完善内镜和组织学检查后不难与 UC 鉴别。

（6）肠道溃疡

多种疾病都会引起肠道炎症并出现肠道溃疡，它们在镜下与组织学中都各具特点，现分述如下。

1）感染性肠道溃疡

感染性肠道溃疡是指由多种病原菌感染所致的肠道炎症，包括细菌、病毒、真菌、原虫、蠕虫等。常见的有肠结核、细菌性和阿米巴性痢疾、真菌感染。

①细菌性痢疾

内镜表现：直肠和乙状结肠受累，个别累及全结肠甚至回肠末段。黏膜弥漫性充血，轻度颗粒状，黏膜水肿伴大量炎症渗出物，偶有假膜形成。严重者有多发性糜烂和浅表性溃疡形成，溃疡边缘不齐，底部覆盖灰黄色脱落物并有较多脓性分泌物附着，溃疡周围黏膜充血。

组织活检：溃疡边缘和中心部分取坏死组织涂片及活检可见大滋养体。

②肠道阿米巴病

急性阿米巴痢疾内镜表现：受累肠道黏膜弥漫性充血、水肿、颗粒状不平，质脆，有大小不等散在的类圆形溃疡，可见大小不等的多发隆起，中央有数厘米大小的凹陷，表面覆有白苔，周围黏膜充血水肿。原虫在正常黏膜下组织潜行，形成深而潜行的溃疡，即所谓烧瓶样溃疡，口小底大。溃疡表面覆盖黄白色分泌物，边缘常发红。一些融合较大的溃疡可不规则，边缘隆起呈火山口样。

慢性阿米巴痢疾内镜表现：多发溃疡，2～10mm大小，表面附有白苔、血液、污秽苔，边缘不规则，周围隆起伴红晕，质脆，易出血。溃疡周围黏膜皱襞肿大，呈棍棒状肿大，类似黏膜下肿瘤。

组织活检：溃疡边缘和中心部分取坏死组织涂片及活检可见大滋养体。

③肠结核

内镜表现：早期肠结核小范围充血、肿胀、糜烂及浅小溃疡，附着分泌物及白苔。随病程进展，范围扩大，溃疡加深，相互融合成大小不等、形状各异的溃疡，但边缘黏膜呈鼠咬状，无结节隆起。肠结核感染早期病变主要位于黏膜至黏膜下层，为黏膜结核，病变较浅，活检阳性率高。如发现回盲部黏膜炎症和小溃疡时应常规做活检。病灶呈跳跃式分布，但在一段病灶内，病变呈连续性分布，表现为肠道黏膜充血、水肿，血管网消失，黏膜糜烂和溃疡形成。溃疡之间黏膜存在炎症表现，溃疡周围黏膜稍隆起，底有黄白苔，并可看到溃疡和增殖性病变并存，溃疡的横行分布及高度不规则。回盲瓣畸形及黏膜溃疡和增生并存对诊断肠结核有较大意义。

组织活检：肠结核出现干酪样坏死的概率低，而上皮样肉芽肿呈现出多、大、融合，偶见干酪样坏死，有淋巴细胞套的特点，抗酸染色阳性，结核分枝杆菌 DNA 阳性。

④肠伤寒

内镜表现：回肠末段至横结肠有溃疡性病变。溃疡呈多发性，圆形或椭圆形，边缘微隆，大小不一，溃疡周围肠道黏膜充血明显。溃疡可单独累及回肠末段、回盲部（包括回盲瓣），亦可同时累及回肠末段、回盲部及升结肠、横结肠。其中溃疡累及回肠末段率高达 91%，具有一定的特征性，可作为肠伤寒诊断和用药的重要依据。

2）肿瘤性肠道溃疡

①肠道淋巴瘤

内镜表现：淋巴瘤表现形态多样，大多呈球形分布，皱襞不明显，黏膜面上有多个米粒大小的半球形黄色隆起，亦可见糜烂及溃疡。溃疡底部较硬，凹凸不平，深浅不一。病程初期，溃疡形态无特殊表现，多数被误诊为克罗恩病或肠结核。随着病情进展，肠道溃疡可迅速呈穿透性改变，内镜发现大而深的溃疡，并可见到穿透性溃疡，溃疡之间完全正常，溃疡部位肠管因肿瘤性淋巴细胞浸润而明显僵硬，肠壁明显增厚，无肠腔狭窄。溃疡表面高低不平，底部垢污苔覆盖，周边呈虫蚀样，黏膜轻度隆起，极少见到充血、水肿、渗出等炎症性改变，有助于与 UC 相鉴别。

组织活检：肠道淋巴瘤内镜活检常常是浅表坏死组织而难以诊断，有时需经多次内镜活检，甚至是手术切除后才能明确诊断。相比鼻型结外 NK/T 细胞淋巴瘤，单形性嗜上皮性肠道 T 细胞淋巴瘤的活检组织可见广泛上皮内淋巴细胞样肿瘤细胞浸润，而相对容易诊断。

②胃肠道间质瘤

内镜表现：大小不等的黏膜下肿块，较小的肿块表面黏膜正常，呈圆形或三角形隆起，表面黏膜可提起，肿块顶端黏膜可坏死形成溃疡，呈较典型的"火山口"样溃疡或口小内大的溃疡。在其内壁活检可提高阳性率。

组织活检：需进行免疫组织化学检测，凡 CD177 阳性者，或 CD177 阴性而 CD34 阳性者，且伴平滑肌和神经双向分化或无分化者，应诊断为胃肠道间质瘤。

3）治疗相关性肠道溃疡

① NSAIDs 肠道溃疡

内镜表现：溃疡大小不一、深浅不一、形状各异，多为活动期浅溃疡；也有表现为单个的深大呈穿凿样溃疡，溃疡周围黏膜无隆起，底较干净或有少许白苔或陈旧血迹。若在原有溃疡基础上应用非甾体抗炎药后加重者，其溃疡可以较大而深，且以十二指肠球部多见，常有活动性出血，有血痂或血块覆盖。肠镜检查可见升结肠和乙状结肠存在孤立性溃疡表现。若病变弥漫而广泛，类似于溃疡性结肠炎；若病变呈节段性，类似于克罗恩病。

②假膜性肠炎（难辨梭状芽孢杆菌感染）

内镜表现：溃疡大小和形态与脱落的假膜一致，基底部平整无苔，稍凹陷于黏膜，溃疡之间的黏膜可正常或存在轻微的炎症表现。

③放射性肠道溃疡

内镜表现：溃疡呈圆形或不规则形，表面覆灰白苔样坏死物，边缘平坦；如个别边缘隆起，有周堤形成，应疑有癌变发生。

组织活检：慢性放射性肠炎可出现隐窝结构变形，血管壁增厚，偶见纤维素性血栓，可见奇异型间质细胞。

4）免疫相关性肠道溃疡

①肠型白塞病

内镜表现：肠道溃疡，累及部位以回盲部最多见，回肠末端及结肠其他部位亦可累及，单独累及直肠少见。累及回盲部的溃疡常较深且大，形态不规则，半数以上累及回盲瓣全周，溃疡基底部常常可见到增生病变而呈现高低不平的形状，有时溃疡呈深掘样并侵犯肌层血管，因而可引发下消化道出血。回盲部溃疡病程初期可能为多发的小溃疡，随着病程进展，溃疡部肠壁增厚、僵硬，溃疡周边呈虫蚀样改变，容易误诊为恶性溃疡。

②缺血性结肠炎

内镜表现：病变呈节段性分布有出血性结节黏膜下出血和水肿形成。病变黏膜与正常黏膜界限清楚，病变呈纵行排列。病变部位以左侧结肠最为多见，受累肠腔病变随病情发展不同而不同。

组织活检：溃疡横向或不规则，黏膜内淋巴细胞、浆细胞不多，固有层纤维化。

③孤立性直肠溃疡

内镜表现：约 1/3 患者无溃疡，仅见一粗糙性区域。典型溃疡为覆有白苔，基底较干净但不平，呈颗粒状的浅表溃疡，直径 2cm 左右，周围黏膜充血。溃疡多为单个，亦可多发，大小不等，形态各异，呈圆形、卵圆形、线形，周围伴有轻度发红的再生黏膜。

参考文献

[1] Ooi C J, Fock K M, Makharia G K, et al.The Asia-Pacific consensus on ulcerative colitis ［ J ］.J Gastroenterol Hepatol, 2010, 25（3）: 453-468.

[2] Wang Y F, Ouyang Q.Ulcerative colitis in China: retrospective analysis of 3100 hospitalized patients ［ J ］.J Gastroenterol Hepatol, 2007, 22（9）: 1450-1455.

[3] Chow D K L, Leong R W L, Tsoi K K F, et al.Long-term follow-up of ulcerative colitis in the Chinese population ［ J ］. Am J Gastroenterol, 2009, 104（3）: 647-654.

[4] Harbord M, Eliakim R, Bettenworth D, et al.Corrigendum: Third European Evidence-based Consensus on Diagnosis and Management of Ulcerative Colitis.Part 2: Current Management ［ J ］.J Crohns Colitis, 2017, 11（12）: 1512.

[5] Levine J S, Burakoff R.Extraintestinal manifestations of inflammatory bowel disease ［ J ］.Gastroenterol Hepatol（N Y）, 2011, 7（4）: 235-241.

[6] Cardile S, Romano C.Current issues in pediatric inflammatory bowel disease-associated arthropathies ［ J ］.World J Gastroenterol, 2014, 20（1）: 45-52.

[7] Pera A, Bellando P, Caldera D, et al.Colonoscopy in inflammatory bowel disease.Diagnostic accuracy and proposal of an endoscopic score ［ J ］.Gastroenterology, 1987, 92（1）: 181-185.

[8] Yang H, Zhou W X, Lv H, et al.The Association Between

CMV Viremia or Endoscopic Features and Histopathological Characteristics of CMV Colitis in Patients with Underlying Ulcerative Colitis [J] .Inflamm Bowel Dis, 2017, 23 (5): 814-821.

[9] Li C Q, Xie X J, Yu T, et al.Classification of inflammation activity in ulcerative colitis by confocal laser endomicroscopy [J] .Am J Gastroenterol, 2010, 105 (6): 1391-1396.

[10] Schumacher G, Kollberg B, Sandstedt B.A prospective study of first attacks of inflammatory bowel disease and infectious colitis.Histologic course during the 1st year after presentation [J] .Scand J Gastroenterol, 1994, 29 (4): 318-332.

[11] Kim B, Barnett J L, Kleer C G, et al.Endoscopic and histological patchiness in treated ulcerative colitis [J] .Am J Gastroenterol, 1999, 94 (11): 3258-3262.

[12] Kleer C G, Appelman H D.Ulcerative colitis: patterns of involvement in colorectal biopsies and changes with time [J] . Am J Surg Pathol, 1998, 22 (8): 983-989.

[13] Moum B, Ekbom A, Elgjo K.Change in the extent of colonoscopic and histological involvement in ulcerative colitis over time [J] .Am J Gastroenterol, 1999, 94 (6): 1564-1569.

[14] Horton K M, Corl F M, Fishman E K.CT evaluation of the colon: inflammatory disease[J].Radiographics, 2000, 20(2): 399-418.

[15] Ayling R M, Kok K.Fecal Calprotectin [J] .Adv Clin Chem, 2018, 87: 161-190.

［16］Roseth A G, Aadland E, Jahnsen J, et al.Assessment of disease activity in ulcerative colitis by faecal calprotectin, a novel granulocyte marker protein［J］.Digestion, 1997, 58（2）: 176-180.

［17］Costa F, Mumolo M G, Ceccarelli L, et al. Calprotectin is a stronger predictive marker of relapse in ulcerative colitis than in Crohn's disease［J］.Gut, 2005, 54（3）: 364-368.

［18］Tibble J A, Sigthorsson G, Bridger S, et al. Surrogate markers of intestinal inflammation are predictive of relapse in patients with inflammatory bowel disease［J］.Gastroenterology, 2000, 119（1）: 15-22.

［19］Bossuyet X.Serologic markers in inflammatory bowel disease ［J］.Clin Chem, 2006, 52（2）: 171-181.

［20］李亚红, 韩英, 吴开春.炎症性肠病危险因素的流行病学调查研究［J］.胃肠病学和肝病学杂志, 2006, 15（2）: 161-162.

［21］陶东升.炎症性肠病患者血清中自身抗体检测的临床意义 ［J］.医学信息（中旬刊）, 2011, 24（8）, 3607-3608.

［22］李骥, 吕红, 钱家鸣, 等.抗酿酒酵母抗体和抗中性粒细胞胞质抗体对炎症性肠病的诊断价值［J］.中华消化杂志, 2008, 28（10）: 666-668.

［23］Satsangi J, Silverberg M S, Vermeire S, et al.The Montreal classification of inflammatory bowel disease: controversies, consensus, and implications［J］.Gut, 2006, 55（6）: 749-753.

［24］Lamps L W.Infective disorders of the gastrointestinal tract［J］.

Histopathology, 2007, 50（1）: 55-63.

［25］Van Hal S J, Stark D J, Fotedar R, et al.Amoebiasis: current status in Australia［J］.Med J Aust, 2007, 186（8）: 412-416.

［26］Morgan O W, Rodrigues B, Elston T, et al.Clinical severity of Clostridium difficile PCR ribotype 027: a case-case study［J］. PLoS One, 2008, 3（3）: e1812.

［27］Visser L G, Verweij J J, Van Esbroeck M, et al.Diagnostic methods for differentiation of Entamoeba histolytica and Entamoeba dispar in carriers: performance and clinical implications in a non-endemic setting［J］.Int J Med Microbiol, 2006, 296（6）: 397-403.

［28］Li Y, Zhang L F, Liu X Q, et al.The role of in vitro interferon γ-release assay in differentiating intestinal tuberculosis from Crohn's disease in China［J］.J Crohns Colitis, 2012, 6（3）: 317-323.

［29］高翔, 何瑶, 陈瑜君, 等.试验性抗结核治疗鉴别肠结核与克罗恩病的临床与内镜分析［J］.中华消化内镜杂志, 2011, 28（8）: 446-451.

［30］He Y, Chen Y J, Chen B L, et al.The value of empiric anti-tuberculosis therapy in the differential diagnosis between intestinal tuberculosis and Crohn's disease in China［J］.Int J Clin Exp Med, 2016, 9（6）: 9278-9285.

［31］Cheon J H, Kim E S, Shin S J, et al.Development and validation of novel diagnostic criteria for intestinal Behçet's disease in Korean patients with ileocolonic ulcers［J］.Am J

Gastroenterol, 2009, 104（10）: 2492-2499.

［32］Yanai S, Matsumoto T, Nakamura S, et al.Endoscopic findings of enteropathy-type T-cell lymphoma［J］.Endoscopy, 2007, 39 Suppl 1: E339-E340.

［33］Kim Y H, Lee J H, Yang S K, et al. Primary colon lymphoma in Korea: a KASID（Korean Association for the Study of Intestinal Diseases）Study［J］.Dig Dis Sci, 2005, 50（12）: 2243-2247.

［34］Zou X P, Cao J, Yao Y L, et al.Endoscopic findings and clinicopathologic characteristics of ischemic colitis: a report of 85 cases［J］.Dig Dis Sci, 2009, 54（9）: 2009-2015.

［35］Kirkpatrick I D C, Kroeker M A, Greenberg H M.Biphasic CT with mesenteric CT angiography in the evaluation of acute mesenteric isehemia: initial experience［J］.Radiology, 2003, 229（1）: 91-98.

［36］Kennedy G D, Heise C P.Radiation colitis and proctitis［J］. Clin Colon Rectal Surg, 2007, 20（1）: 64-72.

［37］Zippi M, Marcheggiano A, Crispino P, et al.Microscopic colitis: a concise review［J］.Clin Ter, 2010, 161（4）: 385-390.

第四节

溃疡性结肠炎的规范化药物治疗流程

一、治疗目标

诱导并维持临床缓解及黏膜愈合，防治并发症，改善患者生命质量，加强对患者的长期管理是溃疡性结肠炎的治疗目标[1-2]。

二、疗效标准

临床症状和内镜检查相结合，可作为溃疡性结肠炎疗效判断的标准。

三、疗效评定

1.临床疗效评定

适用于临床工作，但因无量化标准，不适用于科研。

（1）缓解

临床症状消失，结肠镜复查见黏膜大致正常或无活动性炎症。

（2）有效

临床症状基本消失，结肠镜复查见黏膜轻度炎症。

（3）无效

临床症状、结肠镜复查均无改善。

2. 改良 Mayo 评分[3]（表5）

表5 评估溃疡性结肠炎活动性的改良 Mayo 评分系统

项目	0分	1分	2分	3分
排便次数[a]	正常	较正常增加1～2次/日	较正常增加3～4次/日	较正常增加5次/日或以上
便血[b]	未见出血	不到一半时间内出现便中混血	大部分时间内为便中混血	一直存在便中混血
内镜发现	正常或无活动性病变	轻度病变（红斑、血管纹理减少、轻度易脆）	中度病变（明显红斑、血管纹理缺乏、易脆、糜烂）	重度病变（自发性出血、溃疡形成）
医师总体评价[c]	正常	轻度病情	中度病情	重度病情

注：a：每位受试者作为自身对照，从而评价排便次数的异常程度。

b：每日出血评分代表1日中最严重的出血情况。

c：医师总体评价包括3项标准：受试者对于腹部不适的回顾、总体幸福感和其他表现，如体格检查发现和受试者表现状态，评分≤2分且无单个分项评分＞1分为临床缓解，3～5分为轻度活动，6～10分为中度活动，11～12分为重度活动。

四、UC活动期的治疗方案

UC治疗方案的选择建立在对病情进行全面评估的基础上，主要根据病情的严重程度、病变累及范围和疾病类型（复发频率、既往对治疗药物的反应、肠外表现等）制订治疗方案。治疗过程中应根据患者对治疗的反应，以及对药物的耐受情况随时调整治疗方案。决定治疗方案前应向患者详细解释方案的效益和风险，在与患者充分交流并取得合作之后方可实施。

1. 轻中度UC治疗及常用药物

（1）氨基水杨酸制剂（表6）

氨基水杨酸制剂是治疗轻中度UC的主要药物，包括传统的柳氮磺吡啶（sulfasalazine，SASP）和其他各种不同类型的5-氨基水杨酸（5-aminosalicylic acid，5-ASA）制剂。SASP疗效与其他5-ASA制剂相似，口服5-ASA与口服柳氮磺吡啶等效，但不良反应远较5-ASA制剂多见。5-ASA具有更好的耐受性和安全性，尚缺乏证据显示不同类型5-ASA制剂的疗效有差异。有研究显示，美沙拉嗪顿服和分次服用等效[4-5]。

轻度直肠炎首选美沙拉嗪栓剂每次1g，每日1次。局部美沙拉嗪治疗比局部激素治疗更有效。局部美沙拉嗪与口服美沙拉嗪联合应用则更加有效。轻度UC可视情况单独局部用药，中度UC则应联合用药。局部用药包括美沙拉嗪栓剂每次0.5～1.0g，每日1～2次；美沙拉嗪灌肠剂每次1～2g，每日1～2次。

当病变范围超过直肠，累及乙状结肠时，给予5-氨基水杨酸类灌肠，至少 1g/d；当病变累及降结肠时，给予口服 5-氨基水杨酸类，可以 2 ～ 4.8g/d。5- 氨基水杨酸类联合局部用药优于单一口服用药。

5- 氨基水杨酸类药物对于溃疡性直肠炎或者远端病变，强调局部用药，对于左半结肠炎或者广泛结肠炎则推荐口服或者口服联合局部用药；达到完全缓解后，推荐继续用原诱导药物继续维持治疗[6]。原先用口服药物诱导缓解的，继续用口服药物维持缓解，维持缓解的剂量一般不少于 2g/d，需要使用激素才能诱导缓解的，在停用激素后推荐口服剂量最少 2g/d 以维持完全缓解；原先用栓剂或者灌肠剂诱导缓解的，继续用栓剂或者灌肠剂维持缓解。

欧洲共识（2017 年）[7]认为，轻中度左半结肠炎患者是否需口服激素取决于患者对 5- 氨基水杨酸（5-ASA）的治疗反应和耐受情况。若患者症状加重、直肠出血超过 10 ～ 14 日，或在 40 日适当的 5-ASA 治疗后未达到所有症状缓解，即需给予口服激素治疗。中国共识（2018 年）[8]认为，足量 5-ASA 治疗（2 ～ 4 周）症状控制不佳，应及时改用激素治疗。

表 6 氨基水杨酸制剂

药物名称		结构特点	释放特点	制剂	推荐剂量[a]
柳氮磺吡啶		5- 氨基水杨酸与磺胺吡啶的偶氮化合物	结肠释放	口服：片剂	3 ～ 4g/d，分次口服
5-ASA 前体药	巴柳氮	5- 氨基水杨酸与 4- 氨基苯甲酰 -β- 丙氨酸的偶氮化合物	结肠释放	口服：片剂、胶囊剂、颗粒剂	4 ～ 6g/d，分次口服
	奥沙拉嗪	两分子 5- 氨基水杨酸的偶氮化合物	结肠释放	口服：片剂、胶囊剂	2 ～ 4g/d，分次口服

药物名称		结构特点	释放特点	制剂	推荐剂量 [a]
5-ASA	美沙拉嗪	A：甲基丙烯酸酯控释pH 依赖	A：释放部位为回肠末端和结肠	口服：颗粒剂、片剂；局部：栓剂、灌肠剂、泡沫剂、凝胶剂	2 ～ 4g/d，分次口服或顿服
		B：乙基纤维素半透膜控释时间依赖	B：释放部位为远段空肠、回肠、结肠		

注：a 表示以 5- 氨基水杨酸含量计，柳氮磺吡啶、巴柳氮、奥沙拉秦 1g，分别相当于美沙拉嗪的 0.40g、0.36g 和 1.00g。

（2）激素

激素只用于活动性溃疡性结肠炎的诱导缓解，不用于维持治疗。

足量氨基水杨酸制剂治疗后症状控制不佳者，尤其是病变较广泛者，应及时改用激素。按泼尼松 0.75 ～ 1mg/（kg·d）（其他类型全身作用激素的剂量按上述泼尼松剂量折算）给药，如口服强的松 40 ～ 60mg/d。达到症状缓解后开始逐渐缓慢减量至停药。注意快速减量会导致早期复发。

激素无效：是指经相当于泼尼松剂量 0.75 ～ 1mg/（kg·d）治疗超过 4 周，疾病仍处于活动期。

激素依赖：①虽能维持缓解，但激素治疗 3 个月后，泼尼松仍不能减量至 10mg/d。②在停用激素 3 个月内复发。

对糖皮质激素无效或者依赖的患者，需要考虑进行转换升级治疗，而不能用糖皮质激素维持治疗[9]。对于激素依赖的患者，欧洲共识[7]提出应给予硫嘌呤类药物、抗肿瘤坏死因子（TNF）药物（与硫嘌呤类联用最佳，至少使用 IFX 时与硫嘌呤联用）、维多珠单抗或甲氨蝶呤。如治疗失败，应考虑使用另一种抗 TNF 药物、维多珠单抗或行结肠切除术。我国共识[8]推荐使用硫嘌呤类药物或 IFX，而未提出应用其他生物制剂。

UC 患者使用美沙拉嗪灌肠治疗疗效不理想时，还可局部使用激素，如氢化可的松琥珀酸钠（禁用酒石酸制剂），每晚 100 ～ 200mg。如使用布地奈德泡沫剂每次 2mg，每日 1 ～ 2 次，也能起到一定的临床疗效[10]。作为第二代皮质类固醇类药，布地奈德抗炎效用强、不良反应少[11]。多基质布地奈德具有 pH 依赖性（只有 pH > 7 时才在结肠释放）和亲水性；且其惰性基质可避免其在胃液中分解[12]，而在升结肠和乙状结肠的吸收率约为 96%（此时 pH 达到 7.5 左右）[13]，从而发挥结肠定位释放的作用。

（3）免疫抑制剂

1）常用免疫抑制剂

临床常用的免疫抑制剂包括 6- 巯基嘌呤（6-MP）、硫唑嘌呤（AZA）、环孢素 A（CsA）及甲氨蝶呤（MTX）。

①硫唑嘌呤（AZA）：是第一个用于治疗炎症性肠病的免疫抑制剂，常用于激素依赖型 UC 患者的缓解治疗。欧洲共识意见推荐 AZA 的有效治疗量为 2 ～ 2.5mg/（kg·d），用药 3 个月后才能达到稳态血药浓度，起效较慢。我国一般使用低剂量，1 ～ 1.5mg/（kg·d）。

硫唑嘌呤 1 年有效率可达 54%，其中位起效时间为 5 个月[14]。其不良反应主要包括骨髓抑制、肝损伤、胰腺炎、发热、皮疹、感染、淋巴瘤、头痛等。长期应用有增加某些肿瘤的风险，不良反应多发生于服药前 6 个月，但骨髓抑制可迟发，甚至有发生在 1 年及以上。用药期间应全程监测，定期随诊。最初 1 个月内每周复查 1 次全血细胞，第 2～3 个月内每 2 周复查 1 次全血细胞，之后每月复查全血细胞，半年后全血细胞检查间隔时间可视情况适当延长，但不能停止。最初 3 个月每月复查肝功能，之后视情况复查。

AZA 存在量效关系，剂量不足会影响疗效，增加剂量会增加药物不良反应风险，有条件的单位建议行血药浓度测定来指导剂量调整。硫唑嘌呤治疗过程中应根据疗效、外周血白细胞计数和血药浓度进行剂量调整。

② 6- 巯基嘌呤（6-MP）：欧洲共识意见推荐 6-MP 的目标剂量为 0.75～1.50mg/（kg·d）。其使用方法和注意事项与硫唑嘌呤相同。AZA 和 6-MP 同为硫嘌呤类药物，二者疗效相似。初始选用硫唑嘌呤或 6-MP，主要是用药习惯问题。使用硫唑嘌呤出现不良反应的患者换用 6-MP，部分患者可以耐受[15]。

③环孢素 A（CsA）：当重度 UC 患者激素治疗无效或不宜接受激素治疗时，环孢素单药治疗是一种有效选择[16-17]。初始剂量 2mg/（kg·d）是临床使用环孢素 A 的标准剂量。静脉应用 $C_S A$ 对中重度 UC 可起到快速缓解病情的效果，但其治疗窗窄、不良反应多（包括 3%～4% 的死亡率），因此用药期间需定期监测血药浓度，严密监控不良反应。有效者待症状缓解后改为口服用药（不超过 6 个月），再逐渐过渡至硫嘌呤类药物维持治疗。欧洲共识指出，若 UC 患者对足量嘌呤类药物反应不佳，则不再适用 CsA 作为挽救治疗。

④甲氨蝶呤（MTX）：一般用于治疗 CD。CD 诱导缓解期的甲氨蝶呤剂量为每周 25mg，肌内或皮下注射。12 周达到临

床缓解后，可改为每周 15mg，肌内或皮下注射。但其用于治疗 UC 尚存在争议。

2）新型免疫抑制剂

①他克莫司（TAC）：是一种钙调磷酸酶抑制剂，临床多与糖皮质激素及其他免疫抑制剂联合应用，或于英夫利西诱导缓解后使用。TAC 的常用剂量为 0.05mg/（kg·d），分 2 次使用。有研究显示，他克莫司治疗重度 UC 短期疗效基本与 CsA 相同[18]，其治疗的 UC 患者 44 个月的远期无结肠切除率累计为 57%。

②霉酚酸（MMF）：是一种非竞争性、可逆的磷酸肌醇脱氢酶抑制剂。有回顾性研究显示[19]，对于部分对 AZA 无反应或不能耐受的 UC 患者，MMF 同样能起到很好的维持缓解效果，且安全性明显优于 AZA。MMF 的常用剂量为 1g/d，一般分 2 次应用。其不良反应较少，主要有腹泻、恶心、头痛等。

（4）生物制剂

1）适应证

①激素抵抗的重度活动性 UC。

②激素依赖的活动性 UC，免疫抑制剂无效或不耐受（存在禁忌证或严重不良反应）者。

③活动性 UC 伴突出肠外表现（如关节炎、坏疽性脓皮病、结节性红斑等）者。

65 岁以上老年 UC 患者应用单克隆抗体药物合并感染风险可能增加，建议用药前充分权衡手术和药物治疗风险。

2）禁忌证

①过敏：对生物制剂或其制剂中其他成分过敏。

②感染：活动性结核病或其他活动性感染［包括败血症、腹腔和（或）腹膜后感染或脓肿、肛周脓肿等 CD 并发症、机会性感染（如巨细胞病毒）、难辨梭状芽孢杆菌感染等］。

③中重度心力衰竭（纽约心脏病学会心功能分级Ⅲ级或Ⅳ级）。

④神经系统脱髓鞘病变。

⑤近 3 个月内接受过活疫苗接种。

3）用药前筛查

治疗前需完善活动性感染的筛查，特别需注意结核分枝杆菌和慢性乙型肝炎病毒（Hepatitis B virus，HBV）感染的筛查。

4）用药方法

①人鼠嵌合体 IgG1 单克隆抗体英夫利西单克隆抗体（infliximab，IFX）：在第 0、2、6 周以 5mg/kg 剂量的 IFX 静脉注射诱导缓解，随后每隔 8 周给予相同剂量的 IFX 维持治疗。治疗过程中药物剂量应随体质量增长而相应调整。长期规律使用 IFX 可有效维持缓解 UC。若根据症状变化不定期间歇给药，可致疗效下降、不良反应增加。因此，推荐使用定期规律给药的长期维持疗法。判断 IFX 原发无应答的时间应不早于初次使用后的第 14 周[20]。

②全人源化单克隆抗体阿达木单抗（adalimumab，ADA）：ADA 建议初始（第 1 天）剂量为 160mg［1 天内皮下注射 40mg×4，或连续 2 天皮下注射（40mg×2）/d］。第 2 次用药为初次用药 2 周后（第 15 天），给予 ADA 80mg。第 2 次用药 2 周后（第 29 天），开始隔周 40mg 维持治疗。对于 UC 患者，仅在治疗 8 周时（第 57 天）达到临床缓解的患者继续维持用药。

③抗整合素抗体维多珠单抗（vedolizumab，VDZ）：VDZ初始剂量（第 1 天）为 300mg，静脉注射。第 2、6 周各静脉输注 1 次，每次 300mg，30 分钟内输注完毕。随后每 8 周输注 1 次，维持剂量仍为 300mg。

5）联合用药

①与激素联用：在使用生物制剂前正在接受激素治疗者，在开始治疗时应继续原治疗。在取得临床完全缓解后可将激素逐步减量至停用。

②与免疫抑制剂联用：生物制剂治疗早期（前 6 个月）联合使用免疫抑制剂（硫唑嘌呤）可降低其免疫原性，提高临床缓解率和黏膜愈合率。但长期联合治疗可能增加机会性感染和淋巴瘤的发生风险，老年患者及年轻患者（＜ 25 岁）采用联合治疗需谨慎[21]。

6）停药复发的治疗方案

维持治疗期间复发者，应查找原因，包括血药浓度及抗药抗体浓度检测。如为浓度不足，可增加剂量或缩短给药间隔时间；如为抗体产生而未合用免疫抑制剂者，可加用免疫抑制剂，也可换用其他治疗方案[22]。目前，尚无足够资料提出何时可以停用生物制剂。对生物制剂维持治疗达 1 年，维持无激素缓解伴黏膜愈合和 CRP 正常者，可考虑停用生物制剂，继以免疫抑制剂维持治疗[23]。对停用生物制剂后复发者，再次使用生物制剂可能仍然有效[23]。

7）不良反应及处理

①药物输液反应：发生率为 3%～ 10%，其中严重反应发生率为 0.1%～ 1%。目前认为，生物制剂抗体的产生与药物输注反应密切相关。输注反应发生在药物输注期间和停止输注

2 小时内。因此，输注速度不宜过快，且对曾经发生过输注反应者在给药前 30 分钟先予抗组胺药和（或）激素可预防输注反应发生。对发生输注反应者应暂停给药，视反应程度给予处理，反应完全缓解后可继续输注，但输注速度需减慢。多数患者经上述处理后可完成药物输注。

②迟发型变态反应：多发生在给药后 3 ～ 14 日，临床表现为肌肉痛、关节痛、发热、皮肤发红、荨麻疹、瘙痒、面部水肿、四肢水肿等血清病样反应。症状多可自行消退，必要时可予短期激素治疗。对曾发生过迟发型变态反应者，再次给药时应于给药前 30 分钟和给药后予激素口服。经上述处理后仍再发者应停药。

③产生自身抗体及药物性红斑狼疮：一般表现为关节炎、多浆膜腔炎、面部蝶形红斑等，罕有肾或中枢神经系统受累表现，一般在停药后迅速缓解。产生自身抗体者无须停药。若出现药物性红斑狼疮则应停药。

④感染：机会性感染可涉及全身，最多见的是呼吸系统和泌尿系统感染。病原体包括病毒、细菌、真菌等。IFX 治疗中的严重感染更多见于同时联合使用激素者。

用药前需严格排除感染，用药期间严密监测感染发生。对用药期间合并严重感染如肺炎、败血症者，宜在感染彻底控制 3 ～ 6 个月后再继续生物制剂治疗。应高度警惕生物制剂治疗后结核分枝杆菌感染的发生。

⑤肿瘤：生物制剂与硫嘌呤类药物联用可增加淋巴增殖性疾病发生的风险。生物制剂还会增加黑色素瘤发生的风险。目前尚无证据显示单用生物制剂有增加淋巴增殖性疾病或实体肿瘤的发生风险，但并不排除这种可能。治疗前需排除淋巴

瘤或其他恶性肿瘤（包括现病史和既往史），治疗期间须注意监测。

⑥其他：如皮肤反应、神经系统受损、肝功能异常、血液系统异常发生时应及时停药。

8）随访项目

每次给药前记录患者的症状、体征、血常规、肝功能、C反应蛋白、红细胞沉降率。结肠镜宜在生物制剂诱导缓解第3次给药后4周进行，并在维持治疗过程中每年进行1次（可视病情提前或延后）。治疗过程中至少每年进行1次结核风险评估（如T-SPOT.TB、胸部影像学检查等），高危患者可酌情缩短风险评估间隔。

9）特殊问题

①妊娠期和哺乳期：准备生育和妊娠早、中期予生物制剂治疗是相对安全的，为降低抗TNF药物通过胎盘对胎儿可能造成的影响，建议在妊娠22～24周时停药[24]。出生前曾通过母体暴露于IFX的新生儿，在出生后6个月内不可接种活疫苗，但接种灭活疫苗不受影响。IFX不进入乳汁，哺乳期使用IFX对婴儿无影响[24]。

②有恶性肿瘤病史的患者：有恶性肿瘤病史（不包括淋巴增殖性疾病）的患者，若病程超过5年且无复发迹象，经与肿瘤科医师共同严格评估肿瘤性质、复发风险后，方可考虑使用生物制剂，且治疗期间和治疗后需严格监控随访。

③抗肿瘤坏死因子治疗中的手术问题：生物制剂治疗中或治疗后腹部手术术后并发症的发生率是否增高尚无定论。正在使用IFX的患者，如需行择期肠道切除或其他手术治疗，建议在每8周1次的维持治疗期间，选择IFX输注之后4～6

周进行手术。术后 4 周在无并发症发生的情况下，可继续 IFX 治疗。

④疫苗接种：近 3 个月内接受过活疫苗接种者禁用生物制剂。使用生物制剂期间禁忌接种活疫苗。

2. 重度 UC 治疗及常用药物

重度 UC 病情重，发展快，处理不当会危及生命，应予积极治疗[25]。活动期重症 UC 是一种致命性疾病，死亡率高达 15%，手术治疗率仍很高，达 35% ~ 40%。有 10% 的重症 UC 可能会发展成为中毒性巨结肠（toxic megacolon，TMC），预后差。

临床上诊断 TMC 的主要依据是在重症 UC 的基础上，出现：①影像学检查提示结肠明显扩张（> 56mm）。②合并下列任意三种情况：T > 38℃、P > 120 次 / 分、中性粒细胞计数 > $1.05×10^9$/L、贫血。③合并下列任意一项临床表现：脱水、精神意识改变、水电解质平衡紊乱、血压下降。

（1）一般治疗

1）补液、补充电解质，防治水、电解质、酸碱平衡紊乱，特别是注意补钾。便血多、血红蛋白过低者，适当输红细胞。病情严重者暂禁食，予胃肠外营养。

2）粪便培养排除肠道细菌感染，如有则做相应处理。

3）注意忌用止泻剂、抗胆碱能药物、阿片类制剂、NSAIDs 等，以免诱发结肠扩张。

4）对中毒症状明显者可考虑静脉使用广谱抗菌药物。

（2）针对性治疗

1）静脉用糖皮质激素

首选治疗药物。甲泼尼龙 40～60mg/d，或氢化可的松 300～400mg/d，剂量加大不会增加疗效，但剂量不足会降低疗效[26-27]。有 60% 的 UC 患者接受激素治疗 5 天后临床症状消失，15% 的患者症状得到改善，但仍有 25% 的患者对激素治疗没有反应。

需要转换治疗的判断与转换治疗方案的选择：在静脉使用足量激素治疗 3 天仍然无效时，应转换治疗方案。所谓"无效"除观察排便频率和血便量外，宜参考全身状况、腹部体格检查、血清炎症指标等进行判断。判断的时间点定为"约 3 天"是欧洲克罗恩病和结肠炎组织（European Crohn's and Colitis Organization，ECCO）和亚太共识的推荐时限。临床上视病情严重程度和恶化倾向，可适当延迟（如 7 天）。但应牢记，不恰当的拖延势必大大增加手术风险。

转换治疗方案有两大选择：一是转换药物治疗，如转换药物治疗 3～7 天仍无效，应及时转手术治疗；二是立即手术治疗。

2）转换治疗可选择的药物

①环孢素 A（CsA）或他克莫司：具体用法用量见前免疫抑制剂的部分。CsA 起效快，一般 1 周显效。对激素治疗无效者，使用 CsA 治疗短期有效率达 75%～80%，长期有效率达 60%[28]。重症 UC 患者常规静脉使用 CsA 2mg/（kg·d）。待症状控制后，改为口服 CsA 治疗 4mg/（kg·d），分 2 次服用，持续 3 个月。在使用 CsA 过程中密切监测血药浓度，第 1 周静脉使用应检查 2 次，浓度维持在有效浓度。然后每周监测 1 次（前 4 周），之后每 2 周监测 1 次（后 8 周），直至停药。通过放免法检测 CsA 的血药浓度应维持在 150～250ng/mL。病

情控制后更换硫唑嘌呤类药物维持治疗。

②IFX：是重度 UC 患者较为有效的挽救治疗措施[29-30]。UC 患者尽早使用 IFX 治疗，尤其是症状持续发作、激素依赖 / 无效，以及 CRP 升高者，可以尽快达到临床症状缓解，促使肠黏膜溃疡愈合，维持无激素状态下的临床缓解，提高患者生活质量，降低并发症。IFX 可以作为外科手术治疗前的一种补救治疗方案。有研究显示，CRP 增高、低血清白蛋白等是 IFX 临床应答差的预测指标。

活动期重症 UC 患者，若对激素治疗无效，选择使用 CsA 或 IFX 治疗仍存在不同的争议。但 IFX 避免了 CsA 应用时的禁忌证，如低镁血症、低胆固醇、高血糖、氮质血症、高血压、神经系统疾病等。因此，在临床上应根据患者个体化用药原则，慎重选择药物治疗。

3）手术治疗

在转换治疗前应与外科医师和患者密切沟通，以权衡先予转换药物治疗或立即手术治疗的利弊，视具体情况决定。对中毒性巨结肠患者一般宜早期实施手术治疗。

手术治疗的绝对指征：大出血、穿孔、癌变，以及高度疑为癌变。

手术治疗的相对指征：①积极内科治疗无效的重度 UC 或合并中毒性巨结肠内科治疗无效者宜更早行外科干预。②内科治疗疗效不佳和（或）药物不良反应已严重影响生命质量者，可考虑外科手术治疗。

4）血栓预防和治疗

有研究显示，中国 IBD 患者静脉血栓的发生率为 41.45/10 万[31]。有大量文献显示，重度 UC 患者活动期时血栓形成风险增加[32-33]，故建议可考虑预防性应用低分子肝素降低血栓形成风险。

5）合并机会性感染的治疗

重度 UC 患者特别是发生激素无效时要警惕机会性感染。一旦合并难辨梭状芽孢杆菌（Clostridium difficile，C.diff）感染和巨细胞病毒（Cytomegalovirus，CMV）结肠炎，应给予积极的药物治疗。确诊 C.diff 感染可行粪便毒素试验（酶联免疫测定毒素 A 和毒素 B）、核苷酸 PCR 检测、谷氨酸脱氢酶抗原检测等。确诊 CMV 结肠炎可予结肠镜下活检行 H–E 染色找巨细胞包涵体、免疫组织化学染色和 CMV DNA 实时荧光定量 PCR。若具有特征性的内镜表现，且外周血 CMV DNA 实时荧光定量 PCR > 1200 拷贝 / 毫升时，临床上要高度警惕 CMV 结肠炎。

治疗 C.diff 感染的药物有甲硝唑和万古霉素等。治疗 CMV 结肠炎的药物有更昔洛韦和膦甲酸钠等。

五、UC 缓解期的治疗方案

1. 需要维持治疗的对象

除轻度初发病例及很少复发且复发时为轻度易于控制者外，其余 UC 患者均应接受维持治疗[34]。

2. 维持治疗的药物

激素不能作为维持治疗药物。维持治疗药物的选择视诱导缓解时的用药情况而定。

（1）氨基水杨酸制剂

由氨基水杨酸制剂或激素诱导缓解后以氨基水杨酸制剂维持，用原诱导缓解剂量的全量或半量[35]，如用 SASP 维持，剂量一般为 2 ～ 3g/d，并应补充叶酸。远段结肠炎以美沙拉嗪局部用药为主（直肠炎用栓剂，每晚 1 次；直肠乙状结肠炎用灌肠剂，隔天至数天 1 次），联合口服氨基水杨酸制剂则效果更好[36-37]。

（2）硫嘌呤类药物

适用于激素依赖者、氨基水杨酸制剂无效或不耐受者[38]、环孢素或他克莫司治疗有效者。其应用剂量与诱导缓解时相同。

（3）IFX

若是以 IFX 诱导缓解则继续 IFX 维持治疗，具体用法参考"生物制剂"部分内容。

（4）其他

肠道益生菌和中药治疗维持缓解的作用尚待进一步研究。

3. 维持治疗的疗程

氨基水杨酸制剂维持治疗的疗程为 3 ～ 5 年或长期维持。目前，对硫嘌呤类药物及 IFX 维持治疗的疗程尚未达成共识，需视患者具体情况而定。

4. 维持治疗期间癌变的监测

（1）监测的时间

起病 8 ～ 10 年的所有 UC 患者均应进行 1 次结肠镜检查，以确定当前病变的范围。如为蒙特利尔分型 E3 型，则此后隔

年进行 1 次结肠镜复查，达 20 年后每年结肠镜复查；如为 E2
型，则从起病第 15 年开始隔年进行 1 次结肠镜复查；如为 E1
型，无须结肠镜监测。合并原发性硬化性胆管炎者，从该诊断
确立开始每年进行 1 次结肠镜复查。

（2）肠黏膜活检

临床上应采取多部位、多块活检，并对怀疑病变部位取活
检。色素内镜有助于识别病变，指导活检。放大内镜、共聚焦
内镜等可进一步提高活检的针对性和准确性。

病变的处理：癌变、平坦黏膜上的高度异型增生应行全
结肠切除；平坦黏膜上的低度异型增生可行全结肠切除，或
3～6 个月后随访，如仍为同样改变亦应行全结肠切除；隆起
型肿块上发现异型增生而不伴有周围平坦黏膜上的异型增生，
可予内镜下肿块摘除，之后密切随访，如无法行内镜下摘除则
行全结肠切除。

参考文献

［1］Saibil F，Lai E，Hayward A，et al.Self-management for people
with inflammatory bowel disease［J］.Can J Gastroenterol,
2008，22（3）：281-287.

［2］Kane S V，Cohen R D，Aikens J E，et al.Prevalence of
nonadherence with maintenance mesalamine in quiescent
ulcerative colitis［J］.Am J Gastroenterol，2001，96（10）：
2929-2933.

［3］D'Haens G，Sandborn W J，Feagan B G，et al.A review
of activity indices and efficacy end points for clinical trials

of medical therapy in adults with ulcerative colitis［J］.
Gastroenterology, 2007, 132（2）: 763-786.

［4］Feagan B G, MacDonald J K.Once daily oral mesalamine
compared to conventional dosing for induction and maintenance
of remission in ulcerative colitis: a systematic review and meta-
analysis［J］.Inflamm Bowel Dis, 2012, 18（9）: 1785-1794.

［5］Wang Y, Parker CE, Bhanji T, et al.Oral 5-aminosalicylic acid
for induction of remission in ulcerative colitis［J］.Cochrane
Database Syst Rev, 2016, 4（4）: CD000543.

［6］Ford A C, Khan K J, Sandborn W J, et al.Efficacy of topical
5-aminosalicylates in preventing relapse of quiescent ulcerative
colitis: a meta-analysis［J］.Clin Gastroenterol Hepatol, 2012,
10（5）: 513-519.

［7］Harbord M, Eliakim R, Bettenworth D, et al.Third European
Evidence-based Consensus on Diagnosis and Management of
Ulcerative Colitis.Part 2: Current Management［J］.J Crohns
Colitis, 2017, 11（7）: 769-784.

［8］中华医学会消化病学分会炎症性肠病学组.炎症性肠病诊断
与治疗的共识意见（2018年，北京）［J］.中华消化杂志,
2018, 38（5）, 292-311.

［9］Dignass A, Van Assche G, Lindsay J O, et al. The second
European evidence-based Consensus on the diagnosis and
management of Crohn's disease: Current management［J］.J
Crohns Colitis, 2010, 4（1）: 28-62.

［10］Bar-Meir S, Fidder H H, Faszczyk M, et al.Budesonide foam
vs. hydrocortisone acetate foam in the treatment of active

ulcerative proctosigmoiditis [J].Dis Colon Rectum, 2003, 46 (7): 929-936.

[11] De Cassan C, Fiorino G, Danese S.Second-generation corticosteroids for the treatment of Crohn's disease and ulcerative colitis: more effective and less side effects? [J]. Dig Dis, 2012, 30 (4): 368-375.

[12] Fiorino G, Fries W, De La Rue S A, et al.New drug delivery systems in inflammatory bowel disease: MMX and tailored delivery to the gut [J].Curr Med Chem, 2010, 17 (17): 1851-1857.

[13] D'Haens G R, Kovács A, Vergauwe P, et al.Clinical trial: Preliminary efficacy and safety study of a new Budesonide-MMX® 9mg extended-release tablets in patients with active left-sided ulcerative colitis[J].J Crohns Colitis, 2010, 4(2): 153-160.

[14] Chebli L A, Felga G G, Chaves L D, et al.Early onset steroid-dependent ulcerative colitis is a predictor of azathioprine response: a longitudinal 12-month follow-up study [J].Med Sci Monit, 2010, 16 (2): 11-16.

[15] Hindorf U, Johansson M, Eriksson A, et al.Mercaptopurine treatment should be considered in azathioprine intolerant patients with inflammatory bowel disease [J].Aliment Pharmacol Ther, 2009, 29 (6): 654-661.

[16] 李骥, 韦明明, 费贵军, 等.环孢素A治疗糖皮质激素抵抗的重度溃疡性结肠炎疗效观察 [J].中华内科杂志, 2017, 56 (4): 279-283.

［17］卓玛，王玉芳．重度溃疡性结肠炎的临床处理［J］．中华炎性肠病杂志，2017，1（1）：57-61.

［18］Komaki Y，Komaki F，Ido A，et al.Efficacy and safety of tacrolimus therapy for active ulcerative colitis：a systematic review and meta-analysis［J］.J Crohns Colitis, 2016, 10（4）: 484-494.

［19］Smith M R，Cooper S C.Mycophenolate mofetil therapy in the management of inflammatory bowel disease——A retrospective case series and review［J］.J Crohns Colitis, 2014, 8（8）: 890-897.

［20］Ding N S，Hart A，De Cruz P.Systematic review：predicting and optimising response to anti-TNF therapy in Crohn's disease-algorithm for practical management［J］.Aliment Pharmacol Ther, 2016, 43（1）: 30-51.

［21］Gomollon F，Dignass A，Annese V，et al. 3rd European evidence-based consensus on the diagnosis and management of Crohn's disease 2016：Part 1：Diagnosis and Medical Management［J］.J Crohns Colitis, 2017, 11（1）: 3-25.

［22］Yanai H，Hanauer S B.Assessing response and loss of response to biological therapies in IBD［J］.Am J Gastroenterol, 2011, 106（4）: 685-698.

［23］D'Haens G R，Panaccione R，Higgins P D，et al.The London Position Statement of the World Congress of Gastroenterology on Biological Therapy for IBD with the European Crohn's and Colitis Organization：when to start, when to stop, which drug to choose, and how to predict response?［J］.Am J

Gastroenterol, 2011, 106（2）: 199-212; quiz 213.

［24］Nguyen G C, Seow C H, Maxwell C, et al.The Toronto Consensus Statements for the Management of Inflammatory Bowel Disease in Pregnancy［J］.Gastroenterology, 2016, 150（3）: 734-757.

［25］Bitton A, Buie D, Enns R, et al.Treatment of hospitalized adult patients with severe ulcerative colitis: Toronto consensus statements［J］.Am J Gastroenterol, 2012, 107（2）: 179-194.

［26］Turner D, Walsh C M, Steinhart A H, et al.Response to corticosteroids in severe ulcerative colitis: a systematic review of the literature and a meta-regression［J］.Clin Gastroenterol Hepatol, 2007, 5（1）: 103-110.

［27］Rosenberg W, Ireland A, Jewell D P.High-dose methylprednisolone in the treatment of active ulcerative colitis［J］.J Clin Gastroenterol, 1990, 12（1）: 40-41.

［28］Sharkey L, Bredin F, Nightingale A, et al.The use of Cyclosporin A in acute steroid-refractory ulcerative colitis: long term outcomes［J］.J Crohns Colitis.2011, 5（2）: 91-94.

［29］Järnerot G, Hertervig E, Friis-Liby I, et al.Infliximab as rescue therapy in severe to moderately severe ulcerative colitis: a randomized, placebocontrolled study［J］.Gastroenterology, 2005, 128（7）: 1805-1811.

［30］邢慧, 杨晓岚, 宋艳燕, 等.英夫利西单抗治疗难治性溃疡性结肠炎的临床研究［J］.胃肠病学, 2014, 19（12）: 734-735.

［31］柳婧, 高翔, 陈烨, 等.中国炎症性肠病患者深静脉血栓情

况调查：一项全国多中心回顾性研究［J］.中华炎性肠病杂志（中英文），2017，1（1）：24-28.

［32］Nguyen G C，Bernstein C N，Bitton A，et al.Consensus statements on the risk，prevention，and treatment of venous thromboembolism in inflammatory bowel disease：Canadian Association of Gastroenterology［J］.Gastroenterology，2014，146（3）：835-848，e6.

［33］董旭旸，吕红，陈轩馥，等.炎症性肠病13例血栓并发症临床特点分析［J］.中国实用内科杂志，2018，38（3）：213-216.

［34］Edwards F C，Truelove S C.The course and prognosis of ulcerative colitis［J］.Gut，1963，4（4）：299-315.

［35］Sutherland L，Macdonald J K.Oral 5-aminosalicylic acid for maintenance of remission in ulcerative colitis［J］.Cochrane Database Syst Rev，2006（2）：CD000544.

［36］Marshall J K，Irvine E J.Rectal aminosalicylate therapy for distal ulcerative colitis：a meta-analysis［J］.Aliment Pharmacol Ther，1995，9（3）：293-300.

［37］Regueiro M，Loftus Jr E V，Steinhart A H，et al.Medical management of left-sided ulcerative colitis and ulcerative proctitis：critical evaluation of therapeutic trials［J］.Inflamm Bowel Dis，2006，12（10）：979-994.

［38］Ghosh S，Chaudhary R，Carpani M，et al.Is thiopurine therapy in ulcerative colitis as effective as in Crohn's disease［J］.Gut，2006，55（1）：6-8.

第五节

溃疡性结肠炎的外科诊疗策略

目前，随着 5- 氨基水杨酸制剂、激素、免疫抑制剂，特别是生物制剂的广泛应用，内科治疗溃疡性结肠炎的临床缓解与治愈率不断提高，已达到临床治愈、黏膜愈合。但仍有 20% ～ 30% 的 UC 患者因并发症、药物治疗失败、恶变等原因，最终需要接受手术治疗[1]。由于大部分患者均为药物治疗较长时间、梯度药物治疗失败后才不得已选择手术治疗，因此外科手术的质量直接关系到患者的长期生存质量。同时，UC 病理生理的独特性及手术方式的特殊性，决定了其围手术期的处理及并发症的防治均有别于其他肠道疾病。

一、术前评估

1. 手术适应证的判定

（1）绝对手术指征

①急性重症溃疡性结肠炎（acute severe ulcerative colitis, ASUC）伴有中毒性巨结肠继发肠穿孔或肠道大出血等急腹症：ASUC 并发中毒性巨结肠一旦穿孔，病死率高达 57%，早期手术可以降低手术后并发症的发生率与死亡率[2]。

② UC 伴肠道狭窄：发生率一般为 14.2%[3]。肠道狭窄的发生常伴随着恶性肿瘤的生长。其恶变率随时间增长不断升高，UC 患者确诊 10、20、30 年后罹患结直肠癌的累积风险分别为 2.1%、8.5% 和 17.8%[4]。对于可切除的肠道肿瘤，手术切除是目前最佳的治疗方式。

（2）相对手术指征

①正规内科治疗无效或反复发作、因严重药物不良反应无法继续服药，以及并发不可耐受的肠外表现。ASUC 经内科治疗 3～5 天后效果不佳者，推荐手术治疗[5]。及时的手术治疗能减少术后并发症，降低病死率。对于因反复药物治疗失败、病程长、肠外病变导致生活质量下降，不能耐受药物不良反应，无法脱离激素或多种生物制剂无效的慢性复发型 UC 患者，需要手术治疗。

②内镜下检出上皮内瘤变，且有由低级别上皮内瘤变向高级别上皮内瘤变转变的趋势。UC 合并平坦黏膜上的高级别上皮内瘤变，应行全结直肠切除；UC 合并平坦黏膜上的低级别上皮内瘤变，可观察 3～6 个月后进行随访，若转化为高级别上皮内瘤变应行全结直肠切除；隆起型息肉上发现上皮内瘤变，可行内镜下切除（内镜下黏膜切除术或内镜下黏膜剥离术），之后密切随访；如无法行内镜下治疗则考虑行全结直肠切除[6]。病理学检查诊断为高级别上皮内瘤变并考虑接受手术治疗者，术前须由 1 位或以上不同的病理科医师复核病理学检查结果。

2. 围手术期的风险评估

（1）出血风险评估

静脉血栓栓塞症（venous thromboembolism，VTE）主要包括下肢深静脉血栓（deep venous thrombosis，DVT）和肺动脉栓塞（pulmonary embolism，PE），是一类可显著增加 UC 患者病死率的术后并发症[7-9]。我国住院 UC 患者的 VTE 发生率为每年 46.61/1 万人[7, 10]。值得注意的是，处于疾病活动期的 UC 患者发生 VTE 的风险显著升高[8]。因此，对于因疾病活动而住院的 UC 患者，建议常规进行 VTE 风险评估，尤其是注意发生率较高的 DVT 和 PE。此外，内脏静脉血栓发生率虽然较低，但若出现无法完全以疾病活动解释的疑似症状时，也应及时筛查。

预防性抗凝包括使用抗凝药物，以及机械或物理方法预防。抗凝药物建议使用低分子肝素、普通肝素或磺达肝癸钠，不建议使用抗血小板药物如阿司匹林、氯吡格雷。机械或物理方法预防包括间歇性充气加压、人工被动活动和过膝加压弹力袜等[11]。预防性抗凝是否会增加活动期 UC 患者的出血风险，目前仍然存在争议[12-13]。因此，在活动期 UC 患者使用抗凝药物前，必须对其进行出血风险的评估。目前尚缺乏专门针对 UC 患者的出血风险评估量表，临床医生可参考《医院内静脉血栓栓塞症防治与管理建议》[14]进行评估。对于出血风险较高的患者，不建议使用抗凝药物，尤其是血红蛋白短期内变化明显或明确有活动性大出血、失血性休克、严重凝血功能障碍、需要输血治疗的患者，推荐机械或物理预防，待出血症状得到控制后，再考虑使用药物抗凝治疗。

（2）术前应用激素、免疫制剂、生物制剂对手术的影响

由于选择手术的患者，多为内科治疗无法控制病情进展的群体，因此术前大多应用过激素、免疫抑制或生物制剂。而 UC 术前使用激素会导致术后感染性并发症和 VTE 的发生率升高[15]。在择期手术准备中，术前减少泼尼松龙至 20mg 是可行的，这样会明显减少术后的相关并发症。如果患者并不处于急性发作期或疾病进展期，可于停用糖皮质激素 7 日后再行择期手术。此举可有效减少术后感染和非感染性并发症，降低患者的围手术期死亡率。

但目前对于英夫利西单抗是否会增加 UC 术后并发症仍有争议。有研究显示，术前应用环孢素和英夫利西单抗并不会增加 UC 患者结肠次全切除术后并发症的发生率[16-17]。但也有研究发现，术前接受英夫利西单抗治疗的患者，术后储袋相关并发症、吻合口漏及腹盆腔感染的发生率有所增加[18-19]。因此，对于术前使用英夫利西单抗的高风险患者，可考虑先实施结肠次全切除手术，二期行储袋建立手术。

（3）术前营养支持

任何一项手术的术前营养支持都是十分重要的，UC 患者术前普遍存在营养不良，而营养不良会加重患者术后的并发症，甚至术后死亡的风险。因此对 UC 患者而言，这一点尤为必要。

营养支持分为肠内营养及肠外营养。UC 营养支持治疗优先推荐肠内营养，仅在合并肠衰竭、严重腹泻或者肠内营养失败时行肠外营养[20]。目前研究表明，术前不需要对所有患者进行全肠外营养，因术前进行全肠外营养并不能降低并发症的发生，且长时间的静脉营养会增加静脉感染等风险[21]。轻中度 UC 患者术前应在不加重肠道炎症反应的情况下积极改善营

养状况并撤减激素。围手术期应采取加速康复管理，避免长时间的术前禁食，术后尽快恢复进食[22-23]。重症 UC 患者术前的营养支持治疗时间更多取决于病情缓急[24]。

二、手术策略

1. 急诊手术术式选择

急诊手术的选择多为回肠造瘘及结直肠切除。这是一种简单的方式，避免了盆腔剥离和肠吻合术，对于经常依赖激素及营养不良的患者依然能够耐受。在结扎血管时，重要的是保留回结肠动脉，为二次手术创造条件。同样，如果切除乙状结肠，需要保留远端乙状结肠动脉，可常规切除大网膜，以减少粘连性肠梗阻的风险。严重的术后并发症有腹部或盆腔败血症，后者尤其易发生直肠残端瘘，其总的发病率为 23% ~ 33%，死亡率为 0% ~ 4%[25-26]。对于无法耐受长时间手术、术中生命体征与血流动力学不稳定的危重症患者，可以仅行横结肠造口术，待病情稳定后再行回肠储袋肛管吻合术（IPAA）[27]。因括约肌功能不全、肛周狭窄性病变，无法有效改善肛门功能的患者，可以选择全结直肠切除＋回肠造口术，必要时保留部分直肠。

2. 择期手术术式选择

UC 的常规手术方式包括全结直肠切除＋回肠储袋肛管吻合术（ileal pouch-anal anastomosis，IPAA）、全结肠切除＋回肠直肠吻合术（ileo-rectal anastomosis，IRA）、全结直肠切除＋永久性回肠造口术。

UC 的手术方式包括切除受累肠段及恢复肠道连续性两个部分。在未合并癌变时，可贴近肠管进行切除，无须清扫区域淋巴结。在游离直肠两侧的过程中可紧贴肠壁进行分离，直肠前方可经 Denonvilliers 筋膜后游离，直肠后方可经"神圣平面"（holly plane）游离，以减少术中出血，并最大程度保护自主神经，避免术后排尿及性功能障碍。合并癌变时，应按肿瘤根治原则清扫相应部位的区域淋巴结。

（1）结直肠切除 + 回肠储袋肛管吻合术（IPAA）

全结直肠切除 + 回肠储袋肛管吻合术（IPAA）是 UC 的首选手术方式。该术式在切除全部病变靶器官的同时，保留了完整的肛门括约肌功能，并用回肠储袋代替了直肠的部分蓄便功能，兼顾疾病根治与功能保留，是治疗 UC 的"金标准"术式。目前回肠储袋有双襻 J 型、外侧同向蠕动 H 型、三襻 S 型、四襻 W 型 4 种类型。临床上多采用 J 形储袋，制作简单，易于排空，功能较好。

根据不同的分期，可将该术式分为传统二期、传统三期及改良二期手术。临床可根据患者的术中情况或术者的习惯进行二期或三期手术。目前，对于二期和三期手术的优劣仍然存在较大争议，不同中心对两种术式术后并发症（吻合口漏、盆腔脓肿、储袋失败等）的发生率对比尚无一致结论[28-31]。

表 7 溃疡性结肠炎不同分期手术的对比

术式	第一期	第二期	第三期
传统二期	全结肠切除 +IPAA+预防性回肠造口	关闭回肠造口	无
传统三期	全结肠切除 + 回肠末端造口	直肠切除 +IPAA+预防性回肠造口	关闭回肠造口

续表

术式	第一期	第二期	第三期
改良二期	全结肠切除 + 回肠末端造口	直肠切除 +IPAA+ 关闭回肠造口	无

在有下列情况时应选择三期 IPAA 手术：①急性重度 UC 或暴发性 UC。②术前糖皮质激素用量大于 20mg/d 且使用时间超过 6 周。③无法完全排除结肠型克罗恩病。④重度营养不良、全身状况较差者。第一期行结肠次全切除后，一般间隔 3 ～ 6 个月，视患者身体恢复状况再行第二期手术，即直肠切除与储袋肛管吻合术。

IPAA 并非适用于所有的 UC 患者。高龄、合并其他严重疾病、肥胖患者可能会由于小肠系膜过短或肛门括约肌功能异常而无法完成储袋肛管吻合，发生储袋失败或术后储袋功能不良的风险更高。研究表明，约 4.1% 的 UC 患者由于各种原因最终放弃 IPAA 手术。对于不适合行 IPAA 的患者，可选择全结直肠切除 + 永久性回肠造口术。该术式的安全性、有效性及对患者生活质量的影响与 IPAA 相当[32]。

IPAA 术成功的关键在于回肠储袋的制作。储袋与肛管的无张力吻合是储袋成功的关键。术中可通过充分游离小肠系膜、小肠系膜开窗、选择性离断回肠血管等措施实现储袋肛管无张力吻合。在制作回肠储袋时，建议术者术中根据回结肠动脉和回肠末端肠管的长度，以及个人习惯选择合适的储袋。IPAA 术中建议保留肛管移行区（anal transition zone，ATZ），可在齿状线上方 2cm 处切断直肠，以利于保留患者术后的控便能力。此外，术中应避免将女性患者阴道后壁夹入吻合器中，还应注意保护男性患者的精囊腺和输精管。

对于具备丰富腹腔镜手术经验的外科医师，腹腔镜全结直肠切除＋IPAA在手术安全性、术后远期控便功能等方面效果与开放手术相当。与传统开放手术相比，腹腔镜全结直肠切除＋IPAA不仅具有切口小、出血少、术后住院时间短等优点，还可减少术后肠粘连等并发症的发生，并可提高女性患者术后自然怀孕的成功率[33]。

有条件的医疗中心可尝试经肛全直肠系膜切除术（transanal total mesorectal excision，taTME）与经腹腹腔镜的联合应用。taTME最初被应用于经腹入路困难的直肠癌患者，近年来有将该术式用于UC手术的报道。两项大型多中心队列研究表明，与经腹入路手术相比，经肛入路手术的综合并发症指数（反映发生并发症的可能性和严重程度）更低[34-35]。

（2）结肠切除＋回肠直肠吻合术（IRA）

该手术的先决条件为直肠黏膜未发现异常，因此符合要求的患者相对较少。IRA的优点是避免了造口、并发症发生率低、排便功能保留较好、生活质量较高，且不会对生育功能造成影响。IRA可以避免永久性的回肠造口，可保留直肠的潴留粪便与肛门括约肌的功能；对于盆腔的操作较少，因而减少了盆底神经的损伤，无排尿与性功能障碍隐患；手术相对简单，手术时间短，减少了并发症，对患者的生活影响较小。该术式失败的两个主要原因：一是直肠炎症的反复发作；二是恶变。残留的直肠术后可能复发或癌变，且复发率与癌变率较高[36-37]。

该术式中直肠保留长度一般为8cm，回肠与直肠行端端吻合。需要注意的是，IRA术后5、10、20年因直肠炎反复发作、保守治疗无效而最终需行直肠切除术的患者比例分别为10%、24%～27%、40%[38-39]。因此，术前需充分告知患者术后药物及手术治疗的可能，并于术后进行定期的随访和监测。

（3）全结直肠切除＋永久性回肠造口术

全结肠切除＋永久性回肠造口术，在明确没有直肠恶变的情况下，可施行本手术[40]。这种手术不必解剖直肠盆底部分，可以有效地保护盆腔神经，降低损伤的风险，不会导致排尿或性功能障碍。若存在不典型增生或癌症的情况，则是直肠切除的指征。该手术操作相对简单，对外科医生的要求不高，病死率较低，且术后并发症较少。但是患者术后需终生佩戴造口袋，对其生活质量有较大的影响，尤其对青少年的生活及心理影响较为明显，目前较少应用[41]。该手术主要适用于无法行结肠切除＋回肠直肠吻合术或者全结肠切除＋近端直肠切除、远端直肠黏膜剥脱、直肠肌鞘内回肠肛管吻合术的患者。

三、术后并发症及对策

总体来说，UC 术后并发症的发生率达 50.0% ～ 62.7%。由此可见，认真处理并发症，是确保接受手术的 UC 患者取得良好长期预后的重要手段。

UC 术后并发症包括近期并发症和远期并发症。近期并发症主要包括切口感染、吻合口漏、腹腔感染、肠梗阻、腹泻和吻合口狭窄；远期并发症主要为储袋相关并发症，如储袋炎、封套炎、储袋恶变等。

1.肠梗阻

肠梗阻是 IPAA 术后的常见并发症之一，其发生率仅次于储袋相关并发症，可达 13% ～ 35%[42]。发生肠梗阻的原因较多，如粘连、内疝、储袋成角等。粘连是导致 IPAA 术后发生肠梗阻的重要因素[43]。一方面，由于 IPAA 手术多为分期手术，且全结直肠切除术的手术范围广，易导致术后粘连的发生。另一方面，UC 患者大多合并低蛋白血症、贫血、营养不良等，导致术后肠蠕动恢复慢，加剧粘连的发生，进而发生肠梗阻。另外，储袋入口的输入袢成角易造成小肠梗阻[44]。IPAA 术后发生的肠梗阻大多可通过营养支持、保持内环境平衡等保守治疗获得缓解。

2. 腹腔感染

IPAA 术后腹腔感染的发生率为 7.5%[45]，应及时行腹部超声或 CT 检查来明确有无腹腔脓肿。若存在腹腔感染，应及时经验性使用抗生素，并行超声或 CT 引导下穿刺引流，依据穿刺液的培养和药敏结果调整抗生素的使用。对于病情严重且引流不充分的患者，可考虑二次手术。

3. 造口高排量

对于行肠造口的患者，当造口排泄量大于 2L/d 且持续 3 日及以上时，即为造口高排量[46]。造口高排量与多种因素有关，除了疾病本身的特点外，剩余小肠过短、使用促进肠蠕动的药物、停用类固醇和阿片类药物、肠道菌群失调、肾病、肝硬化等均是诱因。对于造口高排量的患者，首要的处理手段是去除诱因，通过使用止泻药物和抗分泌药物减少水和电解质的丢失，尽量通过静脉补液而非口服补液，必要时给予营养支持。

4.储袋相关并发症

常见的储袋相关并发症包括储袋出血、狭窄、吻合口漏、储袋炎、封套炎及储袋异型增生或恶变。储袋内镜是首选的检查手段。对于保守治疗或内镜下治疗无效的并发症，可考虑切除或不切除储袋并回肠造口，合适的患者可再次构建储袋。

（1）储袋出血

储袋出血多发生在术后 24 小时内[47]，最常见的部位为储袋肛管吻合口，也可发生在储袋的盲端或储袋体连接部，多由术中吻合不牢靠、缝线脱落所致。晚期储袋出血可继发于储袋黏膜脱落、储袋缺血、吻合口漏等。大部分的储袋出血都可通过肾上腺素保留灌肠得到控制。必要时可采取经肛缝合止血[48]。

（2）储袋吻合口瘘

IPAA 术后储袋吻合口瘘的发生率为 6%～16%[49]。根据吻合口瘘发生的部位，可以分为储袋内瘘和储袋外瘘，后者又可分为肠皮瘘、肛门阴道瘘、储袋肛门瘘、肛周瘘及储袋阴道瘘[50]。当患者出现脓毒症、盆腔疼痛、腹腔引流管引出含有肠液或胆汁的液体时，应高度怀疑吻合口瘘并及早干预[51]。水溶性造影剂灌肠后行盆腔 CT 是诊断吻合口瘘的重要方法。抗感染和充分引流是治疗吻合口瘘、盆腔脓肿的主要手段。对于慢性吻合口瘘，可尝试经储袋内镜下修复，如采用内镜下针刀窦道切开和内镜下盲端瘘的夹闭等[52]。但当吻合口缺损较大时，宜行全麻下经肛门瘘口修补术[53]。对于少数长期迁延不愈的瘘管，可能需行经腹储袋重建甚至切除储袋行永久性造口[54]。

（3）储袋狭窄

IPAA 术后储袋狭窄的发生率约为 16%[55]，其中膜性狭窄较为常见，属于良性狭窄，肛诊时采用手指扩肛即可。病理性狭窄多继发于储袋缺血、储袋周围感染、储袋克罗恩病等[56]。对于吻合口狭窄，首选内镜下球囊扩张术[57]。当球囊扩张无效时，可考虑内镜下针刀狭窄成形术、经腹狭窄成形术等治疗方式[58]。

（4）储袋炎

目前储袋炎并没有确切的定义，其病因、病程、机制也并不十分清楚，常见于炎症严重及长期大剂量服用糖皮质激素的患者，也有临床病例观察和调查报道储袋炎多见于有肠道外症状的 UC 患者，尤其是合并原发性硬化性胆管炎的 UC 患者。储袋炎常见的临床表现是便频、便急及便中带血。急性储袋炎（持续时间≤4 周）一般通过口服抗生素（环丙沙星或甲硝唑）即可治愈。慢性储袋炎（持续时间＞4 周）常需使用广谱抗生素治疗[59]。对于抗生素治疗无效的难治性储袋炎，可联合免疫抑制剂、抗肿瘤坏死因子 α 单抗等治疗[60]。对于经内科治疗无效或反复发作者，可行回肠造口或储袋切除[61]。

（5）直肠封套炎

ATZ 上方至吻合口的解剖区域被称为直肠封套，当该处的直肠黏膜有 UC 复发时，即为封套炎。其症状与储袋炎相似，但以出血更为常见。典型的封套炎可经内镜确诊并与储袋炎进行鉴别。大部分封套炎使用抗生素治疗无效，但可通过局部应用美沙拉嗪或皮质类固醇治疗缓解。对于内科治疗无效或反复发作的封套炎，可考虑行经肛门直肠黏膜切除术[62]。

（6）储袋异型增生及恶变

术前肠道异型增生和癌变是术后发生储袋异型增生的重要预测因素；储袋炎也可增加储袋异型增生的风险[63]。储袋异型增生和癌变约 2/3 发生于 ATZ，约 1/3 发生于储袋黏膜[64]。储袋内镜是诊断储袋异型增生和癌变的重要手段。

其他相对少见且复杂的术后并发症如储袋脱垂、储袋前突、巨型储袋和储袋扭转等多需要手术对储袋进行固定。当储袋发生坏死时，可能需要重建储袋，甚至切除储袋并行永久性造口[65]。

四、术后监测与护理

1. 术后监测随访

有研究表明，结肠次全切除术后，UC 患者保留的直肠残端发生直肠癌的累积概率在发病 27 年时达到 17%[66]。因此，对由于某些原因保留了直肠的患者，应加强内镜监测。术前结直肠存在异型增生或腺癌、病程长是残余直肠黏膜发生癌变的高危因素。原发性硬化性胆管炎（PSC）、慢性储袋炎、绒毛萎缩是否与癌变相关尚不明确[67]。残余直肠黏膜发生癌变的患者虽然少见，但预后差。因此，外科医师有必要告诉患者相关风险，并加强术后随访策略，建议每 1～2 年复查肛门镜、CT 或 MRI。

IPAA 术后如患者无肠道相关症状或癌变的高危因素，不建议对储袋本身进行常规监测。对于发生储袋相关并发症及合并储袋癌变危险因素的患者，需要进行定期监测。对于定期监测的患者，推荐每年进行 1 次储袋内镜检查，并根据检查结果再决定内镜检查频次。此外，还可以根据癌变危险因素来安排内镜检查及活检方案[68]：①无危险因素，UC 病程 10 年以上，每 1～3 年检查 1 次。②有危险因素者，每 1～2 年检查 1 次。③术前有结直肠癌病史，每年检查 1 次。其危险因素包括慢性储袋炎或封套炎、储袋活检提示黏膜萎缩和固有层明显炎症、一级亲属患结直肠癌或 PSC 等[69]。

2. 术后护理

结合溃疡性结肠炎患者后术后特点，调整其进食结构，教会其正确的肛门、盆底肌训练方法，护理好肛周皮肤，并对其进行精神支持，使其尽快更好地适应术后生活，提高生活质量。

（1）饮食调护

合理正确的饮食可减少便次，改善大便性状。饮食种类和烹饪方式直接影响大便性状和次数。教会患者和家属通过观察进食种类和烹饪方式与大便次数、性状之间的关系，制订个性化饮食方案。应指导患者坚持每日记录健康观察记，记录当日的饮食的内容、烹饪方式及排便情况。根据记录挑选合适的进食种类，制订个性化饮食指导方案。

（2）肛门功能锻炼

术前教会患者进行肛门训练的方法，并要求患者在术后每日持肛门括约肌及盆底部肌肉的收缩锻炼。具体方法：收提肛门，将肛门缩紧，然后再慢慢放松，每次 10 秒，每 10～20 次为一组，每日 4 组。坚持锻炼可改善患者术后的肛门控便能力。

（3）肛周皮肤护理

术后较多的便次和不佳的控便能力可加重肛周皮肤的负担。由于粪便的刺激可对肛周皮肤造成一定程度的损伤，因而要指导患者在排便后用温水清洗肛周皮肤，使肛周皮肤保持清洁干燥的状态，必要时可涂无菌凡士林软膏或用高锰酸钾坐浴以保护肛周皮肤。

（4）定期随访

建立 UC 患者术后随访资料库，每年 1 次全面随访。随访内容包括生活质量、肛门功能情况、血尿便常规检查、肠镜检查、肛门直肠压力测定、排粪造影及 MRI 或 CT 等影像学检查，从而了解患者的整体状况、储袋、储袋黏膜及肛门功能等情况。记录患者不同时期的随访结果，动态观察患者术后存在和新出现的问题，为患者提供个性化临床指导方案。

（5）心理支持

精神紧张、焦虑等负面情绪是 UC 的危险因素之一。患者在术后保持乐观积极的心态对术后康复有积极作用，因而要指导患者以积极的心态面对术后可能存在的问题，如采用放松疗法[70]、音乐疗法等。研究发现[71]，家庭支持可改善患者的负面情绪。鼓励患者主动与家人和朋友进行交流，积极参加社会活动，使其感受到家庭和社会的支持，可使其术后生活质量得到全面提高。

参考文献

[1] Costa J，Magro F，Caldeira D，et al.Infliximab reduces hospitalizations and surgery interventions in patients with

inflammatory bowel disease: a systematic review and meta-analysis [J] .Inflamm Bowel Dis, 2013, 19 (10): 2098-2110.

[2] Leeds I L, Sundel M H, Gabre-Kidan A, et al.Outcomes for ulcerative colitis with delayed emergency colectomy are worse when controlling for preoperative risk factors [J] .Dis Colon Rectum, 2019, 62 (5): 600-607.

[3] Xu W M, Ding W J, Gu Y B, et al.Risk factors of colorectal stricture associated with developing high-grade dysplasia or cancer in ulcerative colitis: a multicenter long-term follow-up study [J] .Gut Liver, 2020, 14 (5): 601-610.

[4] Feuerstein J D, Isaacs K L, Schneider Y, et al.AGA clinical practice guidelines on the management of moderate to severe ulcerative colitis [J] .Gastroenterology, 2020, 158 (5): 1450-1461.

[5] 中华医学会消化病学分会炎症性肠病学组.炎症性肠病外科治疗专家共识 [J].中华炎性肠病杂志（中英文），2020, 4 (3): 180-199.

[6] Øresland T, Bemelman W A, Sampietro G M, et al.European evidence based consensus on surgery for ulcerative colitis [J] .J Crohns Colitis, 2015, 9 (1): 4-25.

[7] Bernstein C N, Blanchard J F, Houston D S, et al.The incidence of deep venous thrombosis and pulmonary embolism among patients with inflammatory bowel disease: a population-based cohort study [J] .Thromb Haemost, 2001, 85 (3): 430-434.

[8] Grainge M J, West J, Card T R.Venous thromboembolism during active disease and remission in inflammatory bowel disease: a

cohort study［J］.Lancet, 2010, 375（9715）: 657–663.

［9］Kappelman M D, Horvath-Puho E, Sandler R S, et al. Thromboembolic risk among Danish children and adults with inflammatory bowel diseases: a population-based nationwide study［J］.Gut, 2011, 60（7）: 937–943.

［10］柳婧, 高翔, 陈烨, 等 . 中国炎症性肠病患者深静脉血栓情况调查: 一项全国多中心回顾性研究［J］. 中华炎性肠病杂志（中英文）, 2017, 1（1）: 24–28.

［11］中华医学会消化病学分会炎症性肠病学组 . 中国住院炎症性肠病患者静脉血栓栓塞症防治的专家共识意见［J］. 中华炎性肠病杂志（中英文）, 2018, 2（2）: 75–82.

［12］Shen J, Ran Z H, Tong J L, et al.Meta-analysis: The utility and safety of heparin in the treatment of active ulcerative colitis［J］.Aliment Pharmacol Ther, 2007, 26（5）: 653–663.

［13］Scharrer S, Primas C, Eichinger S, et al.Inflammatory bowel disease and risk of major bleeding during anticoagulation for venous thromboembolism［J］.Inflamm Bowel Dis, 2021, 27（11）: 1773–1783.

［14］中国健康促进基金会血栓与血管专项基金专家委员会, 中华医学会呼吸病学分会肺栓塞与肺血管病学组, 中国医师协会呼吸医师分会肺栓塞与肺血管病工作委员会 . 医院内静脉血栓栓塞症防治与管理建议［J］. 中华医学杂志, 2018, 98（18）: 1383–1388.

［15］Nguyen G C, Elnahas A, Jackson T D.The impact of preoperative steroid use on short-term outcomes following surgery for inflammatory bowel disease［J］.J Crohns Colitis,

2014, 8（12）: 1661-1667.

［16］Quaresma A B, Baraúna F, Teixeira F V, et al.Exploring the relationship between biologics and postoperative surgical morbidity in ulcerative colitis: a review［J］.J Clin Med, 2021, 10（4）: 710.

［17］Nelson R, Liao C H, Fichera A, et al.Rescue therapy with cyclosporine or infliximab is not associated with an increased risk for postoperative complications in patients hospitalized for severe steroid-refractory ulcerative colitis［J］.Inflamm Bowel Dis, 2014, 20（1）: 14-20.

［18］Selvasekar C R, Cima R R, Larson D W, et al.Effect of infliximab on short-term complications in patients undergoing operation for chronic ulcerative colitis［J］.J Am Coll Surg, 2007, 204（5）: 956-962.

［19］Mor I J, Vogel J D, da Luz Moreira A, et al.Infliximab in ulcerative colitis is associated with an increased risk of postoperative complications after restorative proctocolectomy ［J］.Dis Colon Rectum, 2008, 51（8）: 1202-1207.

［20］中华医学会肠内肠外营养学分会, 中国医药教育协会炎症性肠病专业委员会.中国炎症性肠病营养诊疗共识［J/OL］.中华消化病与影像杂志（电子版）, 2021, 11（1）: 8-15.

［21］Salinas H, Dursun A, Konstantinidis I, et al.Does preoperative total parenteral nutrition in patients with ulcerative colitis produce better outcomes?［J］.Int J Colorectal Dis, 2012, 27（11）: 1479-1483.

［22］Bischoff S C, Escher J, Hébuterne X, et al.ESPEN practical guideline: Clinical Nutrition in inflammatory bowel disease [J].Clin Nutr, 2020, 39（3）: 632-653.

［23］中华医学会消化病学分会炎症性肠病学组，中华医学会肠外与肠内营养学分会胃肠病与营养协作组.炎症性肠病营养支持治疗专家共识（第二版）[J].中华炎性肠病杂志（中英文），2018，2（3）：154-172.

［24］龚剑峰.炎症性肠病营养支持治疗专家共识（第二版）解读：外科部分[J].中华炎性肠病杂志（中英文），2018，2（4）：248-252.

［25］Alves A, Panis Y, Bouhnik Y, et al.Subtotal colectomy for severe acute colitis: a 20-year experience of a tertiary care center with an aggressive and early surgical policy [J].J Am Coll Surg, 2003, 197（3）: 379-385.

［26］Hyman N H, Cataldo P, Osler T.Urgent subtotal colectomy for severe inflammatory bowel disease [J].Dis Colon Rectum, 2005, 48（1）: 70-73.

［27］Ooi B S, Remzi F H, Fazio V W.Turnbull-Blowhole colostomy for toxic ulcerative colitis in pregnancy: report of two cases [J].Dis Colon Rectum, 2003, 46（1）: 111-115.

［28］Hicks C W, Hodin R A, Bordeianou L.Possible overuse of 3-stage procedures for active ulcerative colitis [J].JAMA Surg, 2013, 148（7）: 658-664.

［29］Lee G C, Deery S E, Kunitake H, et al.Comparable perioperative outcome, long-term outcomes, and quality of life in a retrospective analysis of ulcerative colitis patients following 2-stage versus 3-stage proctocolectomy with ileal

pouch-anal anastomosis［J］.Int J Colorectal Dis, 2019, 34
（3）: 491-499.

［30］Mège D, Figueiredo M N, Manceau G, et al.Three-stage
laparoscopic ileal pouch-anal anastomosis is the best approach
for high-risk patients with inflammatory bowel disease: an
analysis of 185 consecutive patients［J］.J Crohns Colitis,
2016, 10（8）: 898-904.

［31］Sahami S, Bartels S A, D'Hoore A, et al.A multicentre
evaluation of risk factors for anastomotic leakage after
restorative proctocolectomy with ileal pouch-anal anastomosis
for inflammatory bowel disease［J］.J Crohns Colitis, 2016,
10（7）: 773-778.

［32］Murphy P B, Khot Z, Vogt K N, et al.Quality of life after total
proctocolectomy with ileostomy or IPAA: a systematic review
［J］.Dis Colon Rectum, 2015, 58（9）: 899-908.

［33］Delaney C P, Chang E, Senagore A J, et al.Clinical outcomes
and resource utilization associated with laparoscopic and open
colectomy using a large national database［J］.Ann Surg,
2008, 247（5）: 819-824.

［34］Chandrasinghe P, Carvello M, Wasmann K, et al.Transanal
ileal pouch-anal anastomosis for ulcerative colitis has
comparable long-term functional outcomes to transabdominal
approach: a multicentre comparative study［J］.J Crohns
Colitis, 2020, 14（6）: 726-733.

［35］De Buck van Overstraeten A, Mark-Christensen A, Wasmann
K A, et al.Transanal versus transabdominal minimally invasive

（completion）proctectomy with ileal pouch-anal anastomosis in ulcerative colitis: a comparative study ［J］.Ann Surg, 2017, 266（5）: 878-883.

［36］Bellolio R F, Zúñiga A J M, Wagner H P, et al.Ileorectal anastomosis in the surgical treatment of ulcerative colitis: Long-term results ［J］.Rev Med Chile, 2008, 136（9）: 1121-1126.

［37］Paoluzi O A, Di Paolo M C, Ricci F, et al.Ileo-rectal anastomosis in ulcerative colitis: results of a long-term follow-up study ［J］.Ita J Gastroenterol, 1994, 26（8）: 392-397.

［38］Ishii H, Hata K, Kishikawa J, et al.Incidence of neoplasias and effectiveness of postoperative surveillance endoscopy for patients with ulcerative colitis: comparison of ileorectal anastomosis and ileal pouch-anal anastomosis ［J］.World J Surg Oncol, 2016, 14: 75.

［39］Uzzan M, Kirchgesner J, Oubaya N, et al.Risk of rectal neoplasia after colectomy and ileorectal anastomosis for ulcerative colitis ［J］.J Crohns Colitis, 2017, 11（8）: 930-935.

［40］Juviler A, Hyman N.Ulcerative colitis: the fate of the retained rectum ［J］.Clin Colon Rectal Surg, 2004, 17（1）: 29-34.

［41］Lee-Kong S, Kiran R P.Ongoing challenges and controversies in ulcerative colitis surgery ［J］.Expert Rev Gastroenterol Hepatol, 2016, 10（2）: 187-191.

［42］Beck D E, Opelka F G, Bailey H R, et al.Incidence of small-bowel obstruction and adhesiolysis after open colorectal and general surgery [J] .Dis Colon Rectum, 1999, 42 (2): 241–248.

[43] Fichera A, Silvestri M T, Hurst R D, et al.Laparoscopic restorative proctocolectomy with ileal pouch anal anastomosis: a comparative observational study on long-term functional results [J] .J Gastrointest Surg, 2009, 13 (3): 526–532.

[44] Read T E, Schoetz D J, Marcello P W, et al.Afferent limb obstruction complicating ileal pouch-anal anastomosis [J] . Dis Colon Rectum, 1997, 40 (5): 566–569.

[45] de Zeeuw S, Ahmed Ali U, Donders R A, et al.Update of complications and functional outcome of the ileo-pouch anal anastomosis: overview of evidence and meta-analysis of 96 observational studies [J] .Int J Colorectal Dis, 2012, 27 (7): 843–853.

[46] Burch J.Management of a high-output stoma in the community: case study [J] .Br J Community Nurs, 2005, 10 (9): 411–413.

[47] Lian L, Serclova Z, Fazio V W, et al.Clinical features and management of postoperative pouch bleeding after ileal pouch-anal anastomosis (IPAA) [J] .J Gastrointest Surg, 2008, 12 (11): 1991–1994.

[48] Fazio V W, Ziv Y, Church J M, et al.Ileal pouch-anal anastomoses complications and function in 1005 patients [J] . Ann Surg, 1995, 222 (2): 120–127.

[49] 李毅, 龚剑峰, 朱维铭 .围手术期外科之家理念及其在炎症性肠病管理中应用 [J] .中国实用外科杂志, 2020, 40 (5): 511–514.

[50] Shen B, Kochhar G S, Kariv R, et al.Diagnosis and

classification of ileal pouch disorders: consensus guidelines from the International Ileal Pouch Consortium [J].Lancet Gastroenterol Hepatol, 2021, 6 (10): 826-849.

[51] Shen B, Remzi F H, Lavery I C, et al.A proposed classification of ileal pouch disorders and associated complications after restorative proctocolectomy [J].Clin Gastroenterol Hepatol, 2008, 6 (2): 145-158.

[52] Shen B.Problems after restorative proctocolectomy: assessment and therapy [J].Curr Opin Gastroentero, 2016, 32 (1): 49-54.

[53] Chen W T, Bansal S, Ke T W, et al.Combined repeat laparoscopy and transanal endolumenal repair (hybrid approach) in the early management of postoperative colorectal anastomotic leaks: technique and outcomes [J].Surg Endosc, 2018, 32 (11): 4472-4480.

[54] Heuschen U A, Hinz U, Allemeyer E H, et al.Risk factors for ileoanal J pouch-related septic complications in ulcerative colitis and familial adenomatous polyposis [J].Ann Surg, 2002, 235 (2): 207-216.

[55] Fazio V W, Kiran R P, Remzi F H, et al.Ileal pouch anal anastomosis: analysis of outcome and quality of life in 3707 patients [J].Ann Surg, 2013, 257 (4): 679-685.

[56] Sherman J, Greenstein A J, Greenstein A J.Ileal J pouch complications and surgical solutions: a review [J].Inflamm Bowel Dis, 2014, 20 (9): 1678-1685.

[57] Shen B, Lian L, Kiran R P, et al.Efficacy and safety of

endoscopic treatment of ileal pouch strictures［J］.Inflamm Bowel Dis, 2011, 17（12）: 2527-2535.

［58］Wu X R, Mukewar S, Kiran R P, et al.Surgical stricturoplasty in the treatment of ileal pouch strictures［J］.J Gastrointest Surg, 2013, 17（8）: 1452-1461.

［59］练磊，熊家庆，黄群生，等.溃疡性结肠炎术后常见并发症及处理［J］.中华炎性肠病杂志（中英文），2018, 2（4）: 276-278.

［60］Pardi D S, D'Haens G, Shen B, et al.Clinical guidelines for the management of pouchitis［J］.Inflamm Bowel Dis, 2009, 15（9）: 1424-1431.

［61］Holubar S D, Lightner A L, Poylin V, et al.The American Society of Colon and Rectal Surgeons clinical practice guidelines for the surgical management of ulcerative colitis［J］. Dis Colon Rectum, 2021, 64（7）: 783-804.

［62］练磊，沈博.储袋炎性疾病与功能障碍的诊疗进展［J］.中华炎性肠病杂志（中英文），2021, 5（1）: 43-49.

［63］Liu Z X, Kiran R P, Bennett A E, et al.Diagnosis and management of dysplasia and cancer of the ileal pouch in patients with underlying inflammatory bowel disease［J］. Cancer, 2011, 117（14）: 3081-3092.

［64］练磊，谢明颢，沈博.储袋外科并发症及不典型增生的临床诊疗［J］.中华炎性肠病杂志（中英文），2021, 5（2）: 125-129.

［65］Shashi P, Shen B.Characterization of megapouch in patients with restorative proctocolectomy［J］.Surg Endosc, 2019, 33

（7）: 2293-2303.

［66］Johnson W R, McDermott F T, Hughes E S, et al.The risk of rectal carcinoma following colectomy in ulcerative colitis［J］. Dis Colon Rectum, 1983, 26（1）: 44-46.

［67］O'Riordan J M, Kirsch R, Mohseni M, et al.Long-term risk of adenocarcinoma post-ileal pouch-anal anastomosis for ulcerative colitis: report of two cases and review of the literature［J］.Int J Colorectal Dis, 2012, 27（3）: 405-410.

［68］Wu X R, Remzi F H, Liu X L, et al.Disease course and management strategy of pouch neoplasia in patients with underlying inflammatory bowel diseases［J］.Inflamm Bowel Dis, 2014, 20（11）: 2073-2082.

［69］Samaan M A, Forsyth K, Segal J P, et al.Current practices in ileal pouch surveillance for patients with ulcerative colitis: a multinational, retrospective cohort study［J］.J Crohns Colitis, 2019, 13（6）: 735-743.

［70］侯模威, 孙永玲.化疗患者的消化系统症状及饮食护理 ［J］.实用医学, 2006, 22（8）: 865.

［71］Kim Y, Morrow G R.The effects of family support, anxiety, and post-treatment nausea on the development of anticipatory nausea: a latent growth model［J］.J Pain Symptom Manage, 2007, 34（3）: 265-276.

第六节

中重度溃疡性结肠炎的药物治疗

溃疡性结肠炎依据病情可分为活动期和缓解期，其中活动期疾病按严重程度又分为轻、中、重度。临床上一般采用改良 Truelove 和 Witts 评分来评估患者疾病的严重程度。而改良 Mayo 评分更多用于临床研究的疗效评估。溃疡性结肠炎的治疗目标是诱导并维持临床缓解及黏膜愈合，防治并发症，改善患者生存质量，加强对患者的长期管理。

UC 治疗方案的选择应建立在对病情进行全面评估的基础上。临床主要根据病情活动性的严重程度、病变累及的范围和疾病类型等制订治疗方案。治疗过程中应根据患者对治疗的反应及对药物的耐受情况随时调整治疗方案。决定治疗方案前应向患者详细解释方案的效益与风险，在与患者充分交流沟通后实施。一般轻度 UC 治疗可选用氨基水杨酸制剂或激素。

一、中度 UC 的药物治疗

1. 氨基水杨酸制剂

氨基水杨酸制剂是治疗中度 UC 的主要药物，包括传统的柳氮磺吡啶（SASP）和其他不同类型的 5- 氨基水杨酸（5–

ASA）制剂。SASP 是 5-ASA 与磺胺吡啶的偶氮化合物。5-ASA 包括巴柳氮、奥沙拉嗪和美沙拉嗪。SASP 与 5-ASA 疗效相似，但 SASP 不良反应远较 5-ASA 多，其常见的不良反应包括变态反应（如皮疹、光敏反应、药物热、关节及肌肉疼痛、发热等血清病样反应）、中性粒细胞减少或缺乏症、血小板减少症及再生障碍性贫血、溶血性贫血及血红蛋白尿、高胆红素血症、肝肾损害、消化道症状（如恶心、呕吐、腹泻、食欲减退）等。一般中度 UC 的治疗用量 3 ～ 4g/d。

2. 激素

如应用足量氨基水杨酸制剂治疗后（一般 2 ～ 4 周）症状控制不佳，尤其是病变较广泛者，应及时改用激素治疗。按泼尼松 0.75 ～ 1mg/（kg·d）（其他类型激素的剂量按泼尼松剂量折算）给药，达到症状完全缓解后开始逐渐缓慢减量，每周减 5mg，减至 20mg/d 时每周减 2.5mg 直至停用。注意快速减量会导致早期复发。当然，也要掌握激素应用的禁忌证和不良反应。禁忌证主要包括严重的精神病，活动期消化性溃疡，抗菌药物不能控制的细菌、真菌等感染性疾病，严重的骨质疏松，严重的高血压，妊娠初期，皮质醇增多症（手术时及术后例外），水痘、牛痘接种后。长期口服激素存在许多不良反应，主要有肾上腺皮质功能减退、感染、消化性溃疡、血糖血脂异常、血液黏稠度增加、精神神经症状、白内障、骨质疏松、生长迟缓、库欣综合征（如向心性肥胖、满月脸、水牛背、高血压、低钾血症）、创伤愈合困难、无菌性骨坏死等[1]。临床上，在应用激素治疗的同时宜补充钙剂和维生素 D。

3. 硫嘌呤类药物

如出现激素无效或激素依赖者，可考虑使用硫嘌呤类药物。激素无效是指经相当于泼尼松剂量 0.75 ～ 1mg/（kg·d）治疗超过 4 周，疾病仍处于活动期。激素依赖是指虽能维持缓解，但激素治疗 3 个月后，泼尼松仍不能减量至 10mg/d，或在停用激素 3 个月内复发。硫嘌呤类药物包括硫唑嘌呤（AZA）和 6- 巯基嘌呤（6-MP）。硫唑嘌呤的用量和疗程都应足够，但此药不良反应常见，且可发生严重不良反应，如骨髓抑制、淋巴瘤等，所以应严密监测，有条件的单位建议行血药浓度测定以指导用药。欧洲指南推荐的目标剂量是 1.5 ～ 2.5mg/（kg·d），也有人认为中国患者的有效剂量为 1.0 ～ 1.5mg/（kg·d）[2]。6- 巯基嘌呤的欧洲指南推荐的目标剂量是 0.75 ～ 1.5mg/（kg·d），其使用方法及注意事项同 AZA。临床上治疗 UC 时常会将氨基水杨酸制剂与硫嘌呤类药物合用，但前者会增加后者骨髓抑制的发生。

4. 沙利度胺

沙利度胺适用于难治性 UC 的治疗，但国内外缺乏其大样本的临床研究，因而不作为首选治疗药物。其起始剂量建议用 75mg/d 或以上。该药的疗效及不良反应与剂量有关。一般可用于无条件使用生物制剂者。

5. 英夫利西单抗（IFX）

当激素及免疫抑制剂治疗无效，或激素依赖，或不能耐受上述药物治疗时，可考虑应用 IFX 治疗，国内外的研究均肯定了其疗效。该药使用方法为 5mg/kg，静脉滴注，在第 0、2、6 周给予作为诱导缓解，随后每隔 8 周给予相同剂量行长程维持治疗。目前尚无充足资料提出何时可以停用 IFX。对停用 IFX 后复发者，再次使用 IFX 可能仍然有效。

6.选择性白细胞吸附疗法

其主要作用机制是减低活化或升高的粒细胞和单核细胞。对于轻中度 UC 患者，特别是合并机会感染者可考虑应用此疗法。

7.益生菌和局部用药

适当配合应用肠道益生菌改善肠功能，可以提高 UC 的治疗疗效[3]。对病变局限在直肠或乙状结肠者，强调局部用药，口服与局部用药联合应用效果更佳。轻度远段 UC 可单独局部用药或口服和局部联合用药，中度远段及病变广泛的 UC 应口服和局部联合用药。局部用药包括美沙拉嗪栓剂（每次 0.5 ～ 1.0g，每日 1 ～ 2 次）、美沙拉嗪灌肠剂（每次 1 ～ 2g，每日 1 ～ 2 次）、激素（氢化可的松琥珀酸钠，每晚 100 ～ 200mg；布地奈德泡沫剂，每次 2mg，每日 1 ～ 2 次）、中药灌肠剂（如锡类散）等。

二、重度 UC 的药物治疗

重度 UC 病情较重，发展较快，甚则危及生命，一般建议患者住院系统诊治。

1.密切监测患者的生命体征及腹部体征变化情况，及早发现和处理并发症。如患者基础病较多，可多学科会诊协助诊治。

2. 一般需补液、补充电解质，必要时输注红细胞；病情严重者暂予禁食，予胃肠外营养支持。忌用止泻剂、抗胆碱能药物、阿片类制剂、NSAIDs 等，以避免诱发结肠扩张；对中毒症状明显者可考虑静脉使用广谱抗菌药物。完善外周血及粪便检验，判断是否合并难辨梭状芽孢杆菌（C.diff）或巨细胞病毒（CMV）感染。粪便培养排除肠道细菌感染。

3. 重度 UC 治疗首选静脉注射糖皮质激素，如甲泼尼龙 40 ～ 60mg/d 或氢化可的松 300 ～ 400mg/d，要足量足疗程，剂量加大不会增加疗效。

4. 如足量激素治疗 3 日仍无效时，应转换治疗方案。"无效"的判断除要观察排便频率和便血情况外，还要参考全身状况、腹部检查和血清炎症指标。判断时间也可根据具体情况适当延迟，但不要不恰当地拖延。转换治疗方案包括转换药物治疗和立即手术治疗。药物治疗可考虑环孢素 A（CsA）、他克莫司或 IFX 挽救治疗。其中 CsA 起效较快，但使用期间需要定期监测血药浓度，有效者待症状缓解，改为口服（不超过 6 个月），然后逐渐过渡到硫嘌呤类药物维持治疗。他克莫司的作用机制与 CsA 类似，其治疗重度 UC 的短期疗效同 CsA。当免疫抑制剂治疗无效或不能耐受上述药物治疗时，可考虑 IFX 治疗。如转换药物治疗无效，应及时转手术治疗。对中毒性巨结肠患者一般宜早期进行手术治疗。

5. 在治疗过程中，可考虑预防性应用低分子肝素，以降低血栓形成风险[3]。

刘欣欣[4]选取 85 例中重度 UC 患者，对照组予 IFX 治疗，研究组予双歧杆菌三联活菌和 IFX 联合治疗，治疗后研究组便血消失时间、腹泻消失时间、C 反应蛋白（CRP）恢复正常时间和红细胞沉降率（ESR）恢复正常时间均显著短于对照组（$P < 0.05$），研究组治疗后各项 T 淋巴细胞亚群水平恢复均优于治疗前且显著优于对照组（$P < 0.05$）。由此得出，双歧杆菌三联活菌与 IFX 联合治疗中重度 UC，可加快临床症状消失，有效促使 CRP、ESR 水平恢复至正常值，更有利于 T 淋巴细胞水平恢复。邵晓晓等[5]研究得出英夫利西单抗联合肠内营养（EN）为主诱导 UC 患者临床缓解，并予硫唑嘌呤维持 UC 患者临床缓解的方法对于中重度 UC 具有良好的临床疗效，可以改善患者的预后。米晓强等[6]研究得出，英夫利西单抗联合硫唑嘌呤治疗中重度 UC 具有显著的临床效果。

在治疗中重度 UC 时，也可以应用辨证论治予中医辅助治疗，如中成药（参苓白术丸、固本益肠片、补脾益肠丸、固肠止泻丸、龙血竭片等）、中药汤剂（如白头翁汤、芍药汤、乌梅丸、参苓白术散等加减）、药物纳肛灌肠（如结肠宁、锡类散等）、针灸等治疗，可缓解临床症状，提高临床疗效。马丽丽[7]将中重度 UC 患者随机分为治疗组与对照组，所有患者均口服美沙拉嗪，同时予康复新液和麦滋林保留灌肠，治疗组在此基础上口服固本益肠片治疗。结果显示，治疗组有效率优于对照组，治疗后两组的 C 反应蛋白及白细胞介素 –10 均降低，且治疗组明显低于对照组，得出保留灌肠联合固本益肠片治疗中重度溃疡性结肠炎疗效明显。李帷等[8]以正规使用美沙拉嗪无效的中重度 UC 患者为研究对象，予以口服健脾清肠方（黄芪 30g，仙鹤草 30g，炒白术 15g，生甘草 5g，木香 6g，槟榔 6g，黄连 6g，肉桂 5g，黄芩 10g，白芍 30g，生薏苡仁 30g，白头翁 30g，当归 10g，车前子 10g，大黄 10g）加减及美沙拉嗪治疗，治疗 1 个月后，观察给药前后 Mayo 评分变化情况及单项症状改善情况。研究发现，治疗总有效率为66%，治疗前后 Mayo 评分分别为 8.78±2.19 分和 5.56±1.84分，差异有统计学意义；且在单项评分中排便次数及便血情况有明显改善，说明健脾清肠方对中重度 UC 有较好的疗效。徐丽娟等[9]探讨祛疡清热汤（秦皮、白头翁各 20g，黄柏、黄连、木香、白芍、黄芩、白及各 15g，延胡索、白花蛇舌草、三七粉、葛根、槟榔、当归各 10g，甘草 6g）对中重度溃疡性结肠炎患者血清中脂质过氧化物（LPO）与硬脂酰辅酶 A 脱氢酶（SCD-1）表达的影响，得出祛疡清热汤治疗中重度溃疡性结肠炎具有较好的临床疗效，其可调节血清 LPO 与 SCD-1的表达水平，增强免疫功能。谭高展等[10]研究得出，芍药汤联合英夫利西单抗治疗中重度溃疡性结肠炎疗效肯定，能够显著改善患者症状，提高临床疗效，促进肠黏膜的恢复，同时分析原因可能与降低炎性反应并抑制高凝状态有关。

参考文献

[1] 赵篱陶，黄慈波.糖皮质激素的合理使用［J］.临床药物治疗杂志，2010，8（1）：23-28.

[2] Ooi C J, Fock K M, Makharia G K, et al.The Asia-Pacific consensus on ulcerative colitis［J］.J Gastroenterol Hepatol, 2010, 25（3）：453-468.

[3] 中华医学会消化病学分会炎症性肠病学组.炎症性肠病诊断与治疗的共识意见（2018 年·北京）［J］.中国实用内科杂

志，2018，38（9）：796-813.

[4] 刘欣欣.双歧杆菌三联活菌和英夫利西单抗联合治疗中重度溃疡性结肠炎的效果分析[J].中国医药指南，2019，17（11）：133-134.

[5] 邵晓晓，曹佳乐，俞玲敏，等.英夫利西单抗联合肠内营养在中重度溃疡性结肠炎治疗中的临床价值[J].温州医科大学学报，2018，48（9）：684-687.

[6] 米晓强，张雪梅，李爱华，等.英夫利西单抗联合硫唑嘌呤治疗中重度溃疡性结肠炎的临床价值分析[J].解放军预防医学杂志，2016，34（S2）：207-208.

[7] 马丽丽.保留灌肠联合固本益肠片治疗中重度溃疡性结肠炎43例[J].河南中医，2015，35（11）：2769-2771.

[8] 李帷，肖旸，张琳，等.健脾清肠法治疗中重度溃疡性结肠炎疗效研究[J].继续医学教育，2016，30（8）：163-165.

[9] 徐丽娟，宫安明，马剑海.祛瘀清热汤治疗中重度溃疡性结肠炎疗效及对患者血清LPO与SCD-1表达的影响[J].陕西中医，2020，41（11）：1552-1555.

[10] 谭高展，孙俊，屈银宗，等.芍药汤联合英夫利西单抗治疗中重度溃疡性结肠炎临床观察[J].山西中医，2020，36（7）：23-26.

第七节

特殊人群溃疡性结肠炎的诊疗难点

UC 作为一组主要累及肠道的反复发作的炎症性疾病，其病因与发病机制尚不明确、临床表现多样化，且为多系统受累，故其诊断与治疗存在一定困难，尤其是特殊患病人群需更加专业的个体化治疗，而这一直以来都是消化科疾病诊疗的难点。

一、UC 的诊断与难点

1. 诊断

溃疡性结肠炎的诊断标准：具有典型临床表现（持续或反复发作的腹泻、黏液脓血便）、内镜所见（3 项重要改变中至少 1 项，详见 UC 的诊断）及组织病理学支持，在排除各种感染性和非感染性结肠炎的基础上做出诊断。UC 的诊断一般不困难，但应牢记 UC 的一些所谓特征性表现其实并无特异性，其诊断只是一种排除性诊断。由于 UC 的诊断具有难度，故其漏诊率达 32.1%[1]。而我国 UC 诊断的问题主要出现在基层医师对 UC 的误诊和滥诊上。

2.诊断难点

（1）UC与急性感染性（自限性）肠炎的鉴别

急性感染性肠炎患者中可有半数便常规培养病原学阴性，此时与初发型UC鉴别有困难，因而随访是关键。对这类病例一般暂不诊断为UC，亦不宜使用激素治疗。急性感染性肠炎有自限性，一般在3～4周内恢复，当病情持续而病原学检查（包括特殊细菌培养）呈阴性，则支持UC诊断。

（2）UC与慢性肠道传染病的鉴别

我国目前不少地区仍有阿米巴痢疾和血吸虫病流行，如能提高警惕，进行相关检查，两者鉴别并不困难。

（3）UC与克罗恩病的鉴别

UC和克罗恩病在病变的分布及病变特征上有明显区别，其鉴别并不困难。但由于我国医师缺乏临床实践，容易将克罗恩病误诊为UC，因此必须熟识UC与克罗恩病病变特征的区别。

（4）关于所谓"慢性结肠炎"

不少患者因下消化道症状行肠镜检查时发现直肠、乙状结肠有一些"充血、水肿"等轻微改变，因而易被诊断为"慢性结肠炎"，或诊断为UC。两种诊断都有问题，临床上没有"慢性结肠炎"这样一个诊断，更不能把这种改变与UC等同。直肠、乙状结肠充血、水肿受很多主观和客观因素影响，肠镜检查时要注意分析。确认有结肠慢性炎症时，必须认真寻找病因，并观察病情变化。将所谓"慢性结肠炎"等同于UC的诊断在我国相当普遍，应引起注意。

临床诊断UC的关键：①理解并严格把握UC的诊断标

准。②熟悉 UC 内镜下改变的特点，注意排除其他肠道炎症性疾病（行多次便常规及病原学检查）。③定期随访，有助于诊断的修改。

二、UC 与感染

UC 患者本身的免疫功能既存在紊乱，较正常人而言更易感染肠道侵袭性病毒；且其免疫功能因疾病本身和治疗药物作用而长期处于抑制状态从而易继发机会性感染。

机会性感染常见的病原微生物包括病毒，如巨细胞病毒（CMV）、EB 病毒（EBV）、细菌、真菌及寄生虫等。UC 合并机会性感染可加重病情从而增加患者的住院频率，延长住院时间，提高手术切除率和病死率，同时导致感染的病原体往往不易识别而难以有效治疗[2]。

1. 巨细胞病毒（cytomegalovirus，CMV）

CMV 是疱疹病毒组的双链 DNA 病毒。人类是 CMV 的唯一自然宿主，其在人群中的感染很普遍，血清阳性率为 45% ～ 100%。相对西欧或美国，CMV 在亚洲、南美洲和非洲国家更为常见[3]。通常 CMV 导致人类的原发性感染一般无症状或在健康人群中呈现为轻度单核细胞增多症样综合征表现，随后终生处于潜伏阶段。当患者免疫功能低下，如为移植接受者、获得性免疫缺陷综合征（AIDS）或应用免疫抑制剂或激素者，病毒可以重新被激活。UC 患者具有潜伏 CMV 感染复发的风险。

当 UC 患者合并严重临床症状时，应怀疑感染 CMV。

CMV 结肠炎患者可能伴有腹泻、血便、腹痛、肛门坠胀、里急后重及全身症状如发热、乏力和体质量减轻等。一些 CMV 结肠炎患者 C 反应蛋白水平可突然增加、白蛋白处于较低水平。此外，这种结肠炎可引起并发症，如严重出血、巨结肠、暴发性结肠炎和结肠穿孔[4]。

目前，广泛应用于临床的检测方法为免疫学方法。正常人感染 CMV 后，CMV-IgG 可长期存在，而病毒转阴后 CMV-IgM 恢复正常。故 CMV-IgM 阳性或 CMV-IgG 由阴性转为阳性，或 IgG 滴度于病程中呈 4 倍以上升高才能提示 CMV 活动性感染。然而对于存在免疫功能缺陷或应用免疫抑制剂的患者，其阳性检出率会受到影响。如发现肠镜下有片状浸润、渗出、弥漫性黏膜水肿、边界清楚的深溃疡等特征，结合临床症状高度怀疑存在 CMV 感染时，也可考虑诊断性抗病毒治疗。

欧洲克罗恩病和结肠炎组织（European Crohn's and Colitis Organization，ECCO）指南推荐激素抵抗的重度 UC 合并 CMV 结肠炎应予以抗病毒治疗，在 CMV 结肠炎症状得到控制之前，应考虑停止所有免疫调节治疗，包括类固醇。然而在 CMV 的抗病毒治疗期间是否继续使用免疫调节剂，包括皮质类固醇、硫唑嘌呤和生物制剂仍需进一步的研究探讨。

临床最常应用的抗病毒药物为更昔洛韦，通常由于口服生物利用度低而选择静脉注射，推荐剂量为 5 ～ 7.5mg/kg，2 次 / 日，持续 2 ～ 3 周。由于该药物被肾脏排泄，所以在肾功能不全患者中应调整剂量和频率。由于抗病毒疗程长，对于门诊患者可口服更昔洛韦替代静脉注射更昔洛韦。更昔洛韦可能会导致骨髓抑制，因此必须定期监测血常规。膦甲酸钠可作为对更昔洛韦不耐受或耐药患者的二线用药，通常静脉注射 90mg/kg，

2 次 / 日，持续 2 ～ 3 周，其主要不良反应是肾毒性[5]。目前，CMV 结肠炎治疗后的随访和监测标准尚待确定。

2.EB 病毒（Epstein-Barr virus，EBV）

EB 病毒又称人类疱疹病毒 4 型（HHV-4），是双链 DNA 病毒，在成年人群中流行率在 90% 以上。儿童期的原发性 EBV 感染常无症状或症状无特异性。青春期的原发性 EBV 感染可无症状或导致传染性单核细胞增多症，后者可表现为发热、咽痛和淋巴结肿大。在初次感染后，EBV 长期潜伏在淋巴细胞中，因此在免疫受损的宿主中可发生持续的活动性 EBV 感染。应用免疫抑制药物的大部分患者具有 EBV 感染的风险。

EBV 感染的血清学表现复杂多样。血清 EBV-DNA 可以鉴别健康携带者的低水平复制和 EBV 相关疾病的高水平活动性感染。不同 EBV 相关疾病进行核酸检测时需要的标本不同，目前暂无合适检测标本定论和标准化检测值。也有研究[6]提示，活检肠组织中炎性浸润和 B 淋巴细胞的组织学评估可用于指导 UC 患者的 EBV 感染诊断。

ECCO 指南建议，应用免疫抑制剂治疗期间 IBD 患者初次 EBV 感染需要进行仔细的临床评估，包括全血细胞计数、外周血涂片、肝功能和 EBV 血清学检测，并应尽可能减量或停止免疫调节剂治疗。尽管缺乏确切的支持证据，但可以考虑使用更昔洛韦或膦甲酸钠进行抗病毒治疗，具体使用方法可参照 CMV 感染治疗。这些药物比阿昔洛韦对高度复制性 EBV 感染的功效更好，但不良反应也更明显。当 UC 患者出现 EBV 相关淋巴增殖性疾病时，除了减量或停止免疫调节剂治疗，并与相应专家协作诊治。

三、特殊人群 UC 的个体化治疗

1. 妊娠 UC 患者的诊疗

UC 发病年龄的第一个高峰为 15 ～ 30 岁。超过半数的 UC 患者在 35 岁之前诊断该病，大约有 1/4 的患者在诊断时尚未生育。疾病活动可给母婴安全带来比药物副作用更大的风险[7]。一方面女性患者的妊娠和分娩常常需要临床医生的准确指导和处理。另一方面 UC 在孕期和分娩期常常出现活动或暴发性加剧使临床处理颇为棘手。如何正确认识和规范化处理这一类特殊的 UC 患者不但关系着孕妇和胎儿的安全，也是临床上的重点和难点。

（1）妊娠对 UC 的影响

就整个溃疡性结肠炎育龄女性患者群体而言，她们中的 85% ～ 90% 可以正常妊娠。但 UC 患者的生育率还是明显低于健康女性。有研究显示，UC 患者中主动避孕的比例高达 17%，是普通人群的 3 倍[8]。对生育力的担忧及治疗方案存在的潜在风险均可成为患者主动放弃生育的原因。她们惧怕妊娠而且又常常被误导认为妊娠会使疾病复发、加重或影响胎儿等。

妊娠对 UC 的影响主要取决于妊娠前 UC 是否处于活动状态。Hanan[9] 经较大样本调查发现，75% 的患者若妊娠前疾病处于静止期则妊娠期间继续保持在静止期；51% 妊娠前疾病处于活动期的患者妊娠期间疾病仍将保持中重度活动性，即使予以积极治疗，妊娠过程中疾病多数仍然会处于活动期。然而妊娠期或产褥期初次发病的 UC 女性情况就大不一样。一旦发病，UC 病情主要为重型或暴发型。Abramson 等[10] 报道 5

例初发的 UC 孕妇中 4 例在分娩或流产后死于暴发型 UC。尽管这种情况比较少见，但也应予以高度重视。

（2）妊娠期 UC 的检查

血液检查及粪便检查是安全的检查项目，其中 C 反应蛋白（CRP）在妊娠期比较稳定，因此可以用来评估炎症性肠病的活动性。腹部 MRI 及腹部 B 超也相对安全，可以判断肠管厚度，评估是否有中毒性巨结肠的风险。妊娠期 UC 的内镜检查仍有争议。一般来说，乙状结肠镜的检查是安全的，因此其也是确定 UC 是否处于活动期的重要检查手段。尽管目前还没有足够的证据证明妊娠期 UC 患者全结肠镜检查是绝对安全的，但是全球每年仍有约 20000 名女性在妊娠期安全地接受了全结肠镜检查[11]。有临床医生担心妊娠前 3 个月行肠镜检查更有可能导致流产。在妊娠后期由于巨大的子宫压迫腹腔和盆腔内器官，肠镜检查会变得比较困难。由此可见，负责检查操作的内镜医生必须技术熟练，检查前或检查中遇到复杂情况时应仔细分析，慎重权衡利弊。既要完成检查，又要保证胎儿和孕妇安全。

（3）妊娠 UC 的治疗

1）营养支持

营养支持对患有 UC 的妊娠女性尤其重要。营养不良会增加妊娠女性 UC 的发病率与病死率[12]。UC 患者营养不良的原因主要与食欲减退、药物治疗引起的味觉改变、腹泻等有关。处于活动期的 UC 孕妇，营养不良、失血过多、吸收不良及消耗增加会导致肌体蛋白质缺乏，其对胎儿的不良影响应引起足够重视。因此，一旦发现 UC 孕妇早期体重没有明显的增加，就必须加强营养支持。

长期应用柳氮磺吡啶会显著降低叶酸的吸收；同时 UC 本身也会导致叶酸不足，因此妊娠期服用叶酸就显得特别重要。因此，对于所有妊娠期的 UC 患者都要应用叶酸制剂，对于有缺铁性贫血倾向的 UC 孕妇还要补充铁剂。

2）药物治疗

临床上参照美国食品药品监督管理局（FDA）的分级，根据孕期用药安全性将药物分为以下几级。

A 级：对照研究中对胎儿无伤害。

B 级：动物研究中无伤害，或有伤害但未得到人体研究确证。

C 级：动物研究中有副作用，但没有人体对照研究或无法进行人体研究，应用后的潜在收益大于风险时则可使用。

D 级：对胎儿有风险，但若疾病严重危及生命时获益可能大于风险。

X 级：研究证实对胎儿可致畸，禁用。

目前尚没有 1 种 UC 的治疗药物属于 FDA 标准中的 A 级，这也就意味着任何 UC 的治疗药物均有可能对胎儿造成伤害。为尽量减少药物对母婴的伤害，提高患者的依从性，避免自行调整治疗或终止治疗，妊娠期炎症性肠病药物治疗的安全性研究至关重要。

①氨基水杨酸类：大多数氨基水杨酸类药物属于 FDA 标准中的 B 级（奥沙拉嗪及安萨科属于 C 级）。目前尚无证据证明 5-ASA 与不良妊娠结局有关[13]。因此，妊娠期间病情复发时，5-ASA 可作为首选用药[14]。由于 SASP 会干扰叶酸的吸收，因此需同时服用叶酸（2mg/d）以减少胎儿神经管缺陷风险[15]。此外，对于美沙拉嗪缓释片，因其含有在动物实验

中证实对生殖系统发育有不良影响的邻苯二甲酸二丁酯，故建议妊娠期间改用不含邻苯二甲酸二丁酯的 5-ASA[16]。

在男性炎症性肠病患者中，柳氮磺吡啶可以影响精子生成，造成精子数量及精子活力下降，在停药 2 个月或更长时间以后才能恢复正常。因此服用柳氮磺吡啶的男性患者应在准备生育前 3～4 个月更换药物。研究显示，美沙拉嗪对精子没有明显副作用。

②糖皮质激素：糖皮质激素常用于急性发作及对足量 5-ASA 治疗无效的 UC 患者，其可通过胎盘转换成无活性的代谢产物。FDA 对其的安全性分级为：可的松 D 级、倍他米松 C 级、地塞米松 C 级、泼尼松 B 级、泼尼松龙 B 级。

一项针对 1490 名 IBD 患者的研究发现，妊娠期暴露于糖皮质激素可增加新生儿早产、低出生体重的发生风险，但并未排除疾病活动度对妊娠结局的影响[17]。另一项 Meta 分析则显示，并未发现孕期暴露于糖皮质激素将增加唇腭裂的发生风险[18]。对于中重度活动期 UC 孕妇而言，服用糖皮质激素诱导缓解的益处远超其潜在风险[19]。因此，在妊娠期病情复发时，糖皮质激素可作为首选药，但不能用于长期维持治疗，且在使用糖皮质激素时应密切监测孕妇血压、血糖等指标，以便及时发现不良反应，降低不良妊娠风险。

③免疫抑制剂

a. 硫唑嘌呤：目前关于硫嘌呤及其前体药物硫唑嘌呤孕期应用安全性方面的研究结论并不一致，存在争议。硫唑嘌呤属于 FDA 标准中的 D 级。临床上大多数医师选择孕期继续使用该类药物以避免病情反复[20]。硫唑嘌呤可透过胎盘，但早期胎儿肝脏缺乏将硫唑嘌呤转化为硫嘌呤的酶，这可能对胎儿器官发育时期出现的药物毒性暴露起到限制作用。但 Cleary 和 Kallenl[21] 发现，妊娠早期使用硫唑嘌呤的妇女，其新生儿房室间隔缺损的发生率增加 3 倍，早产、低出生体质量儿和小于胎龄儿也更常见，但后 3 种不良妊娠结局可能与疾病本身相关。研究发现，有宫内药物暴露史的新生儿出生时贫血的发生率达 60%[22]。

b. 环孢素：环孢素的用药安全性属于 FDA 标准中的 C 级。大剂量的环孢素可以通过胎盘到达胎儿体内，对胎儿产生毒性作用。但是人类常规剂量使用该药时，却并没有发现其对胎儿的严重副作用。目前大多数研究表明，该药不会引起新生儿先天畸形，或很难确定妊娠风险是由药物本身还是母体疾病所致。对于产生激素抵抗的溃疡性结肠炎患者来说，孕期使用环孢素可以控制妊娠期间溃疡性结肠炎的疾病活动，并可延缓激素难治性暴发性溃疡性结肠炎患者进展至需行结肠切除术的时间[23]。环孢素禁用于哺乳期，因其可以进入乳汁，引起婴儿粒细胞减少和免疫抑制。

c. 甲氨蝶呤与沙利度胺：现已明确沙利度胺及 MTX 的致畸性，因此建议女性在怀孕前 6 个月停止服用 MTX[24]。对于沙利度胺，则建议男性和女性在妊娠前均停用 6 个月以上。

④生物制剂：我国 UC 患者使用的生物制剂主要是英夫利西单抗（IFX）和阿达木单抗（ADA），二者均为肿瘤坏死因子单克隆 IgG1 抗体，均属于 FDA 标准中的 B 级。妊娠中晚期暴露于 IFX 的患者，其体内 IFX 的清除率明显低于妊娠早期和非妊娠期，在其孩子 6 个月大时的血液中仍能检测到 IFX 的存在[25-26]。另有研究显示，母亲妊娠期暴露于 IFX 的儿童感染率较高[27]。因此，建议对于达到临床缓解的 UC 患者在

妊娠 22～24 周暂停使用 IFX[28]。研究显示，妊娠期暴露于
ADA 并不会增加孕妇的不良妊娠风险，且其孩子出生第一年
发生严重或机会性感染的可能性较小[29-30]。因此，妊娠期间
可全程使用 ADA。

⑤抗生素：UC 治疗中最常用的抗生素是甲硝唑和喹诺酮
类药物。甲硝唑属于 FDA 标准中的 B 级，是一种低风险的孕
期用药，目前建议避免在孕早期使用该药。孕早期应用甲硝唑
可能引起新生儿唇腭裂的发生率轻度增加，但总的致畸风险仍
很低。甲硝唑可进入乳汁，有潜在的致畸风险，服用甲硝唑期
间不应继续哺乳。

喹诺酮类药物属于 FDA 标准中的 C 级，目前建议孕期不
应服用。它对骨和软骨的亲和力较强，可引起婴幼儿关节炎。
但尚没有发现孕期应用喹诺酮类药物后新生儿出现骨骼肌肉功
能障碍或其他缺陷的证据。

3）妊娠 UC 的手术治疗

在妊娠期前 3 个月由于活动性疾病不得不行手术治疗的
UC 女性自发性流产的风险很高。脓肿或肠穿孔若不治疗，胎
儿和母体的病死率很高[31]。对妊娠 UC 患者而言，手术的适
应证和正常女性是一样的。一般来说，妊娠期间手术会导致胎
儿流产。

2. 老年 UC 患者的诊疗

流行病学调查数据显示，UC 存在两个发病高峰，第一个
为 30～39 岁，第二个为 60～70 岁，且第二个高峰明显小于
第一个高峰，其中老年患者占 7%～10%[32]。亚洲国家 UC
的发病年龄高峰较西方国家延迟 10 年，但均以第一个高峰多

见[33]。双峰分布可能是由于中青年 UC 和老年 UC 的发病机制不同所致，中青年 UC 主要是遗传因素和对抗原的异常免疫反应引起，而老年 UC 可能与环境因素的长期作用有关。有文献报道，近年来我国 UC 在 60 岁以上老年人群中的发病率逐年增加[34]。一项来自欧洲 IBD 流行病学研究中心的前瞻性调查显示，30 岁为 UC 的好发年龄，30 岁以上男性的发病率仍维持在较高水平，而女性随年龄增长其发病率逐渐下降[35]。国内文献报道的老年溃疡性结肠炎病例的对照研究发现，老年组男性比例明显高于非老年组，此与国内外文献报道基本一致[36]。

（1）老年 UC 患者的临床表现

老年 UC 患者的临床表现，各类文献报道不一，也存在地区差异。Piront 等[37]的前瞻性研究表明，老年与非老年 UC 患者在临床表现方面无明显差异。也有报道认为，老年 UC 患者比 21～30 岁 UC 患者腹泻的次数增多，临床症状持续时间更长[38]。与非老年患者相比，老年 UC 患者的临床表现以便秘、贫血多见，这可能与老年人摄入相对减少，肠道蠕动功能减退，肠黏膜炎性分泌减少，以及疼痛反应迟钝有关。另外，老年人群自身免疫反应较差，多伴有肠道菌群失调，容易出现腹胀、排便习惯改变等不适主诉。

（2）老年 UC 患者的内镜下表现

结肠镜检查并活检是 UC 诊断的主要依据，国内共识意见推荐采用蒙特利尔分类法将 UC 病变范围分为直肠、左半结肠和广泛结肠。研究发现，与非老年患者相比，老年患者病变大多局限在结肠脾曲以远，广泛结肠受累者较为少见[39]。因此，临床上采用局部灌肠或栓剂纳肛治疗的效果可能更为理想，而且局部用药也减少了老年人药物性肝损伤的危险[40]。蒙特利尔分类特别有助于癌变危险性的估计、监测策略的制定，以及治疗方案的选择。老年 UC 患者结肠病变仍以黏膜充血水肿、血管纹理模糊、黏膜糜烂出血、浅表溃疡等病变为主，但黏膜接触性出血（Baron 分级 II 级）相对多见。

（3）老年 UC 患者的并发症

老年 UC 患者并发症的发生率明显高于非老年患者，其中尤以癌变或异型增生的发生率显著增高。有报道称[41]，UC 发生结肠癌变的危险性与结肠炎的病程相关，病程在 10 年以上的患者发生结肠癌的危险性每年增加 0.5% ～ 1.0%，因此建议老年患者只要身体条件允许应定期随访结肠镜检查。另外值得一提的是，西方国家认为老年 UC 患者是指在老年阶段发病的患者，这部分人群癌变的风险可能要比青年期发病的患者相对小。但是国内文献报道的老年 UC 患者并没有严格区分初始发病年龄，部分病例属于中青年时期发病，病变延续到老年，而这类患者的病程相对较长，病情反复发作，癌变风险增加。

（4）老年 UC 患者的药物治疗

老年 UC 患者受年龄相关的免疫功能及肠道菌群变化，使其感染的发生率增加。既往有肿瘤病史的老年患者选择免疫抑制剂时需考虑肿瘤的风险。老年人合并症较多，通常服用多种药物，需要考虑药物之间的相关作用及药物副作用。生理功能和体力下降也会影响治疗方案的选择，如肛门括约肌功能失调、身体协调能力下降可使美沙拉嗪和激素的灌肠治疗受到限制。

1）5- 氨基水杨酸（5-ASA）

尽管 5-ASA 对 UC 的诱导和维持治疗效果较为肯定，但用药上仍存在问题，包括用药次数、单包装药物剂量、局部用药等。每日 1 次用药可提高患者的依从性。因老年患者肛门括约肌功能失调，保留灌肠液的时间短，局部用药（栓剂、灌肠液）并不方便。ASA 从肾脏清除，而老年患者肾小球滤过率下降，故老年患者用药需警惕肾毒性[42]。当 UC 患者合并高血压，同时服用 ASA 与 ACEI 和（或）ARB 类药物时，应密切监测肾功能。目前尚不清楚 5-ASA 的肾毒性是否与年龄相关。一项系统性综述总结了 5-ASA 和肾毒性的关系，提示肾毒性可能是异质性的，并非剂量相关[43]。

2）激素

激素的副作用限制了其在老年 UC 患者中的应用。因老年患者功能独立性降低，激素的短期副作用，如失眠、情绪不稳定、精神错乱成为最困扰他们的重要问题。激素的长期副作用包括高血糖、高血压、白内障、青光眼、骨质疏松、无菌性骨坏死等，也是关注的重点。因老年患者肾脏及肝脏清除能力减低，激素代谢减慢，因而更容易暴露于较高剂量的激素中，其激素相关的副反应也较多。

①激素增加感染的风险：加拿大的一项队列研究显示，使用激素的患者较未使用激素者严重感染的风险增加。

②激素增加骨质疏松的风险：Tsironi 等[44]通过多因素分析得出，激素的累积剂量和年龄（＞55 岁）是股骨颈骨量低的独立危险因素。因老年患者肠道吸收功能下降，钙和维生素 D 缺乏，故需早期且定期进行骨密度检查，及早考虑使用双膦酸盐，并补充钙和维生素 D。

③长期使用激素可增加糖尿病的风险：口服激素的患者发生糖尿病的风险高于口服质子泵抑制剂（PPI）者[45]。

④长期使用激素会加重精神症状：一项研究中显示，接受

长期激素治疗的患者，与不用激素的患者比较，更容易出现焦虑、失眠、疲乏；接受激素单药治疗的老年患者，与接受 TNF-α 抑制剂、免疫抑制剂的患者比较，抑郁、焦虑的发生率较高[46]。

目前尚未有针对老年群体的激素用法用量标准，使用时应严格按照激素合理用量，并在老年群体中强调个体化用药，达到症状缓解后即减量至停药，同时密切监测药物不良反应。

3）免疫抑制剂

目前尚无专门针对老年群体的免疫抑制剂的用法用量，也没有证据显示免疫抑制剂在老年和青中年患者中的疗效差异[47]。

在使用硫唑嘌呤（AZA）的 UC 患者中，急性胰腺炎的发生率为 3%，其通常在开始用药的前几周出现。急性胰腺炎在老年和青年患者中的发生风险差异无统计学意义，但在老年患者中有较高的病死率[48]。老年 IBD 患者使用 AZA，感染、淋巴瘤、非黑色素瘤皮肤癌的风险增高。

甲氨蝶呤（MTX）的副作用包括恶心、乏力、口腔炎、皮疹、肝损伤等，与叶酸合用可减少不良反应的发生。环孢素会加重老年患者的高血压、肾损伤和精神症状等。在老年患者中使用免疫抑制剂，需要密切监测药物之间的相互作用、药物的不良反应。

4）生物制剂

①肿瘤坏死因子 α（TNF-α）抑制剂：Desai 等研究结果显示，与青年患者比较，老年 IBD 患者使用 TNF-α 抑制剂的有效率较低，第 12 个月的停药率高。老年患者容易因药物副作用而停药。Lobatón 等[49]研究结果显示，老年患者（年龄 ≥ 65 岁）使用 TNF-α 抑制剂的严重不良事件发生率较青

年人高。年龄大于 65 岁为恶性肿瘤和死亡的独立危险因素。在他们的研究中，2 例患者死于心血管并发症，提示在使用 TNF-α 抑制剂治疗时需进行心血管疾病筛查。TNF-α 抑制剂有增加心力衰竭的风险，在老年患者中更应警惕这一点[50]。

②维多珠单抗：一项回顾性研究分析了维多珠单抗在 UC 患者中的安全性，发现维多珠单抗在各个年龄层患者中的安全性相似；与年轻患者比较，老年 UC 患者使用维多珠单抗治疗，严重感染率最低（＜1%），因不良事件住院率也最低（11%）[51]。

维多珠单抗没有全身免疫抑制作用，故严重感染的发生率较低。随着维多珠单抗安全性较高的证据的增多，这种靶向作用的生物制剂似乎更适用于老年 UC 患者。

总之，老年 UC 患者的治疗是临床上的难题与挑战。在老年群体中，药代动力学改变、用药后感染及恶性肿瘤风险增高、药物之间的相互作用、合并症较多，均是治疗上需要考虑的问题。

四、UC 的治疗目标

随着 UC 治疗手段的不断进步及患者治疗期望的提高，组织学缓解有潜在可能成为 UC 未来的"治疗目标"。2020 年 ECCO 共识中亦声明组织学缓解是 UC 的治疗目标。

目前尚无组织学缓解的统一定义。美国的一项荟萃分析纳入了 15 项研究共计 1360 例患者，探讨组织学指标对预测 UC 疗效的作用，经多变量分析结果显示，UC 理想疗效的组织学特征包括上皮无中性粒细胞、固有层无中性粒细胞、嗜酸性粒细胞不增加、慢性炎症细胞的浸润无增加[52]。
Gheorghe 等[53]将组织学愈合定义为黏膜无残留炎症，无隐
窝结构变形和（或）萎缩。2007 年，国际炎症性肠病研究组
织（International Organization of Inflammatory Bowel Disease，
IOIBD）接受组织学缓解这一概念，并将其定义为隐窝和固
有层不存在中性粒细胞；基底不存在浆细胞，理想情况下固
有层浆细胞减少至正常；固有层嗜酸性粒细胞数量正常[54]。

　　纵观上述结果，对于 UC 组织学缓解的定义，有些研究者
的关注点在改善结肠黏膜急性炎症上，而有些研究者认为慢性
病变如隐窝结构改变、萎缩、拉长等也需要被改善，甚至有研
究者认为需在显微镜下观察到完全正常的肠黏膜才算达到组织
学缓解。但黏膜的"正常化"需要精确的定义，如罕见的隐窝
结构扭曲是否不应被过度解读为"隐窝结构的破坏"，因为正
常的结肠组织中有时也可以观察到扭曲的隐窝。基于临床实践
的角度，将 UC 组织学缓解的目标集中在改善肠黏膜急性病变
上，在未来是具有可行性的。

参考文献

［1］Hu R W, Ouyang Q, Chen X, et al.Analysis of the articles of
inflammatory bowel disease in the literature of China in recent
fifteen years［J］.Chin J Gastroenterol, 2007, 12（2）: 74–77.

［2］Mill J, Lawrance I C.Preventing infective complications in
inflammatory bowel disease［J］.World J Gastroenterol, 2014,
20（29）: 9691–9698.

［3］Cannon M J, Scott D S, Hyde T B.Review of cytomegalovirus seroprevalence and demographic characteristics associated with infection［J］.Rev Med Virol, 2010, 20（4）: 202-213.

［4］Sager K, Alam S, Bond A, et al.Review article: cytomegalovirus and inflammatory bowel disease［J］.Aliment Pharmacol Ther, 2015, 41（8）: 725-733.

［5］Rahier J F, Magro F, Abreu C, et al.Second European evidence-based consensus on the prevention, diagnosis and management of opportunistic infections in inflammatory bowel disease［J］.J Crohns Colitis, 2014, 8（6）: 443-468.

［6］Nissen L H, Naftefaal I D, de Jong D J, et al.Epstein-Barr virus in inflammatory bowel disease: the spectrum of intestinal lymphoproliferative disorders［J］.J Crohns Colitis, 2015, 9（5）: 398-403.

［7］Bortoli A, Pedersen N, Durieova D, et al. Pregnancy outcome in inflammatory bowel disease: prospective European case-control ECCO-EpiCom study, 2003-2006［J］.Aliment Pharmacol Ther, 2011, 34（7）: 724-734.

［8］Friedman S, Nielsen J, Nùhr E A, et al.Comparison of time to pregnancy in women with and without inflammatory bowel diseases［J］.Clin Gastroenterol Hepatol, 2020, 18（7）: 1537-1544.

［9］Hanan I, Inflammatory bowel disease in the pregnant woman［J］. Compr Ther, 1993, 19（3）: 91-95.

［10］Abramson D, Jankelson I R, Milner L R.Pregnancy in idiopanthic ulcerative colitis［J］.Am J Obstet Gynecol, 1951, 61（1）: 121-129.

［11］Cappell M S, Colon V J, Sidhom O A.A study of 10 medical centres of the safety and efficacy of 48 flexible sigmoidoscopies and 8 colonoscopies during pregnancy with follow up of feal outcome and with comparison to cotrol groups［J］.Dig Dis Sci, 1996, 41: 2553-2361.

［12］Katz J A, Pore G.Inflammatory bowel disease and pregnancy［J］.Inflamm Bowel Dis, 2001, 7: 146-157.

［13］Selinger C P, Nelson-Piercy C, Fraser A, et al.IBD in pregnancy: recent advances, practical management［J］. Frontline Gastroenterol, 2020, 12（3）: 214-224.

［14］Magro F, Gionchetti P, Eliakim R, et al.Third European evidence-based consensus on diagnosis and management of ulcerative colitis.Part 1: definitions, diagnosis, extra-intestinal manifestations, pregnancy, cancer surveillance, surgery, and Ileo-anal pouch disorders［J］.J Crohns Colitis, 2017, 11（6）: 649-670.

［15］Van der Woude C J, Ardizzone S, Bengtson M B, et al.The second European evidenced-based consensus on reproduction and pregnancy in inflammatory bowel disease［J］.J Crohns Colitis, 2015, 9（2）: 107-124.

［16］Huang V W, Habal F M.From conception to delivery: managing the pregnant inflammatory bowel disease patient［J］.World J Gastroenterol, 2014, 20（13）: 3495-3506.

［17］Odufalu F D, Long M, Lin K, et al.Exposure to corticosteroids in pregnancy is associated with adverse perinatal outcomes among infants of mothers with inflammatory bowel disease:

results from the PIANO registry［J］.Gut, 2022, 71（9）: 1766-1772.

［18］Xiao W L, Liu X Y, Liu Y S, et al.The relationship between maternal corticosteroid use and orofacial clefts-a meta-analysis ［J］.Reprod Toxicol, 2017, 69: 99-105.

［19］中华医学会消化病学分会炎症性肠病学组.炎症性肠病妊娠期管理的专家共识意见［J］.协和医学杂志, 2019, 10（5）: 465-475.

［20］Peyrin-Biroulet L, Oussalah A, Roblin X, et al.The use of azathioprine in Crohn's disease during pregnancy and in the post-operative setting: a world wide survey of experts［J］. Aliment Pharmacol Ther, 2011, 33（6）: 707-713.

［21］Cleary B J, Källén B.Early pregnancy azathioprine use and pregnancy outcomes［J］.Birth Defects Res A Clin Mol Teratol, 2009, 85（7）: 647-654.

［22］Jharap B, de Boer N K, Stokkers P, et al. Intrauter exposure and pharmacology of conventional thiopurine therapy in pregnant patients with inflammatory bowel disease［J］.Gut, 2014, 63（3）: 451-457.

［23］Branche J, Cortot A, Bourreille A, et al.Cyclosporine treatment of steroid-refractory ulcerative colitis during pregnancy［J］. Inflamm Bowel Dis, 2009, 15（7）: 1044-1048.

［24］Bell S J, Flanagan E K.Updates in the management of inflammatory bowel disease during pregnancy［J］.Med J Aust, 2019, 210（6）: 276-280.

［25］Grišić A M, Dorn-Rasmussen M, Ungar B, et al.Infliximab

clearance decreases in the second and third trimesters of pregnancy in inflammatory bowel disease [J].United European Gastroenterol J, 2021, 9 (1): 91-101.

[26] Sako M, Yoshimura N, Sonoda A, et al.Safety prediction of infants born to mothers with Crohn's disease treated with biological agents in the late gestation period [J].J Anus Rectum Colon, 2021, 5 (4): 426-432.

[27] Ghalandari N, Dolhain R J, Hazes J M, et al.Intrauterine exposure to biologics in inflammatory autoimmune diseases: a systematic review [J].Drugs, 2020, 80 (16): 1699-1722.

[28] 中国医药教育协会炎症性肠病专业委员会.中国炎症性肠病生物制剂治疗专家建议（试行）[J].中华消化病与影像杂志（电子版）, 2021, 11 (6): 244-256.

[29] Chambers C D, Johnson D L, Xu R, et al.Birth outcomes in women who have taken adalimumab in pregnancy: a prospective cohort study [J].PLoS One, 2019, 14 (10): e0223603.

[30] Burmester G R, Landewé R, Genovese M C, et al.Adalimumab long-term safety: infections, vaccination response and pregnancy outcomes in patients with rheumatoid arthritis [J]. Ann Rheum Dis, 2017, 76 (2): 414-417.

[31] Goettler C E, Stellato T A.Initial presentation of Crohn's disease in pregnancy: report of a case [J].Dis Colon Rectum, 2003, 46 (3): 406-410.

[32] Triantafilldis J K, Emmanouilidis A, Pomonis E, et al.Ulcerative colitis in the elderly: clinical patterns and

outcome in 51 Greek patients［J］.J Gastroenterol, 2001, 36 (5): 312-316.

［33］王玉芳, 欧阳钦, 胡仁伟, 等.炎症性肠病流行病学研究进展［J］.胃肠病学, 2013, 18 (1): 48-50.

［34］Wang Y F, Ouyang Q.APDW 2004 Chinese IBD Working Group.Ulcerative colitis in China: retrospective analysis of 3100 hospitalized patients［J］.J Gastroenterol Hepatol, 2007, 22 (9): 1450-1455.

［35］顾于蓓, 袁耀宗.上海地区老年溃疡性结肠炎患者临床特点的初步探讨［J］.中华消化杂志, 2011, 31 (3): 155-159.

［36］Shivananda S, Lennard-Jones J, Logan R, et al.Incidence of inflammatory bowel disease across Europe: is there a difference between north and south? Results of the European Collaborative Study on Inflammatory Bowel Disease (EC-IBD)［J］.Gut, 1996, 39 (5): 690-697.

［37］Piront P, Louis E, Latour P, et al.Epidemiology of inflammatory bowel diseases in the elderly in the province of Liège［J］.Gastroenterol Clin Biol, 2002, 26: 157-161.

［38］Greth J, Torok H P, Koenig A, et al.Comparison of inflammatory bowel disease at younger and older age［J］.Eur J Med Res, 2004, 9: 552-554.

［39］Picco M F, Cangemi J R.Inflammatory bowel disease in the elderly［J］.Gastroenterol Clin North Am, 2009, 38 (3): 447-462.

［40］张颖, 张赣生, 保志军, 等.中国老年人急性药物性肝损伤879例临床荟萃分析［J］.中华老年多器官疾病杂志,

2013, 12（6）: 434-437.

［41］Rutter M, Saunders B, Wilkinson K, et al.Severity of inflammation is a risk factor for colorectal neoplasia in ulcerative colitis［J］.Gastroenterology, 2004, 126（2）: 451-459.

［42］Gisbert J P, Chaparro M.Systematic review with meta-analysis: inflammatory bowel disease in the elderly［J］. Aliment Pharmacol Ther, 2014, 39（5）: 459-477.

［43］Gisbert J P, González-Lama Y, Maté J.5-Aminosalicylates and renal function in inflammatory bowel disease: a systematic review［J］.Inflamm Bowel Dis, 2007, 13（5）: 629-638.

［44］Tsironi E, Hadjidakis D, Mallas E, et al.Comparison of T- and Z-score in identifying risk factors of osteoporosis in inflammatory bowel disease patients［J］.J Musculoskelet Neuronal Interact, 2008, 8（1）: 79-84.

［45］Blackburn D, Hux J, Mamdani M.Quantification of the risk of corticosteroid-induced diabetes mellitus among the elderly［J］. J General Intern Med, 2002, 17（9）: 717-720.

［46］Geisz M, Ha C, Kappelman M D, et al.Medication Utilization and the impact of continued corticosteroid use on patient-reported outcomes in older patients with inflammatory bowel disease［J］.Inflamm Bowel Dis, 2016, 22（6）: 1435-1441.

［47］Sturm A, Maaser C, Mendall M, et al.European Crohn's and Colitis Qrganisation Topical Review on IBD in the Elderly［J］. J Crohns Colitis, 2017, 11（3）: 263-273.

［48］Chaparro M, Ordás I, Cabré E, et al.Safety of Thiopurine

Therapy in Inflammatory Bowel Disease [J] .Inflammatory Bowel Diseases, 2013, 19 (7): 1404–1410.

[49] Lobatón T, Ferrante M, Rutgeerts P, et al.Efficacy and safety of antiTNF therapy in elderly patients with inflammatory bowel disease [J] .Aliment Pharmacol Ther, 2015, 42 (4): 441–451.

[50] Sinagra E, Perricone G, Romano C, et al.Heart failure and anti-tumornecrosis factor–alpha in systemic chronic inflammatory diseases [J] .Eur J Intern Med, 2013, 24 (5): 385–392.

[51] Yajnik V, Khan N, Dubinsky M, et al.Efficacy and safety of vedolizumab in ulcerative colitis and Crohn's disease patients stratified by age [J] .Adv Ther, 2017, 34 (2): 542–559.

[52] Park S, Abdi T, Gentry M, et al.Histological disease activity as a predictor of clinical relapse among patients with ulcerative colitis: systematic review and meta–analysis [J] .Am J Gastroenterol, 2016, 111 (12): 1692–1701.

[53] Gheorghe C, Cotruta B, Iacob R, et al.Endomicroscopy for assessing mucosal healing in patients with ulcerative colitis[J] . J Gastrointestin Liver Dis, 2011, 20 (4): 423–426.

[54] Bryant R V, Winer S, Travis S P, et al.Systematic review: histological remission in inflammatory bowel disease. Is 'complete' remission the new treatment paradigm? An IOIBD initiative [J] .J Crohns Colitis, 2014, 8 (12): 1582–1597.

第八节

中医治疗溃疡性结肠炎的历史沿革

西医学关于炎症性肠病（IBD）的首次描述可追溯到1932年，当时 Burrill Bernard Crohn 发表了文章"区域性回肠炎：病理学和临床实体"，开启了 IBD 诊断与认识的新篇章。中医对于溃疡性结肠炎的诊治历史较为悠久，很多学者[1-3]均对 UC 的中医病名、病因病机及诊治的历史沿革和演变过程进行了梳理。

一、中医 UC 病名的历史沿革

中医并无 UC 病名，但对其腹痛、腹泻、里急后重、黏液脓血便等类似症状的论述散见于"肠澼""便血""赤沃""飧泄""泄泻""大肠泄""小肠泄""大瘕泄""下利""滞下""痢""休息痢""久痢""痢疾""脏毒"等疾病中。目前临床中应用最多的 UC 中医诊断病名主要为休息痢、久痢，其中休息痢更符合 UC 疾病的发展特点。

《黄帝内经》中记载了"肠澼""便血""赤沃""飧泄""泄泻"等，如《素问·通评虚实论》中指出"肠澼"表现为"便血""下白沫""下脓血"等症，因便中夹有脓血黏冻，排出时"噼噼作响"故名。《素问·至真要大论》中亦描述了"赤沃"的临床表现，如"飧泄""溏泄""腹痛""注下赤白""肠鸣"等。

《难经·五十七难》所载"五泄"中的"大便色白，肠鸣切痛""溲而便脓血，少腹痛""里急后重，数至圊而不能便"等症则分别归属于"大肠泄""小肠泄""大瘕泄"的范畴。

东汉张仲景在其所著《伤寒杂病论》中将"热利下重""圊脓血""下利赤白""下重""便脓血"及"久利"等症均归属于"下利"病中，并于《金匮要略·呕吐哕下利病脉证治》中言"下利已差，至其年月日时复发者，以病不禁故也"，揭示了本病易反复发作的特点。

唐代孙思邈亦在《备急千金要方·脾脏下》中阐述"滞下"为"春伤于风，夏为脓血"。

隋代巢元方于其所著《诸病源候论》中首提"痢"之病名，其中述及"重者，状如脓涕而血杂之；轻者，白脓上有赤脉薄血，状如鱼脂脑"，且将"休息痢"的临床特点描述为"乍发乍止"，并引出"虚损不复，遂连滞涉引岁月"之"久痢"的概念。

二、中医 UC 病因的历史沿革

历代医家关于"久痢""休息痢""肠澼""泄泻""滞下"等的病因论述主要分为外感、内伤两部分，其中外感病因主要是指外感六淫之邪，而内伤病因则包括了饮食不节、情志失调及素体脏腑虚损。

1. 外感六淫

六淫之邪即指风、寒、暑、湿、燥、火，其中以风、寒、湿、火（热）与本病发病的关系最为密切。

（1）风

《素问·阴阳应象大论》云："春伤于风，夏生飧泄。"《灵枢·论疾诊尺》亦有"春伤于风，夏生后泄肠澼"的论述。《素问·风论》中更有"久风入中，则为肠风飧泄"之语，且《三因极一病证方论·滞下》中言："古方云：风停于肌腠后，乘虚入客肠胃，或下瘀血，或下鲜血，注下无度，湿毒下如豆羹汁，皆外所因也。"以上均表明风邪是本病的重要发病诱因。

（2）寒

《素问·举痛论》有云："寒邪客于小肠，小肠不得成聚，故后泄腹痛矣。"《灵枢·百病始生》中言"虚邪之中人也""留而不去""传舍于胃肠""多寒则肠鸣飧泄"。《景岳全书·痢疾》中亦明言此病"以胃弱阳虚而因寒伤脏者"极多，故感受寒邪亦可导致病发。

（3）湿

《素问·阴阳应象大论》有云"湿盛则濡泻"。《沈氏尊生书·痢疾源流》中亦言"诸痢，暑湿病也"，且《杂病源流犀烛·泄痢源流》指出"是泄虽有风寒热虚之不同，要未有不原于湿者也"。可知湿邪致病是本病的主导病因。

（4）火（热）

《素问·至真要大论》有云："岁少阳在泉，火淫所胜……民病注泄赤白，少腹痛溺赤，甚则血便。"提示火热之邪亦参与了本病的发生。

上述外邪常于本病发病过程中兼夹致病，而其中又以湿热之邪为主。

2. 饮食不节

《素问·太阴阳明论》有云："食饮不节，起居不时者，阴受之……阴受之则入五脏……入五脏则膜满闭塞，下为飧泄，久为肠澼。"《景岳全书·痢疾》中言："因热贪凉者，人之常事也，过食生冷，所以致痢。"另《景岳全书·泄泻》有言："若饮食失节，起居不时，以致脾胃受伤，则水反为湿，谷反为滞，精华之气不能输化，乃至合污下降，而泻痢作矣。"《证治汇补·痢疾》亦有记载曰："饮食过多，脾胃不运，生冷失调，湿热乃成，痢下黄色，或如鱼脑，腹痛胀满，不嗜饮食。"由此可见，饮食不节、过食生冷是本病发生的重要因素。

3. 情志失调

《素问·举痛论》云："怒则气逆，甚则呕血及飧泄。"另《素问·调经论》中亦言"志有余则腹胀飧泄"。《三因极一病证方论·泄泻》中曰："喜则散，怒则激，忧则聚，惊则动，脏气隔绝，精神夺散，必致溏泄。"《景岳全书·泄泻》则有"凡遇怒气便作泄泻者，必先以怒时挟食，致伤脾胃"的记载。《证治汇补·痢疾》则言其为"七情乖乱，气不宣通，郁滞肠间"导致"发积物"而成。综上所述，七情过极亦可导致本病的发生。

4.脏腑虚损

《素问·脏气法时论》有云："脾病者……虚则腹满，肠鸣飧泄。"《诸病源候论·痢病诸候》曰"凡痢皆由荣卫不足，肠胃虚弱，冷热之气，乘虚入客于肠间，肠虚则泄，故为痢也"，且"虚损不复，遂连滞涉引岁月，则为久痢也"。《景岳全书·泄泻》则曰"脾弱者，因虚所以易泄"，"肾中阳气不足，则命门火衰，而阴寒独盛，故于子丑五更之后，当阳气未复，阴气盛极之时，即令人洞泄不止也"。故脾肾虚损不足是本病发生的基础。

三、中医 UC 病机的历史沿革

古代医籍中关于 UC 病机的论述，认为本病属本虚标实、寒热错杂之证。活动期以标实为主，主要病机为湿热蕴结，气血不和，甚则兼夹热毒、痰浊、瘀血；缓解期以本虚为主，主要病机为脾肾不足，阴阳失调。

1.脾虚为本，湿热为标

《景岳全书·泄泻》中言"泄泻之本，无不由于脾胃"。《景岳全书·痢疾》中亦有云"今之凡患泻痢者，正以五内受伤，脂膏不固，故曰剥而下"，且"凡里急后重者，病在广肠最下之处，而其病本则不在广肠，而在脾肾"，表明先天禀赋不足、脾虚肾弱是本病发生的根本原因。《医学正传·痢》中记载《原病式》曰：痢为湿热甚于肠胃怫郁而成，其病皆热证也"。而《类证治裁·痢疾》言其"症由胃腑湿蒸热壅，致气血凝结，夹糟粕积滞，并入大小肠，倾刮脂液，化脓血下注"而成。《证治汇补·痢疾》亦有言"肠澼者，谓湿热积于肠中，即今之痢疾也"。表明湿热是本病发生的关键性病理因素。脾肾不足，水液运化失常，极易化生痰浊、痰湿等病理产物，蕴结于肠腑，阻碍气机，气血失和，瘀热内生，损伤肠络，从而导致本病的发生。

2. 久病及肾，寒热错杂

《景岳全书·泄泻》云："脾弱者，因虚所以易泻，因泻所以愈虚，盖关门不固，则气随泻去，气去则阳衰，阳衰则寒从中生，固不必外受风寒而始谓之寒也，且阴寒性降，下必及肾……所以泄泻不愈，必自太阴传于少阴。"《类证治裁·痢疾》中亦记载本病"由脾伤肾，势所必然"。肾为先天之本，脾胃为后天之本，脾胃得先天肾之阴阳而生，肾得后天脾胃运化水谷之养而盛，两者生理相关，病理亦相互影响。久泄伤阳，气随泻去，由脾及肾，寒从内生，兼之湿浊、湿热蕴结，寒热错杂，导致本病临床表现的复杂性和多样性。

3. 木郁乘土，肝脾不和

《景岳全书·泄泻》云"虽曰木亦能泻，实以土之受伤也"，且"凡遇怒气便作泄泻者，必先以怒时夹食，致伤脾胃。故但有所犯，即随触而发，此肝脾二脏之病也，盖以肝木克土，脾气受伤而然"。《症因脉治·泄泻论》中亦言："或恼怒伤肝，肝气怫逆，或积热在内，肝胆不宁，肝主疏泄，木旺寅卯，至五更生旺之时，则肝火发泄而泻作矣。"五行理论中，肝木克脾土，肝气郁结，乘克脾土，或疏泄太过，克乏脾胃，肝脾不和，脾失健运升清而作泻。

4. 气血相搏，瘀血阻络

《丹溪心法·痢九》云："痢赤属血，白属气。"《症因脉治·痢疾论》中亦言："忧愁思虑则伤脾，脾阴既伤，则传输失职，日饮水谷，不能运化，停积肠胃之中，气至其处则凝，血流其处则泣，气凝血泣，与稽留之水谷相互胶固，则脾家壅滞，而贼邪传肾之症作矣。"《证治汇补·痢疾》则云："恶血不行，凝滞于内，侵入肠间而成痢疾，纯下紫黑恶血。"《医林改错·久泄》中明言："泻肚日久，百方不效，是总提瘀血过多。"由此可见，本病日久，气血失和，入络成瘀，阻滞于肠，脂络受伤，血败肉腐，内溃成疡，则迁延不愈、反复发作。

四、中医 UC 诊治的历史沿革

1. UC 的中药内服治疗

东汉医家张仲景结合自身经验在《伤寒论》中提出"肠澼"乃因感受热邪，热腐成脓，其治疗以白头翁汤、乌梅丸等方剂为主。

隋代巢元方提出了"痢病"主要为荣卫不足，冷热客于肠，而"休息痢"为胃管停饮，为后世胃肠积滞理论奠定了基础。其在《诸病源候论》中对 UC 的病因病机做了较为全面的分析。

唐代在 UC 诊治的各个方面都有了长足的发展。如王焘对"肠澼"又提出了新的认识，其认为饮食失节，冷热相乘，破血外出为其主要病机，且《外台秘要》中记载了安石榴汤治疗"肠澼"。

宋代对此病有了更深的认识。朱肱在潜心研读《伤寒论》的基础上结合自身对本病的认识，提出"因名识病，因病识证，脉证合参以辨病性"，以及"痢疾"失于通利，湿热留于冲任的观点，认为其治疗以地榆散、黄连阿胶散等为主。杨士瀛在《仁斋直指方》中提出"无积不成痢"，其治疗以理气导滞、荡涤物积的《易简》断下汤等为主方。

元代朱丹溪提出"阳气下陷"的观点，在其《丹溪心法》中提出用木香槟榔丸治疗本病；还提出"肺金不清"的学说，此为后世从肺论治本病奠定了基础。

明代王肯堂认为"痢疾"的病机为脾胃湿热，其治疗多用大黄汤、芍药汤等。

清代是中西医文化对冲的时代，但中医药治疗本病仍占主导地位。唐容川在学习和吸收西医的知识后，结合清之前的理论提出休息痢止而复作是"瘀热伏于膜原隐藏匿之地"的观点，认为其治疗应以丹皮汤等为主。

清代张锡纯在《医学衷中参西录》提出休息痢是"原虫伏于大小肠曲折之处"，虫不去则反复不止；"近于热者，可用鸦胆子仁，以治痢之药佐之；近于凉者，可用硫黄末，而以治痢之药佐之"。其主要代表方剂有拙拟通变白头翁汤等。

2.UC 的针灸治疗

针灸分为针法、灸法，是中医特有的医疗方法，对治疗本病有积极作用。

东汉张仲景首先在《伤寒论·辨少阴病脉证并治》中提

出："少阴病，下利便脓血者，可刺。"由此可见，在东汉之前就已经有了针刺治疗本病的方法。

晋代皇甫谧所著的《针灸甲乙经》中多次提到了针灸治疗本病的内容，其提出可用针刺巨虚、下廉等七穴治疗本病。东晋葛洪善用灸法治疗，其《肘后备急方》中指出："先洞下者，灸脐边一寸。男左女右，十四壮，甚至至三十四十壮，名大肠幕洞者，宜泻。"

唐代孙思邈《备急千金要方》总结了唐代以前的医学成就，认为针灸胃脘、大肠俞、小肠俞、关元等穴有治疗本病的作用，并记有"脾俞，主泄痢不食，食不生肌肤""小肠俞，主泄痢脓血五色，重下肿痛""交信主泄痢赤白漏血"等。王焘在《外台秘要》中明确提出灸法可以治疗本病，并对后世产生了积极的影响。

宋代不仅对成人治疗肠澼有所发展，还特别对小儿痢疾的理论进行一定阐述，如《黄帝明堂灸经》曰："小儿秋深冷痢不止者，灸脐下二寸三寸间动脉中。"

明代是针灸学发展最为鼎盛的时期。徐凤《针灸大全》中载："百会鸠尾治痢疾。"杨继洲总结前人成就，编成《针灸大成》，其中载有："痢疾合谷三里宜，甚者必须兼中膂。"

清代更是把实按灸推向一个更深的高度，以叶天士为代表的医家在《种福堂公选良方》中记载有三气合痹针、阴证散毒针、百发神针、消癖神火针等不同实按灸法治疗肠澼。

3.UC 的中药灌肠治疗

东汉张仲景的《伤寒杂病论》最早记载有蜜煎导方等中药灌肠方。随着生产力的发展，灌肠器具较前有了较大的完善。

东晋葛洪的《肘后备急方》中记载有世界上最早的灌汤器。唐代即认识到灌肠时间与疗效有很大的关联性，因而逐渐发展出保留灌肠技术。孙思邈的《备急千金要方》中记载用灌肠法治疗下利，但后世并没有重视并加以发挥。近代随着西药灌肠药物的使用，局部中药灌肠治疗 UC 的方法被再次重视并取得不错的效果。

此外，穴位贴敷、穴位埋线等中医综合治疗亦应用于 UC 的治疗中，且都取得了良好的临床疗效。宋代《针灸资生经》中首次提出穴位贴敷治疗疾病。明代朱橚总结前人经验，于《普济方》中记载玉抱肚治疗虚寒下利。穴位埋线疗法古籍中并未记载，其理论依据源于《素问·离合真邪论》"静以久留"等留针理论。

参考文献

［1］甄建华，黄光瑞.溃疡性结肠炎中医病名、病因、病机的古今比较和回顾［J］.环球中医药，2019，12（8）：1286-1289.

［2］崔小锋，王洪浩，黄银僖.溃疡性结肠炎中医治疗方法历史沿革［J］.新疆中医药，2019，37（4）：85-86.

［3］王丽丹，吕冠华，王洪杰.休息痢源流考析［J］.安徽中医药大学学报，2017，36（5）：3-6.

第九节

中医对溃疡性结肠炎病因病机的认识

　　UC 目前是病因病机尚不明确的慢性非特异性炎症性肠病。西医学认为其发病主要与感染、免疫、遗传、环境、饮食等因素相关。中医学认为 UC 疾病的发生不外乎内因（先天、情志）及外因（外感六淫、饮食、过劳）所导致的脏腑亏虚、气血阴阳失和、经络阻滞，进而产生一系列的病理产物（瘀、痰、湿、火、毒），最终导致疾病的发生。本病发病乃是复杂的病理过程，绝不是局部单独某一肠段的因素。各种病因可以单独发病，也可以合而致病，其病程有缓急长短之分，病性又有寒热虚实之别，易出现错综复杂的证候[1]。

一、中医共识意见中 UC 的病因病机

　　根据中医的专家共识[2]，本病病因为素体脾气虚弱，加之感受外邪、饮食不节（洁）、情志失调等诱发而成。本病病位在大肠，与脾、肝、肾、肺诸脏均有关。

　　本病的病理性质为本虚标实。其病理因素主要有湿邪（热）、瘀热、热毒、痰浊、气滞、血瘀等。病理特征表现为活动期多属实证，主要病机为湿热蕴肠，气血不调，重症者以热

毒、瘀热为主，反复难愈者应考虑痰浊、血瘀的因素。缓解期多属虚实夹杂证，主要病机为脾虚湿恋，运化失健。部分患者可出现肝郁、肾虚、肺虚、血虚、阴虚和阳虚的证候特征，临床上应注意区分不同临床表现的病机侧重点。如脓血便的主要病机是湿热蕴肠，脂膜血络受伤。泄泻实证为湿热蕴肠，大肠传导失司；虚证为脾虚湿盛，运化失司。便血实证为湿热蕴肠，损伤肠络，络损血溢；虚证为湿热伤阴，虚火内炽，灼伤肠络或脾气亏虚，不能统血，血溢脉外。腹痛实证为湿热蕴肠，气血不调，肠络阻滞，不通则痛；虚证为土虚木旺，肝脾失调，虚风内扰，肠络失和。难治性 UC 的病机关键为脾肾两虚，湿浊稽留，气血同病，寒热错杂，虚实并见。

在病机转化上，随着病情演变，可出现虚实、寒热、气血的病机转化。如脾气虚弱，运化不利，易为饮食所伤，酿生湿热之邪，由虚转实；而湿邪内蕴，情志不畅，或过用攻伐之品，损伤脾胃，常由实转虚，虚中夹实。素体脾胃虚弱，湿盛阳微，或过用苦寒之品，日久伤阳，可致病情由热转寒；脾虚生湿，久蕴化热，或过用温燥之品，可由寒转热，或寒热错杂。大便白多赤少，病在气分；大便赤多白少，病在血分，在病程中亦可出现气血转化和气血同病。

二、现代医家对 UC 病因的认识 [1, 3-6]

立足于临床实践，现代中医药学者对 UC 病因的认识是以脾肾虚损为基础，时因外邪、饮食、情志等因素诱发或加重，但不同学者的研究侧重点有所差异，亦有不同的学说，如湿为主导理论、脾胃虚弱理论、外感邪气理论、饮食不节理论等。

蔡春江教授认为 UC 的发病以脾胃虚弱为本。陆金根教授则认为工作、生活压力导致的情志失调是现代社会 UC 发病率显著增高的主要原因。结合现代社会高脂、高糖、高热量饮食结构普遍存在的情况，黄光瑞教授认为过食肥甘厚味可导致胃肠积滞，影响气机升降从而表现为脾胃不和，运化失常。一则影响水谷精微，造成气血生化乏源；二则影响水液气化，引起水湿停聚，湿邪内生，日久化热，湿热蕴结肠腑，酿腐成脓，从而表现为腹泻、黏液脓血便等症。

三、现代医家对 UC 病机的认识

黄光瑞教授总结了现代医家对 UC 病机的认识[1]，认为主要有以下几种学说。

1. 内痈学说

焦君良等认为溃疡性结肠炎的发病基础是一种内痈，由邪毒壅滞气血所致，应该从痈论治。其主要病机为毒邪内蕴，气血阻滞，治疗当以解毒消痈、调气和血、托疮生肌、扶正固本为法。王垂杰教授则独创了本病从痈论治的方法，以"治本从病，治标从证"的治疗原则，根据脾虚生湿、热盛肉腐的规律，结合临床实际，治本以补脾生肌，治标以清热化腐，从而确立"健脾生肌，清热化腐"的治疗大法。

2. 毒邪学说

刘端勇等从毒探析 UC 活动期的发病机制，将其概括为热毒、湿毒、湿热毒、寒毒、瘀毒五个方面，提出"毒邪学说"，认为诸"毒"始终贯穿于溃疡性结肠炎活动期的过程中。诸毒邪之间相互影响，并互为因果。金纯认为，夏秋之温燥伤肺，肺脏燥热，肺与大肠相表里，燥热下迫大肠，都可致"热毒"壅盛，灼伤脉络，血败肉腐而成脓。隗继武提出本病湿热邪毒为致病之标，寒邪、毒邪、暑热等每与湿邪相混杂，而成泻利。而湿滞日久，郁而化热则湿热蕴结，壅滞肠间，使肠道传导失司，气滞血凝，脂膜血络损伤，血败肉腐成脓，故痢下赤白。窦丹波教授认为，无论发作期还是缓解期本病的核心病机仍是湿热乃至热毒蕴结肠道，热盛肉腐而发。

3. 浊毒学说

史春林、陈建权、刘建平等提出浊毒为 UC 活动期的致病关键。浊毒壅滞肠道，脂膜血络损伤，血败肉腐成脓；或浊毒内聚，日久不散，肠道传导失利形成本病。浊毒既是一种致病因素，也是一种病理产物，具备发病与复发加重的双重因素。由于浊毒易耗伤正气，还易深入脏腑，胶着迁延，所以浊毒为 UC 活动期的发病关键。李佃贵等认为，水湿内蕴为浊，郁热内生，浊热入血为毒，气血胶着，脂膜血络受伤，则糜烂发为溃疡。后李佃贵教授又结合多年临床经验，提出了 UC 浊毒致病理论，认为浊毒损膜伤络为 UC 基本病机，同时根据此理论制定了化浊解毒法治疗 UC。

4. 本虚标实，虚实夹杂学说

朱立等认为本病的病机特点为本虚标实，证候错综复杂，变证百出，易反复发作；本病迁延日久，反复不愈，耗伤正气，从而形成本虚标实之证。发作期邪毒壅盛，气血壅遏，肠道阻滞不通；缓解期以脾肾阳虚为主，余邪留恋反复。叶柏认为，脾肾两虚是发病之本，脾失健运，肾阳不足，水谷失于温运，导致泄泻发生；湿热血瘀为发病之标。张会珍等认为本病属本虚标实。急性发作期以标实为主，多为湿热熏蒸大肠，气血阻滞纵横，损伤肠络，化为脓血而痢下赤白。慢性恢复期则大多表现为脾肾两虚或虚实夹杂。戴宝林认为本病应以虚实夹杂，虚中有实为辨证要点，脾虚则贯穿于整个病程发展过程始终。初发期和活动期以邪盛为主，可兼见脾虚；缓解期则多为邪恋正虚，以脾虚为主，可兼见邪实。陈江认为本病为慢性病，多表现为本虚标实、虚实夹杂等。脾虚为发病之本，病久累及于肾，造成脾肾两虚，而湿浊、热毒、瘀血诸邪及病理产物客于肠道可相互兼夹为患，与气血相搏结，为病之标。杨康等认为脾虚则为湿浊、湿热、热毒、瘀血等浊邪客于肠道提供了条件，脾虚则同时各类浊邪壅滞肠间，日久不去，又加重脾胃的损伤而使脾胃更虚。本虚与标实之间的恶性循环，导致UC迁延难愈。田海河认为本病属本虚标实之证，脾胃虚弱为发病之根本，血瘀则是局部病理损害。俞长荣认为UC属于久泻、腹痛范围，其病机虽各不相同，但多数是由脾肾两虚或气阴两虚为主，临床多见虚实相兼，气血同病。苑述刚认为本病则属于本虚标实证。在本虚方面，与脾肾关系密切；在标实方面则与湿毒、气滞、血瘀有关。在治疗上应标本兼施，灵活运用，以取得良好的治疗效果。许占民认为本病属于本虚标实，急性发作期以标实为主，慢性静止期则多表现为脾肾两虚或虚实夹杂。戴宝林认为本病是虚中有实，实中有虚，虚实掺杂，脾虚则贯穿于整个病程中。曹志群认为本病是各种致病因素导致的脾胃损伤，脾胃升降失调，由气及血，病久及肾，最终导致脾肾亏虚。其病机基础为本虚标实，病理产物湿、热、瘀、毒常相互转化。梅笑玲强调本病属本虚标实，本虚以脾气亏虚、脾肾阳虚为主，标实以湿浊、热毒、瘀血，治疗上应重视健脾补肾、清热祛湿、解毒祛瘀、调和气血。

5. 寒热错杂，初在气分，久在血分学说

刘渡舟认为本病属寒热错杂之证，乃因上热下寒，阴阳不交，从而影响胃肠的消化传导功能而致。脾胃虚弱或过用苦寒伤及中阳，导致中焦阳虚寒盛，波及肾阳，脾肾阳虚，湿热邪毒缠绵难去，继而形成脾寒肠热之寒热错杂之证。危北海认为，本病初起邪毒首客大肠，病在气分。随着病情发展，湿热壅盛，阻滞下焦，脾受湿困则脾虚失运，湿浊留滞累及肾，进而形成脾肾两虚，久则病在血分。张晓梅认为本病发病的关键为湿热壅滞大肠，其病变可涉及血分；且在基本病机的基础上，有偏寒与偏热之分，偏寒者多兼气虚阳虚而见大便带黏液胶冻，偏热者多兼营热阴虚而见暗红色黏液脓血便。

6. 气血瘀滞贯穿始终学说

隗继武教授认为瘀血阻络始终贯穿于本病发展过程始终，瘀血既是其病理产物，又是本病重要致病因素，也是导致本病病程迁延、缠绵难愈的主要原因。王长洪教授强调本病总体的病机特点应为"瘀滞"，其病理特征是虚中夹实，并贯穿于疾病的全过程。其认为本病治疗的关键在于"通瘀"，即调畅气血，疏其壅滞，祛瘀生新，并秉承六腑泻而不藏，以通为用，以降为和之性，引导瘀滞下行，给诸邪以出路。章阳等认为瘀是本病发病过程中从功能性病变转向器质性病变的重要条件，

因此提出活血化瘀疗法是治疗本病的关键。李军祥认为湿热之邪壅滞肠间，与气血相搏结，血败肉腐化为脓血而致病。其病机关键是气血失调，气滞血凝，故治疗当调气和血，通过清热化湿之法祛除病邪而使气血调畅。张云松、张慧等认为本病的病机与络病病机相似，易瘀易滞，易入难出。络脉系统逐层分布，分级越来越多，络脉中气血运行越来越慢，邪入络脉影响气血运行，则络脉瘀滞。本病中湿热蕴结肠络，运化失司，血滞成瘀。瘀血是溃疡性结肠炎的病理产物，如湿热壅滞致瘀、气虚血瘀、久病入络致瘀等。而瘀血又是溃疡性结肠炎的重要致病因素，血瘀形成后，气血运行愈加不畅，与肠间诸邪搏结，壅滞肠中，肠络受损，血败肉腐而成溃疡。瘀血不去，新血不生，新血无生乃气血愈虚，正气愈虚，病程缠绵难愈。气机壅滞，则水湿壅遏，谷反为滞，水反成湿，形成气滞、湿阻、热壅、血瘀等于肠间相互纠结，肠中脂膜腐败而发病。由此不难看出"瘀"是本病发生发展的一个重要环节，且贯穿始终。

7. 脾阴虚为后期病机学说

"脾阳不足，水谷固不化；脾阴不足，水谷仍不化也。如釜中煮饭，釜底无火固不熟，釜中无水亦不熟也"。由此可见，脾阴具有辅助脾阳运化的功能。此外，脾阴不足则导致肠腑中的肌肉、血脉不受阴精充养，日久则肌肉、血脉枯槁溃烂，内成痈疡。"脾本喜燥，但燥热太过，则为焦土，而生机将息，令人体疲便硬，反不思食"。脾属太阴，为三阴之长，至阴之脏，湿热毒邪内蕴不除，则损伤脾阴。本病以腹泻与脓血便为主症，导致阴液日渐亏耗，更易致脾阴不足。因此，脾阴不足则不能协助脾脏运化，气血生化不足，水湿不化，肠腑不受气血充养，反而长期受邪气干扰，溃疡日久不复，病则难愈。

8. 伏毒导致病情反复，缠绵难愈学说

刘果等认为本病迁延反复的特点与中医传统"伏邪致病"的特点相似，并从中医古籍资料、本病发病特点、临床征象、西药弊端等多方面进行分析，提出以伏邪理论指导治疗本病，可减少复发。其指出久病正虚，邪气内伏，正虚邪恋为本病易复发的原因。罗云坚认为，在本病缓解期，伏毒潜藏，各种外因刺激诱导伏毒内发，导致本病复发活动。伏毒是导致本病反复发作，缠绵难愈的根源。林燕等分析本病临床特征及病理变化特点，提出"毒损肠络"是本病迁延反复的关键病机，毒邪不尽为本病迁延难愈的基础。朱莹等认为 UC 的基本病机为先天或后天导致的脾胃虚弱，以及肝郁肾虚，风、湿、火、痰、瘀等毒邪内生，并潜伏于机体内而成伏毒，每遇诱因而发病。其治法为健脾疏肝温肾，并结合各种内生毒邪治法以清除伏毒之根源。

参考文献

[1] 张晓明，柳越冬，都静，等. 中医学理论指导下的溃疡性结肠炎病因病机研究进展[J/OL]. 中华中医药学刊，2023，41（9）：46-52.

[2] 张声生，沈洪，郑凯，等. 溃疡性结肠炎中医诊疗专家共识意见（2017）[J]. 中华中医药杂志，2017，32（8）：3585-3589.

［3］牛少娟，张晓艳，丁晓坤，等.溃疡性结肠炎病因病机述评［J］.河南中医，2019，39（5）：799-801.

［4］马清林，杜丽东，臧凯宏，等.溃疡性结肠炎研究进展概述［J］.医药论坛杂志，2020，41（1）：175-177.

［5］刘峰，刘林，王垂杰.溃疡性结肠炎病因病机及治疗进展［J］.山东中医药大学学报，2021，45（1）：143-147.

［6］甄建华，黄光瑞.溃疡性结肠炎中医病名、病因、病机的古今比较和回顾［J］.环球中医药，2019，12（8）：1286-1289.

第十节

中医治疗溃疡性结肠炎的目标与治则治法

一、治疗目标[1]

1. 诱导病情深度缓解，包括临床症状缓解、黏膜愈合及组织学缓解。

2. 防止病情复发，提高生活质量。

3. 减少并发症，降低重症患者的手术率。

二、治疗原则[2]

1. 分活动期和缓解期论治

活动期治以清热凉血止血、祛腐消痈，兼以敛疡生肌。

缓解期治以调理脾胃、温中补虚，兼以清肠祛毒。

2. 调和气血，消积导滞

注重血药和气药的运用。刘完素在《素问病机气宜保命集》有"调气则后重自除，行血则便脓自愈"的诊疗总纲。

3. 注重顾护胃气

胃气的顾护应贯穿治疗始终。《仁斋小儿方论·脾胃》中提出了"人以胃气为本，而治痢尤要"的辨治原则。

4. 注重风药的灵活运用

湿是贯穿 UC 发生发展的重要病理因素，而"风能胜湿"，因此运用风药治疗本病有事半功倍的效果。

三、治疗方法[1, 3]

根据病情轻重程度的不同宜采用不同的治疗方法，如重度 UC 患者应采取中西医结合治疗，其中中医治疗以清热解毒、凉血化瘀为主；轻中度 UC 患者可用中医方法辨证治疗诱导病情缓解；缓解期 UC 患者可用中药维持治疗。根据 UC 病变累及的结肠部位不同，可采用不同的给药方法。如直肠型或左半结肠型，可采用中药灌肠或栓剂纳肛治疗；广泛结肠型可采用中药口服加灌肠联合给药治疗。杨建宇等总结了 UC 治疗的中医治法，包括祛湿法、调和肝脾法、寒热平调法、调气活血法、消痈排脓法等。

参考文献

[1] 张声生，沈洪，郑凯，等．溃疡性结肠炎中医诊疗专家共识意见（2017）[J]．中华中医药杂志，2017, 32（8）：3585-3589.

［2］刘峰, 刘林, 王垂杰. 溃疡性结肠炎病因病机及治疗进展
［J］. 山东中医药大学学报, 2021, 45（1）: 143-147.

［3］杨建宇, 魏素丽, 陆锦锐, 等. 溃疡性结肠炎中医治则治法的
最新进展［J］. 中国中医药现代远程教育, 2018, 16（18）:
155-158.

第十一节

中医诊疗溃疡性结肠炎的策略

溃疡性结肠炎（UC）属于炎症性肠病（IBD）的范畴，是主要累及直肠、结肠黏膜和黏膜下层的慢性非特异性炎症，临床以腹痛、腹泻、黏液脓血便等为主要表现，以发作、缓解及复发交替为疾病特点，好发于直肠和乙状结肠。溃疡性结肠炎具有病程长、易于反复发作的特点，始终伴随着病情活动、缓解、复发的病程经过。

中医在治疗溃疡性结肠炎方面有着独到的见解和方法，国内医家采用中医药治疗本病也已取得了较好的临床疗效。针对溃疡性结肠炎早期、初发型、慢性复发型、轻中度及各类溃疡性结肠炎复发的防治，中医药治疗具备一定优势和特点。

一、中医对溃疡性结肠炎病因和病机的认识

目前西医认为 UC 与环境因素、遗传易感性、免疫因素及肠道菌群等多种因素均有关[1]。

溃疡性结肠炎以腹痛、腹泻、便血、黏液脓血便、里急后重为主要临床表现，属中医"痢疾""久痢"和"肠澼"等范畴。素体脾气虚弱是其发病基础和根本病因，感受外邪、饮食

不节（洁）、过度劳倦、情志失调等是其常见病因和诱因。本病病位在大肠，与脾、胃、肝、肾、肺的功能失调有关。其主要病理因素包括湿热、气滞、血瘀、热毒；基本病机为脾虚湿蕴，阻碍气机，日久生热，蕴结大肠，损伤肠络，气滞血瘀，肠道经络瘀滞不通，湿热瘀毒互相裹挟，导致血败肉腐成脓，出现腹痛、腹泻、便血、黏液脓血便等症状。

二、中医对溃疡性结肠炎辨证的认识

1. 基于《黄帝内经》卫气营血理论辨治溃疡性结肠炎

沈洪教授[2]通过卫气营血理论辨治UC。UC病机复杂，病因众多，病程缠绵，治法众多。UC在病机及疾病演变规律上与卫气营血辨证有相关性，故可以卫气营血理论指导UC的治疗。张文选教授曾指出："叶天士杂病辨证思路的第一个特点是与温病辨证体系一脉相承，重在强调'分期'和辨病机的浅深层次，一是注重辨'初、终、转、变'，二是注重辨在气在血，在经在络。"在UC的治疗中，也应谨遵此法。

UC初病时邪在卫分，此时病情尚浅，往往无典型症状出现，因而在临床很难察觉，常常错过用药时机。

如病情继续进展，由卫分发展为气分，湿热、寒湿内蕴大肠，气血与邪气相搏结，夹糟粕积滞肠道，脂络受伤，则多见腹泻、腹痛、黏液血便、里急后重、烦热口渴、小便短赤、舌红、苔黄腻等典型表现。在UC的整个疾病发展过程中，湿热之邪贯穿始终，故在其治疗中清热化湿应贯穿始终，常用黄芩汤、白头翁汤、芍药汤等加减化裁。气分证为UC疾病发展的重要转折点，故应积极治疗，尽早祛邪外出，防止病邪进一步发展。如叶天士讲:"大凡看法,卫之后方言气,营之后方言血。入血就恐耗血动血,直须凉血散血。"又如杨坤杰等认为在疾病的治疗过程中"逐邪务早,先证用药,先安防变"。所以在 UC 气分期,即使未出现明显的出血症状,内镜显示有(或没有)糜烂,即可用凉血止血药,以防出血,用药如生地黄、牡丹皮、赤芍。

在 UC 营血分的治疗上,除用凉血止血之品外,需注意"入血唯恐耗血动血,直须凉血散血"。在 UC 营血分期,出血的同时易形成瘀血,故在治疗中宜加入活血化瘀之品,如三七、牡丹皮、赤芍、紫草、血竭等。柳宝诒《温热逢源》中所说:"营阴虚,为燔灼所伤,阴血枯竭而不能托邪外出。"邪入营血,耗伤阴液,迫血妄行,阴液大伤,阴伤更难祛邪外出。此类患者往往兼见消瘦、口干、发热等症。故在治疗上可用滋阴之法,如生地黄、玄参、麦冬、石斛、芦根等,阴液复则制热邪,利于疾病的恢复。但要注意,如患者以湿邪内阻为主要表现,或湿热内盛并未伤阴,不可用滋阴之法,恐滋腻恋邪。

在 UC 卫气营血不同阶段的治疗中,重点应因势利导,给邪以出路,治疗上应达到透邪外出、调畅气机。如吴鞠通所言:"盖治外邪,宜通不宜守也。"顺势祛邪,予邪以出路,尤其重视在邪有透达之机时,祛邪外出。如气分期,湿热内蕴大肠,此时的治疗以苦寒清热燥湿为主,往往需佐以炮姜、肉桂等温热之品,给邪以出路,温通达邪,防止过用苦寒使邪冰伏。又如风药性多升散,功可散邪,在治疗 UC 时既可胜湿,又可祛邪,还可以升散郁结在络之热邪,名曰"火郁发之",给邪以出路,防止留邪。

2. 基于《金匮要略》辨治下利思想治疗溃疡性结肠炎

刘子号等[3]学者认为 UC 属于中医"下利"范畴。"下利"一词最早见于《神农本草经》。《金匮要略》首次将其作为独立病名，并设立专篇对其理、法、方、药系统阐述，其中关于下利的条文共计 42 条。《金匮要略》自问世以来一直很好地指导着临床对于下利病的诊治。

审其因，辨其证，论其治。在明确病因病机后，辨证施治则水到渠成。《金匮要略》中明确用来治疗下利的处方有 14 首，但多数条文简短，因而分析时或以方测证，或以证测方，或方证相参，以期窥得张仲景辨治立法处方之奥妙。刘子号等认为，《金匮要略》辨治下利有汗法、清法、下法、温补法、和法、消法、固涩法等，具体分析如下。

（1）汗法

本法虽多见于《伤寒论》，如太阳未解传及阳明，或太阳阳明合病所致之下利，处方上则有葛根汤、葛根黄芩黄连汤等名方。而《金匮要略》中亦有"《外台》防己黄芪汤治风水，脉浮为在表，其人或头汗出，表无他病，病者但下重，从腰以上为和，腰以下当肿及阴，难以屈伸"的论述。因《外台秘要》出于唐代王焘，因而此处防己黄芪汤应为后世编撰、整理《金匮要略》时所援引应用，但亦说明此方颇合脉证，即风水不解，客于胃肠，清浊不分，并走肠道，发为下利。防己黄芪汤益气祛风、健脾利水，使风水得以疏散，津液得以正常布散，从而诸症消除。

（2）下法

本法的代表方为三承气汤。《金匮要略·呕吐哕下利病脉证治》第 37 条言："下利，三部脉皆平，按之心下坚者，急下之，宜大承气汤。"第 41 条言："下利谵语者，有燥屎也，小承气汤主之。"概而言之，多由于里热炽盛，燥屎内结；或湿热久稽不去，热结旁流，发为下利。法应急下，祛热逐邪，留存津液。治疗 UC 亦取"通因通用"之意，具体选用时，要把握使用时机，区别病机差异，动态调整用量，严格掌握煎服法，紧抓热与实两大要素。大承气汤治疗大热大实证，小承气汤治疗小热小实证，调胃承气汤治疗燥热初结而未实证。

（3）消法

消者，消散也。此法代表方有甘遂半夏汤。《金匮要略·痰饮咳嗽病脉证并治》第 18 条言："病者脉伏，其人欲自利，利反快，虽利，心下续坚满，此为留饮欲去故也，甘遂半夏汤主之。"此证亦为水饮为患所致之下利，与防己黄芪汤证不同的是此证为饮留心下不解，正气拒饮。故其人欲自利，证属里证，非汗法所宜，必得因势利导，使在里之水饮留邪消散方可，用甘遂半夏汤泻下而除。甘遂攻逐水饮；半夏散结祛痰；芍药祛水气；甘草安中和胃。诸药共用，水饮得去，下利得止。临床上，本方的辨证要点是久泻，多为晨醒即泻，脘腹或胀或痛，泻后即减，减而腹满，脉沉或伏、弦、细、滑。盖痰饮留结于胃肠回薄曲折之处，则对胃肠形成顽固之刺激，故久泻难愈。先行攻泻，去其陈莝，推陈致新，实为治疗久泻之秘钥。

4.清法

本法包括的方证最多，主要有白头翁汤、白头翁加甘草阿胶汤、黄芩汤、黄芩加半夏生姜汤、紫参汤，结合方证分析，虽均为清热止利之剂，但又有不同。白头翁汤偏于清热燥湿、凉血解毒止利。《金匮要略·呕吐哕下利病脉证治》第43条言："热利重下者，白头翁汤主之。"此多为湿热下迫大肠，伤及血络，故多见腹痛、里急后重、便脓血等症。方中白头翁清热解毒、凉血止利；黄连苦寒，泻火解毒、燥湿清热，为治痢之要药，黄柏清利下焦湿热，二药均可以清热解毒、燥湿止利；秦皮苦涩而寒，清热解毒、凉血止利。白头翁加甘草阿胶汤出于《金匮要略·妇人产后病脉证治》第11条："产后下利虚极。"考虑妇女产后体虚之特点，但究其病因，实为湿热血毒未去，又见阴血亏虚，故加甘草、阿胶兼顾气血，因而临证不必拘泥于妇女。黄芩汤偏于清热燥湿、和中止利，此方亦为《金匮要略》援引《外台》的处方。《金匮要略·呕吐哕下利病脉证治》指出其"治干呕下利"，为治烦热腹痛下利之祖方，后世治湿热下利之芍药汤即从此方发展而来。方中黄芩苦寒祛热除烦、燥湿止利；芍药合甘草，即是芍药甘草汤之意，和营缓腹痛挛急、坚阴止利；大枣合甘草缓急止痛、安中益气，治利后之虚。现代研究亦认为，黄芩汤治疗UC疗效显著，可以明显改善结肠功能和恢复肠道结构。紫参汤偏于清泄胃肠实热止利。《金匮要略·呕吐哕下利病脉证治》第46条言："下利肺痛，紫参汤主之。"方中仅紫参、甘草两味药。据《神农本草经》记载："紫参，味苦辛寒。主心腹积聚，寒热邪气，通九窍，利大小便。"紫参汤取紫参一味，清泄胃肠热邪；甘草缓急止痛、补气调中，如此则下利腹痛可愈。以方测证，此证可见腹痛、便脓血、色多鲜红、肛门灼热、全身热象明显。

（5）温补法

温补法按方证又可分为温阳止利法与温涩止利法，温涩止利法又是温法、涩法的结合。

温阳止利法以四逆汤、通脉四逆汤为代表，多用于脾肾阳虚已极，阴寒内盛于内之下利。通脉四逆汤又较四逆汤所治者为更重，此时非此温阳重剂不足以治之。《金匮要略·呕吐哕下利病脉证治》第 36 条言："下利，腹胀满，身体疼痛者，先温其里，乃攻其表。温里宜四逆汤，攻表宜桂枝汤。"此证属表里同病，里阳虚寒为本，故而先以四逆汤温阳止利。《金匮要略·呕吐哕下利病脉证治》第 45 条言："下利清谷，里寒外热，汗出而厥者，通脉四逆汤主之。"通脉四逆汤即在四逆汤基础上倍干姜并重用生附子而成，意在通寒凝之经脉，挽逆在外、在上欲绝之微阳。此法在《伤寒论》中亦有体现，如四逆加人参汤。《伤寒论》第 385 条言："恶寒脉微，而复利，利止，亡血也，四逆加人参汤主之。"此言虚寒下利兼津血亏耗的证治。

温涩止利法在温阳止利的同时又兼用固涩止利，代表方剂为桃花汤和诃黎勒散。桃花汤，涩肠止利，温中散寒。《金匮要略·呕吐哕下利病脉证治》第 42 条言："下利便脓血者，桃花汤主之。"其证因脾肾亏虚日久，阴寒在里，气滞肠间则腹痛；下焦无火，气化不行，水谷不别，则下利；气虚不固，利下既久，大肠脉络损伤则便脓血。方中赤石脂收涩止血止利，主泄泻、肠澼、脓血；干姜、粳米温中扶正。诃黎勒散，《金匮要略·呕吐哕下利病脉证治》第 47 条言："气利，诃黎勒散主之。"气利，即下利滑脱，大便随矢气而排出。气利有虚实之分，此是由中气下陷、气虚不固所致。诃黎勒即诃子，性温，收敛利水道，固涩中气，疗肠风泻血，实大肠，治肠澼久泄、虚胀冷气；米粥有养胃和中作用，补利后之虚。桃花汤和诃黎勒散两方均有粳米，且煎煮法要求"煮米令熟""粥饮和"，这是因为粳米不仅可以补益脾胃，而且有止泻之功。

（6）和法

本法代表方为乌梅丸。本方在《金匮要略》中为治疗蛔厥之主方，但在《伤寒论》中，张仲景注明其"又主久利"。"久"字说明本方每常用于疾病后期，下利迁延不愈的患者，表现为既寒又热、既虚又实、寒热错杂、虚实相兼、阴阳失调。乌梅丸全方辛开苦降，寒热并举，调和阴阳，补泻兼施，温补脾肾以补脾肾之不足，清热燥湿以祛大肠之实邪，是治疗下利的经典方剂。现代研究发现，其可以调节体内的炎症因子、基因、蛋白等以达到治疗目的。临床上，UC此证多见久泻久痢、下利清谷、腹痛隐隐、喜温喜按、四肢厥冷、口干口苦、口舌生疮、舌淡、脉沉细等。

三、中医治疗溃疡性结肠炎的目标

近年来，随着炎症性肠病研究的进展，溃疡性结肠炎（UC）在诊断和机制研究上的进步使其治疗策略也在逐步发生改变，已经从简单的症状控制转变为内镜缓解，再到最近提出的组织学改善——黏膜愈合（MH），在组织学层面上的深度缓解[4-5]。溃疡性结肠炎黏膜愈合主要指黏膜恢复正常的血管形态，黏膜脆性及溃疡消失。国际炎症性肠病组织建议将溃疡性结肠炎的黏膜愈合定义为所有可见的肠黏膜没有黏膜脆性的改变，无出血、糜烂和溃疡[6]。

中医治疗溃疡性结肠炎的目标与上述相应，具体为：①诱导病情深度缓解，包括临床症状缓解、黏膜愈合及组织学缓解。②减少并发症，降低重症患者手术率。③防止病情复发，提高生活质量。

四、中医治疗溃疡性结肠炎的优势、思路与对策

UC治疗策略应在对患者病情的严重程度、发病情况、高危因素、并发症、禁忌证，以及经济基础进行全面详细的衡量的前提下选择。

中医在治疗溃疡性结肠炎方面有其独到的见解和方法，国内医家采用中医药治疗本病也已取得较好的临床疗效。中医治疗溃疡性结肠炎的优势在于对于轻中度溃疡性结肠炎的疗效较好。中西医结合治疗重症溃疡性结肠炎可以提高疗效、减轻激素及免疫抑制剂用量及副作用、缩短疾病缓解过程、促进结肠黏膜修复及溃疡愈合。

中医治疗溃疡性结肠炎，临床症状深度缓解是基本目标，肠黏膜溃疡愈合是重要目标。中医治疗UC的基本思路是根据病程和病机分期治疗，根据病情轻重及病变部位分层和序贯治疗。其治疗方法包括辨证论治、辨病和辨证相结合、内治和外治相结合、局部用药和整体治疗相结合、身心治疗相结合等。

1. 溃疡性结肠炎的辨证论治

（1）大肠湿热证
主症：腹泻，黏液脓血便，腹痛，里急后重。
次症：肛门灼热，腹胀，小便短赤，口干，口苦。
舌脉：舌质红，苔黄腻，脉滑。
治法：清热化湿，调气和血。

主方：芍药汤（《素问病机气宜保命集》）。

药物：白芍、黄连、黄芩、木香、炒当归、肉桂、槟榔、生甘草、大黄。

加减：脓血便明显，加白头翁、地锦草、马齿苋等；血便明显，加地榆、槐花、茜草等。

（2）热毒炽盛证

主症：便下脓血或血便，量多次频，腹痛明显，发热。

次症：里急后重，腹胀，口渴，烦躁不安。

舌脉：舌质红，苔黄燥，脉滑数。

治法：清热祛湿，凉血解毒。

主方：白头翁汤（《伤寒论》）。

药物：白头翁、黄连、黄柏、秦皮。

加减：便血甚者，加仙鹤草、紫草、槐花、地榆、牡丹皮等；腹痛较甚者，加徐长卿、白芍、甘草等；发热者，加金银花、葛根等。

（3）脾虚湿蕴证

主症：黏液脓血便，白多赤少或为白冻，便溏，夹有不消化食物，脘腹胀满。

次症：腹部隐痛，肢体困倦，纳差，神疲懒言。

舌脉：舌质淡红，边有齿痕，苔薄白腻，脉细弱或细滑。

治法：益气健脾，化湿和中。

主方：参苓白术散（《太平惠民和剂局方》）。

药物：党参、白术、茯苓、甘草、桔梗、莲子肉、白扁豆、砂仁、山药、薏苡仁、陈皮。

加减：大便白冻，黏液较多者，加苍术、白芷、仙鹤草等；久泻气陷者，加黄芪、炙升麻、炒柴胡等。

（4）寒热错杂证

主症：下利稀薄，夹有黏冻，反复发作，肛门灼热，腹痛绵绵。

次症：畏寒怕冷，口渴不欲饮，饥不欲食。

舌脉：舌质红或舌淡红，苔薄黄，脉弦或细弦。

治法：温中补虚，清热化湿。

主方：乌梅丸（《伤寒论》）。

药物：乌梅、黄连、黄柏、桂枝、干姜、党参、炒当归、制附子等。

加减：大便稀溏者，加山药、炒白术等；久泻不止者，加石榴皮、诃子等。

（5）肝郁脾虚证

主症：情绪抑郁或焦虑不安，常因情志因素诱发大便次数增多，大便稀烂或黏液便，腹痛即泻，泻后痛减。

次症：排便不爽，饮食减少，腹胀，肠鸣。

舌脉：舌质淡红，苔薄白，脉弦或弦细。

治法：疏肝理气，健脾化湿。

主方：痛泻要方（《景岳全书》引刘草窗方）合四逆散（《伤寒论》）。

药物：陈皮、白术、白芍、防风、炒柴胡、炒枳实、炙甘草。

加减：腹痛、肠鸣者，加木香、木瓜、乌梅等；腹泻明显者，加党参、茯苓、山药、芡实等。

（6）脾肾阳虚证

主症：久泻不止，大便稀薄，夹有白冻，或伴有完谷不化，甚则滑脱不禁，腹痛，喜温喜按。

次症：腹胀，纳差，形寒肢冷，腰酸膝软。

舌脉：舌质淡胖或有齿痕，苔薄白润，脉沉细。

治法：健脾补肾，温阳化湿。

主方：附子理中丸（《太平惠民和剂局方》）合四神丸（《证治准绳》）。

药物：制附子、党参、干姜、炒白术、甘草、补骨脂、肉豆蔻、吴茱萸、五味子。

加减：腰酸膝软，加菟丝子、益智等；畏寒怕冷，加肉桂等；大便滑脱不禁，加赤石脂、禹余粮等。

（7）阴血亏虚证

主症：便下脓血，反复发作，大便干结，夹有黏液，排便不畅，腹中隐隐灼痛。

次症：形体消瘦，口燥咽干，虚烦失眠，五心烦热。

舌脉：舌红少津或舌质淡，少苔或无苔，脉细弱。

治法：滋阴清肠，益气养血。

主方：驻车丸（《备急千金要方》）合四物汤（《太平惠民和剂局方》）。

药物：黄连、阿胶、干姜、当归、地黄、白芍、川芎。

加减：大便干结，加麦冬、玄参、火麻仁等；面色少华，加黄芪、党参等[7]。

2. 溃疡性结肠炎的治疗禁忌

（1）忌止泻过早，闭门留寇

溃疡性结肠炎活动期，湿热瘀滞，热毒内盛，腹泻、黏液脓血便较为严重，但切不可见利下不止而用肉豆蔻、诃子肉、罂粟壳、伏龙肝、赤石脂、禹余粮等固涩止泻药以图速功。此期患者便血量大或淋沥不尽，亦忌用收涩止血药止血。大量收涩止泻止血药物可致闭门留寇，邪毒内陷入里而成伏邪。临床常用通因通用法，如刘河间的芍药汤治下利脓血黏稠、腹痛后重者，以大黄泻下通腑，配合木香、槟榔辛散行气，可使湿热积滞通导而下，免除后患。临床上还可以配伍香附、枳壳、陈皮、厚朴等行气导滞，配伍三七、地榆炭、槐花炭、牡丹皮、赤芍、蒲黄炭等凉血活血止血而不留瘀。

（2）忌攻伐太过，伤及阳气

久泻不仅伤阴，亦伤阳气。患者脾胃本虚，病久脾虚日甚，伤及肾阳；下元命门火衰，阴寒内盛，亦无法温煦脾土；或大剂量应用苦寒、燥湿、泻下之品也会戕伐中阳，从而造成溃疡性结肠炎患者脾肾两虚、寒热错杂、虚实夹杂的复杂情况。

3. 溃疡性结肠炎的分期治疗

溃疡性结肠炎疾病的过程一般分为活动期、缓解期、恢复期三个阶段。针对疾病不同的发展阶段，采取的治疗原则和治疗方法亦不尽相同，应分清病因病机、标本缓急，按照急则治其标、缓则治其本的原则，对溃疡性结肠炎患者采用分期、序贯或转换治疗。

（1）活动期

临床表现以黏液脓血便为主，肠镜下可见溃疡、糜烂形成。此期病机以脏腑湿热毒蕴、气血瘀滞为主，湿热瘀毒久蕴则伤及肠络，血败肉腐，化为脓血。其治疗原则为急则治标，治以清热解毒祛湿、凉血活血，兼以活血化瘀、调畅气血、敛疡生肌。此期忌用收涩止泻之品，以免闭门留寇，加重病情。

（2）缓解期

患者临床症状常见腹泻较轻或仅见大便不成形，无明显黏液脓血便，可伴有腹胀不适、纳差乏力等，病程日久，邪伤正气，病证由实转虚或虚实夹杂，重伤脾胃，甚则损及先天肾脏，导致脾胃虚弱、脾肾两虚、气血两虚、阴血亏虚。其治疗原则重在健脾补肾、固本涩肠、扶正祛邪。此期患者结肠镜下黏膜虽无明显溃疡、糜烂，但病理上黏膜固有层内仍可见中性粒细胞、炎症细胞浸润。中医学认为，湿热之邪大势已去，仍有余邪未尽，此时宜重视扶正祛邪，故在健脾的同时佐以清热化湿方可维持疾病的长期缓解。

（3）恢复期

即使诸症不显，患者脾胃气血仍可不足，如遇饮食不节、情绪刺激、劳累、感受外邪等诱因，常使溃疡性结肠炎反复发作，转为活动期。故此期治疗原则应为培本固源，宜健补脾胃、裨益气血，增强免疫力，使正气存内，邪不可干。

此外，无论是溃疡性结肠炎活动期、缓解期或恢复期，始终存在脾虚，因此健补脾胃、顾护脾胃应该贯穿该病治疗始终。

4.溃疡性结肠炎的分层和序贯治疗

一般而言，轻中度的溃疡性结肠炎活动期患者采用中医辨证论治诱导病情缓解，可以取得良好效果。患者腹痛、腹泻、黏液脓血便等临床症状可获完全缓解，黏膜溃疡愈合程度较好。缓解期亦可用中药维持治疗。但对于重度的溃疡性结肠炎则需要中西医结合治疗。

此外，根据溃疡性结肠炎病变累及结肠部位的不同，还可以采用不同的给药方法[7]。如直肠型或左半结肠型等远端的溃疡性结肠炎，可根据病情轻重采用中药灌肠或栓剂治疗；广泛结肠型，采用中药口服加灌肠联合治疗。中药灌肠局部用药，有助于较快缓解症状，促进肠黏膜修复。局部外用给药直接作用于病变部位，加快吸收，更有利于抗炎、止血，促进黏膜愈合，还可避免口服药物时胃肠消化酶对药物的破坏，提高药物的有效利用率。

常用的治疗溃疡性结肠炎的中药：①清热化湿类：黄柏、黄连、苦参、白头翁、青黛、秦皮、地榆、槐花等。②收涩固肠类：诃子、赤石脂、石榴皮、五倍子、乌梅、枯矾等。③敛疮生肌类：白及、儿茶、生黄芪、枯矾等。④止血凝血类：紫草、三七、血竭、蒲黄、藕节炭、仙鹤草等。⑤清热解毒类：野菊花、白花蛇舌草、败酱草、半枝莲等。⑥中成药类：锡类散、云南白药等。

灌肠疗法采用灌肠液 120～150mL，温度 39℃，以睡前排便后灌肠为宜，可取左侧卧位 30 分钟、平卧位 30 分钟、右侧卧位 30 分钟，然后取舒适体位。灌肠结束后，尽量保留药液 1 小时以上。

激素能使大部分活动期 UC 症状快速缓解，临床上在中重度 UC 的治疗中广泛应用。但是，长期大量应用激素后，患者对激素的敏感性会逐渐降低，出现激素依赖甚至激素抵抗现象。激素依赖型溃疡性结肠炎湿热内蕴，热毒炽盛，伤络动血，病情较重，癌变发生率亦高于普通 UC。在治疗激素依赖型 UC 时，清热化湿类中药药力稍显不足，应加强清热解毒、凉血活血的作用，如加入黄芩、黄连、黄柏、穿心莲、牡丹皮、赤芍等。

5.辨病和辨证相结合，药效与药理相结合，提高疗效

（1）活血抗凝，改善肠黏膜微循环，促进炎症修复

有研究显示，溃疡性结肠炎是一种以血液高凝状态为特征的慢性非特异性的结肠炎症性疾病[8]。UC患者血液高凝状态临床可诱发肠道局部微血栓及深静脉血栓（DVT）形成[9]。炎症性肠病患者发生DVT事件的风险是正常人的2～3倍[10]。抗凝治疗可取得一定的疗效。有相关研究表明，大肠湿热证UC患者的血小板计数（PLT）、纤维蛋白原（FIB）等凝血指标较正常人升高明显[11]，提示大肠湿热证与凝血功能存在相关性。

便血为UC活动期的常见症状，但此期患者因为炎症较重血液呈高凝状态，血栓形成风险明显增加，西医在治疗时强调不可单纯地止血治疗，在使用美沙拉嗪等药物的同时需预防性应用低分子肝素行抗凝治疗。对于血证的治疗，古代医家也有一定认识，如明代缪希雍在《先醒斋医学广笔记》的治吐血三要法中提出的"宜行血，不宜止血"，即提出出现血证时忌单纯止血治疗，以免瘀血内停，瘀阻经络，加重血不循经的病理过程，应使用活血止血中药进行治疗，使血循经络，出血停止。因此，溃疡性结肠炎活动期湿热瘀毒炽盛导致的便血，治疗当慎用固涩止血药，而应使用活血止血之品，如茜草、蒲黄、三七、丹参、当归等，以改善肠壁微循环，防止血栓形成，减轻肠道炎症反应。此与西医学的治疗对策异曲同工。

溃疡性结肠炎的治疗化瘀多选用三七、茜草、蒲黄、五灵脂、降香、血余炭等化瘀止血药。其中"三七，味苦微甘，性平，善化瘀血，又善止血，痢疾下血鲜红，久不愈……允为

理血妙品"，最为常用。气为血之帅，气行则血行，气滞则血瘀，应加用木香、柴胡、香附等理气化瘀。气滞可致血瘀，气虚亦可导致血瘀，可加用黄芪、党参等补气化瘀。湿热伤阴，虚火内炽，灼伤肠络，阴虚血瘀者，加用生地黄、墨旱莲、玄参等养阴化瘀。

（2）健脾益气，提高黏膜免疫力

中医学认为，"四季脾旺不受邪""脾为之卫"，脾胃为后天之本，气血生化之源。脾胃气血旺盛，可使正气充足，正气存内，邪不可干。因此，脾胃强，正气盛，人体免疫力才能抵御各种致病因素的侵袭。肠道上皮细胞处于不断的自我更新状态，正常情况下细胞凋亡和增殖分化之间保持平衡，一旦此平衡被打破，免疫激活后 T 细胞分化失衡，初始 T 细胞增殖分化成为效应 T 细胞和调节 T 细胞。两者之间的平衡破坏可使免疫激活，效应 T 细胞过度增殖，导致肠道黏膜炎症进展而致使 UC 等肠道疾病的发生及发展[12]。

在 UC 发生发展过程中，免疫耐受对于维持肠道稳态至关重要。脾虚是 UC 的发病基础，贯穿其发生发展始终，因此在选用健脾益气中药的同时宜选用对 T 淋巴细胞有抑制作用的中药，如半枝莲、黄芩、黄连、黄柏等。健脾益气的中药常用黄芪、党参、太子参、白术、茯苓等。

6. 恢复期中药维持治疗，有益于防止病情复发

溃疡性结肠炎恢复期的治疗宜健脾益气、补益气血、调畅脏腑气机，以提高机体免疫力，恢复脾胃正常的运化功能，防止复发。

（1）健脾益气、补益气血以提高免疫力

"泄泻之本，无不由脾胃"。《杂病广要》云："精气血气，生于谷气，是以大肠下血，大抵以胃药收功，真料四君子汤、参苓白术散，以枳壳散、小乌沉汤和之，胃气一回，血自循于经络矣。"久泻久痢的基本病机是脾虚，健脾补胃，固本培元以充盈气血、托毒外出是其治疗的基本法则。临床上补气健脾药在 UC 治疗中占主导地位，多以四君子汤、参苓白术散等加减。

（2）调畅脏腑气机以恢复脾胃功能

人体气机通畅是脏腑功能正常的关键，其升降出入应保持平衡，若阴阳失调、气血失和则会致病。《丹溪心法·六郁》言："气血冲和，万病不生，一有怫郁，诸病生焉。故人身诸病，多生于郁。"郁，郁滞不通之意，叶天士在《临证指南医案·郁》中云："郁则气滞，气滞久必化热，热郁则津液耗而不流，升降之机失度。初伤气分，久延血分。"诸郁当中，气郁为先。气机郁滞，可影响血液运行而致血郁，影响津液输布而致湿郁，影响脾胃运化。因此，脾虚是溃疡性结肠炎发病的根本原因，而基本病机是中焦气机升降失常。此病机贯穿于溃疡性结肠炎发生发展的全过程。

溃疡性结肠炎虽以肠道症状为主要临床表现，但五脏六腑元气周流，相互影响。如肺与大肠相表里，若肺金之气宣肃失调，可致气滞大肠而生积滞。木之气主疏泄升发，肝气郁滞，不能疏达，木克脾土同样导致湿阻中满而见泄泻、下利。唐宗海在《痢症三字诀》言："致痢之由实不责脾而责在肝肺，肺金不能顾母，肝木郁而克土，以致脾土受邪，但当治肝肺，则脾经自治。"故治病非独取"肠"也，治疗溃疡性结肠炎时通调气机非常重要。调畅气机的方法，包括疏肝解郁、宣肺肃降、健脾理气、消积导滞、调和气血、化湿理气、辛开苦降等。

现代医学研究提示，溃疡性结肠炎虽然是一种肠道慢性炎症性疾病，但结肠动力障碍也是其不可忽视的原因之一[6]。

7. 重视患者身心治疗及生活调理

溃疡性结肠炎具有病程长、缠绵难愈、反复发作、需长期治疗的特点，加之药物的不良反应，这不仅使患者承受很大的经济负担，而且严重影响其生活质量和心理健康。有研究发现，炎症性肠病患者心理问题的发生率高于健康人群，焦虑和抑郁状态的发生率分别为35%、22%[13]。焦虑、抑郁状态可以加重炎症性肠病（IBD）患者的肠道炎性反应和症状，增加复发率，影响治疗效果[14]。抑郁或焦虑的症状与溃疡性结肠炎患者临床复发之间存在显著的相关性，应急状态下脑-肠轴功能失调会影响炎细胞因子水平，从而导致肠道炎症。因此，溃疡性结肠炎患者的焦虑抑郁情绪与病情互相影响，一方面溃疡性结肠炎的病情导致焦虑抑郁情绪，另一方面焦虑抑郁情绪又加重病情、降低疗效。

随着生物-心理-社会医学模式的转变，心理治疗可能成为 IBD 传统治疗的重要补充。保持心理健康可以减少溃疡性结肠炎复发，缓解症状及提高治疗效果。中医强调身心同治，形神合一，调畅情志。《素问·灵兰秘典论》云："心者，君主之官，神明出焉。""肝者，将军之官，谋略出焉。"此均提示人的精神情志不仅与肝主疏泄、调畅情志有关，而且与心主神志、主持人的思维活动有关。《东医宝鉴》云："欲治其疾，先治其心，必正其心，乃资于道。"因此，对于伴有焦虑抑郁情绪的溃疡性结肠炎患者，在进行中医辨证论治的同时还需加入疏肝解郁、宁心安神的药物，常用者如刺五加、合欢皮、百合、炒酸枣仁、茯神、绿萼梅、佛手等。

此外，溃疡性结肠炎患者的营养治疗、饮食宜忌、生活调摄等对中医治疗溃疡性结肠炎的疗效和预防复发亦有着重要影响，在临床上也要引起足够重视。

参考文献

［1］Hirata Y, Ihara S, Koike K.Targeting the complex interactions between microbiota, host epithelial and immune cells in inflammatory bowel disease［J］.Pharmacol Res, 2016, 113（Pt A）: 574-584.

［2］刘翠荣，沈洪，张露.从卫气营血论治溃疡性结肠炎辨证思路［J］.辽宁中医杂志，2020, 47（3）: 117-119.

［3］刘子号，芦煜，代秋颖等.基于《金匮要略》辨治下利病思想论治溃疡性结肠炎［J］.中医学报，2019, 34（10）: 2052-2055.

［4］朱芳丽，李秀荣，张晓岚.重度溃疡性结肠炎的治疗进展［J］.临床药物治疗杂志，2010, 8（1）: 33-37.

［5］Shimoda M, Horiuchi K, Sasaki A, et al.Epithelial cell-derived a disintegrin and metalloproteinase-17 confers resistance to colonic inflammation through EGFR activation［J］.EBioMedicine, 2016, 5: 114-124.

［6］冉志华.炎症性肠病诊疗难点［M］.北京：科学出版社，2016.

［7］张声生，沈洪，郑凯，等.溃疡性结肠炎中医诊疗专家共识意见（2017）［J］.中华中医药杂志，2017，32（8）：3585–3589.

［8］Algahtani F H, Farag Y M, Aljebreen A M, et al. Thromboembolic events in patients with inflammatory bowel disease［J］.Saudi J Gastroenterol, 2016, 22（6）：423–427.

［9］Koutroubakis I E.Role of thrombotic vascular risk factors in inflammatory bowel disease［J］.DigDis, 2000, 18（3）：161–167.

［10］Desai R J, Gagne J J, Lii J, et al.Comparative risk of incident venous thromboembolism in patients with inflammatory bowel disease initiating tumour necrosis factor-α inhibitors or nonbiologic agents：a cohort study［J］.CMAJ, 2017, 189（47）：E1438–E1447.

［11］王臻楠，沈谦，史秀峰.溃疡性结肠炎中医证型与凝血指标关系的临床研究［J］.上海中医药杂志，2010，44（5）：33–34.

［12］Günther C, Neumann H, Neurath M F, et al.Apoptosis, necrosis and necroptosis：cell death regulation in the intestinal epithelium［J］.Gut, 2013, 62（7）：1062–1071.

［13］胡义亭，张建，贾桂丛，等.炎症性肠病患者焦虑、抑郁状态分析及其与生活质量的关系［J］.中国医药导报，2017，14（28）：57–59, 68.

［14］Nowakowski J, Chrobak A A, Dudek D.Psychiatric illnesses in inflammatory bowel disease–psychiatric comorbidity and biological underpinnings［J］.Psychiatr Pol, 2016, 50（6）：1157–1166.

第十二节

中西医结合治疗溃疡性结肠炎的策略

　　临床上，我们参照 UC 西医指南进行疾病的诊断和鉴别诊断，明确发病部位和疾病轻重后决定治疗的方式、强度、预后及复发。对于急性重症 UC，西医的抗炎、免疫抑制、营养支持及手术等治疗具有不可替代的作用，西医制定的评分标准和评价标准更具有客观性。而中医的优势在于其对 UC 的认识更为细致具体，同时也能结合患者的素体情况，充分体现了其辨证论治和整体观念的特色[1]。中医对于活动期 UC 的治法主要为清热化湿、调气和血、敛疡生肌，注重内外合治；缓解期 UC 的治法主要为健脾益气，兼以补肾固本，佐以清热化湿。正是由于中西医治疗 UC 各有优势和不足，所以中西医结合治疗 UC 可以发挥各自优势，弥补对方不足。针对 UC 不同时期的发病情况，采用中西医结合的治疗方法，对于诱导临床症状缓解、促进黏膜愈合、改善生活质量、减少不良反应、提高临床疗效具有重要意义。

一、活动期 UC 的治疗

　　轻、中度 UC 采用中医辨证，进行个体化治疗，其疗效与美沙拉嗪制剂相当[2]，可明显改善患者腹痛、腹泻、黏液脓血便及里急后重等临床症状，诱导临床症状缓解，促进黏膜愈合，提高患者生活质量。轻、中度 UC 中药治疗未能缓解症状，或结肠黏膜损伤无改善者，可考虑联合 5-ASA 治疗，具体用药方案：①直肠炎：直肠局部给予 5-ASA 1g/d。②左半结肠炎：局部给予 5-ASA ≥ 1g/d，联合口服 5-ASA 2.0 ～ 4.0g/d。③广泛结肠炎：口服 5-ASA 2.0 ～ 4.0g/d，联合 ≥ 1g/d 的 5-ASA 灌肠液治疗。在第 4 ～ 8 周评估应答反应，如有应答，继续使用5-ASA；如无应答，则口服或局部用糖皮质激素，按重度 UC处理[3]。

活动期重度 UC 采用中西医结合治疗，是在使用糖皮质激素的基础上联合清肠化湿、凉血解毒等中药治疗。静脉输注糖皮质激素，如出现糖皮质激素抵抗或依赖时，应及早考虑转换治疗，如环孢素、他克莫司、抗肿瘤坏死因子单抗、维多珠单抗等，或立即手术治疗。中西医结合治疗可以缩短 UC 患者临床症状缓解的时间，减少激素和免疫抑制剂的不良反应；并在诱导临床症状缓解后能逐步减少上述药物的剂量，甚则停用。对于糖皮质激素抵抗或依赖的患者宜采用中药辨证施治与西药联合治疗。西药方面包括硫嘌呤类药物或生物制剂（抗肿瘤坏死因子单抗或维多珠单抗）[3]。

二、缓解期 UC 的治疗

UC 维持治疗方案的选择由病情类型及诱导缓解的药物所决定，可以用西药维持量配合中药口服或灌肠，再逐渐减少西药用量，以中药维持。在西药选择方面，使用 5-ASA 诱导缓解的轻、中度活动期直肠炎或左半结肠炎，维持缓解的用药同活动期。口服糖皮质激素诱导缓解者，使用 5-ASA 或硫嘌呤类药物维持缓解。对生物制剂治疗有应答的患者，继续原生物制剂维持缓解。中药治疗方面以健脾益气为主，辅以清化湿热、调气活血、敛疡生肌之品，后期中药的服用频次可以逐渐减少，达到长期的缓解，可从每日 1 剂，减至 2 ～ 3 日 1 剂，甚则每周 1 剂维持缓解；也可用中成药替代治疗，减少药物的服用量[3]。

中医治疗除了中成药或中草药外，也包括局部药物纳肛、灌肠、针灸、穴位贴敷、穴位埋线等治疗。临床上有很多学者就中西医结合治疗 UC 进行了大量的研究，结果均显示了其有很好的临床疗效，且不良反应减少。李军祥等[4]从中医病因病机、中医药治疗策略、中西医结合切入点等方面，详细讲述 UC 中西医结合的治疗策略，并提出在治疗过程中应该熟练灵活掌握 UC 的各期西医诊治，并根据 UC 的中医基本病因病机，辨清疾病的正邪关系，然后采取整体调节与局部治疗相结合，寻找中西医结合治疗的切入点，以此取得较单纯西医治疗更好的效果，提高临床疗效，改善患者生活质量。周升凤等[5]选取 150 例 UC 患者为研究对象，分为对照组和治疗组，对照组给予常规西医治疗（口服美沙拉嗪缓释颗粒、双歧杆菌三联活菌胶囊，辅以激素或免疫抑制剂），治疗组给予慢病管理模式下的中西医结合治疗（管理模式以慢病照护模式为主，并在对照组治疗方案基础上加服中药），以 2 周为一疗程，对照分析得出治疗组总有效率略高于对照组；且两组患者除社会能力外，胃肠症状、全身症状和情感能力评分均较治疗前升高，而治疗组明显高于对照组；随访发现，治疗组复发率、再入院率均低于对照组，不良反应发生率亦明显小于对照组，具有统计学意义。说明现代慢病管理模式下的中西医结合疗法治疗 UC 能防治结合、标本兼治，且效果稳定、持久，是一种高效、安全、科学、实用的新型模式，值得临床进一步研究和推广。

中西医结合可以是西医联合中药治疗、西医联合中药外用治疗或者西医联合中医内外治疗，临床试验均取得了很好的疗效。王福英等[6]为了研究中西医结合治疗 UC 的效果，选取 107 例寒热错杂型的轻、中度 UC 患者，分为对照组及观察组，对照组给予口服美沙拉嗪（每次 2g，2 次 / 日）治疗，观察组在对照组基础上加用乌梅丸加减治疗，10 日为一疗程。两组患者治疗 3 个疗程后对比临床疗效、血清炎性因子水平及肠道菌群变化情况，结果显示两组患者的肿瘤坏死因子 -α（TNF-α）、白细胞介素 -8（IL-8）、大肠杆菌含量降低，观察组降低幅度大于对照组；白细胞介素 -4（IL-4）、白细胞介素 -10（IL-10）、双歧杆菌和乳酸菌含量升高，观察组升高幅度大于对照组，观察组总有效率（94.44%）明显高于对照组（71.70%）。不难得出，中西医结合治疗寒热错杂型 UC 的效果较好，能有效降低血清炎性因子水平、平衡肠道菌群，对临床具有重要指导意义。刘旭丽等[7]采用西医治疗（口服美沙拉嗪 3 ～ 4g/d，酪酸梭菌活菌片 2 片 / 次，3 次 / 日）为对照组，对照组基础上加用健脾止泻汤为观察组，治疗后发现观察组总有效率高于对照组，观察组腹痛、脓血便、里急后重等症状评分低于对照组，且不良反应发生率低于对照组。研究得出，中西医结合治疗 UC 的临床疗效显著，不良反应减少，值得推广。张广林等[8]将对照组和观察组分别给予口服美沙拉嗪肠溶片（每次 1g, 4 次 / 日）治疗和美沙拉嗪加中药灌肠（自拟愈疡灌肠方：苦参 20g，生地榆 20g，仙鹤草 20g，五倍子 20g，白及 15g，甘草 20g。1 剂 / 日）治疗，3 个月后观察组患者炎性因子水平、中医证候积分、肠镜下肠黏膜评分、不良反应发生率均低于对照组，观察组治疗总有效率高于对照组，得出对 UC 进行中西医结合治疗既安全又有效。除此之外，有研究显示，口服美沙拉嗪联合中药灌肠及穴位贴敷治疗比单独口服美沙拉嗪治疗的总有效率要高，中西医结合治疗后 ESR、CRP、肠镜下黏膜评分、黏膜病理评分，以及腹泻、腹痛、黏液脓血便积分均低于西医治疗[9]。刘刚等[10] 将 64 例 UC 患者随机分为对照组和治疗组，对照组予口服美沙拉嗪抗炎治疗，治疗组在对照组基础上予加减芍药汤保留灌肠并配合艾灸治疗。4 周后评价，治疗组的综合疗效明显优于对照组，说明中西医结合疗法治疗 UC 的临床疗效优于单纯的西医疗法。刘二委[11] 选取 134 例中度 UC 患者，随机分为对照组和观察组，对照组予口服美沙拉嗪治疗，观察组在对照组基础上加用健脾渗湿止血方及耳穴贴压治疗。一段时间后评价，观察组中医证候积分低于对照组，对照组不良反应发生率（7.46%）与观察组（2.99%）比较，差异无统计学意义，观察组治疗总有效率（97.01%）高于对照组（76.12%），差异有统计学意义。最终得出，中西医结合治疗中度 UC 的疗效显著，可明显改善患者的临床症状。

参考文献

[1] 刘亚军，沈洪 . 沈洪中西医结合治疗溃疡性结肠炎的经验

［J］.中医药导报，2021，27（10）：177-180.

［2］沈洪，张声生，王垂杰，等.中药分期序贯治疗轻中度溃疡性结肠炎临床观察［J］.中华中医药杂志，2012，27（7）：1788-1791.

［3］张声生，沈洪，郑凯，等.溃疡性结肠炎中医诊疗专家共识意见（2017）［J］.中华中医药杂志，2017，32（8）：3585-3589.

［4］李军祥，谭祥，毛堂友.溃疡性结肠炎中西医结合治疗策略［J］.中国中西医结合杂志，2017，37（4）：398-400.

［5］周升凤，张广清，丁美祝，等.中西医结合联合慢病管理模式治疗溃疡性结肠炎患者的临床研究［J］.世界中西医结合杂志，2021，16（12）：2304-2307.

［6］王福英，王静敏，丁震环，等.中西医结合治疗寒热错杂型溃疡性结肠炎54例临床观察［J］.中国民族民间医药，2021，30（17）：110-112.

［7］刘旭丽，白淮.中西医结合治疗溃疡性结肠炎的临床效果观察［J］.临床合理用药，2018，11（2）：47-48.

［8］张广林，国龙溪，刘秋芹，等.中西医结合治疗溃疡性结肠炎患者的应用效果探究［J］.系统医学，2021，6（14）：69-71.

［9］夏超，罗金键，王康康，等.中西医结合治疗溃疡性结肠炎临床观察［J］.实用中医药杂志，2021，37（5）：835-837.

［10］刘刚，周莉，熊国卫，等.中西医结合治疗溃疡性结肠炎32例［J］.中医临床研究，2017，9（22）：76-78.

［11］刘二委.中西医结合治疗中度溃疡性结肠炎67例临床观察［J］.中国民族民间医药，2021，30（1）：113-115.

第十三节

中医治疗溃疡性结肠炎的常用方药解析

一、大肠湿热证[1]

1. 主症

腹泻，黏液脓血便，腹痛，里急后重。

2. 次症

肛门灼热，身热不扬，口干口苦，小便短赤。

3. 舌脉

舌质红，苔黄腻，脉滑数。

4. 治则

清热化湿，调气行血。

5. 常用方

芍药汤（《素问病机气宜保命集》）。

6. 药物

白芍、炙甘草、黄连、黄芩、木香、槟榔、当归、肉桂、大黄。

7. 解析

本证为湿热蓄积肠中，气机失调，故见腹痛、里急后重。气血瘀滞，化为脓血，而为下利赤白。湿热内迫下注，故见小便短赤、肛门灼热。本方以调和气血、清热化湿解毒为法。方中重用白芍，配当归调和营血，配甘草柔肝缓急止痛，调和肝脾；黄连、黄芩苦寒燥湿，解肠中热毒，实为正本清源要药，病因消除，则脓血止矣。

方中大黄可消除病因，增强黄芩、黄连的解毒力量，配芩、连则清中有泻；清热通便，荡涤邪滞，导热下行；凉血止血，治疗下血证；增强当归活血力量，使痢止之后不致有瘀血停留肠壁，留下后患。下利而用通利的大黄，体现"通因通用"的治疗原则[2]；配木香、槟榔能调畅气机，行气导滞，亦属"通因通用"之法。

热病反佐辛热的肉桂，能制约黄芩、黄连、大黄之偏，防止苦寒伤阳，冰伏湿热之邪；协助当归、大黄加强行血之功，温化湿浊。肉桂宜少用，多用则有动血之虞，若赤多白少则减去为佳[3]。

《素问病机气宜保命集》在其方后引经曰："气行而血止。行血则便脓自愈，调气则后重自除。"可见本方之立意不在止利，而在治其致痢之本，病本得到治疗，故其主症可解。本方的组成特点是气血并治，兼以通因通用，寒热共投，侧重热者寒之[3]。此方配伍完善，可做到消除病因、调和气血、恢复功能三个方面[2]。

8. 加减法

大便脓血较多者，加白头翁、紫珠、地榆、槐花、马齿苋，凉血解毒止利；大便白冻、黏液较多者，加苍术、白术、茯苓、薏苡仁，健脾燥湿；腹痛较甚者，加延胡索、乌药、枳实、陈皮，理气止痛；身热甚者，加葛根、金银花、连翘，解肌退热[1]。

9. 现代研究

现代医学研究发现，溃疡性结肠炎的发病与免疫调节异常密切相关。肿瘤坏死因子 –α（TNF–α）、白介素 –10（IL–10）和黏附分子 –1（ICAM–1）在其中起着不可忽视的作用。现代药理研究发现，芍药水煎剂对多种细菌都有显著抗菌作用，可使处于低下状态的细胞免疫功能恢复正常，还有很好的解痉镇痛效果。黄芩、黄连、大黄对多种细菌有较强抑制作用。黄芩能抑制肠管蠕动。黄连具有抗溃疡作用。实验证明，芍药汤能显著降低结肠炎大鼠的 ICAM–1、TNF–α 水平，明显提高 IL–10 含量。本方疗效与柳氮磺吡啶（SASP）相当，与柳氮磺吡啶同用后可明显提高疗效，提示芍药汤的疗效可能与其免疫调节作用有关[4]。

备选方：葛根黄芩黄连汤（《伤寒论》）[5]。

药物：葛根 15g，黄芩 9g，黄连 9g，炙甘草 6g。

解析：有表证必先解表或表里双解，可用葛根芩连汤[6]。本方主治伤寒表证未解，误下以致邪陷阳明引起的热利，症见泻下之物臭秽、肛门有灼热感。此时表证未解，里热已炽，故见身热口渴、胸脘烦热、苔黄、脉数等症；里热上蒸于肺则作喘，外蒸于肌表则汗出。治宜外解肌表之邪，内清肠胃之热。方中重用葛根为君药，既能解表清热，又能升发脾胃清阳之气而治下利，柯琴谓其"气轻质重"。"先煎葛根而后纳诸药"，则"解肌之力优，而清中之气锐"。阳气内陷，郁结化热，脾运障碍，湿热下注，故配伍苦寒之黄芩、黄连为臣，其性寒能清胃肠之热，味苦能燥胃肠之湿，如此则表解里和，身热下利诸症可愈。甘草甘缓和中，并协调诸药为佐使，共成升阳解肌、清热止利的解表清里之剂[3]。

本方虽属表里同治之剂，但以清里热为主，尤怡《伤寒贯珠集》谓："其邪陷于里者十之七，而留于表者十之三。"由于葛根能清热止利，汪昂在《医方集解》中称其"为治泻主药"。故本方对泄泻、痢疾，属于里热引起者，症见身热、下利臭秽、肛门灼热、苔黄、脉数，皆可应用。如下利而不发热、脉沉迟或微弱，病属虚寒者，则不宜使用[2]。

加减法：若有腹痛，加木香、白芍，行气和血止痛。

现代药理研究：葛根芩连汤中具有多种活性成分，其中能发挥功效的主要活性成分有葛根素、小檗碱、黄芩苷和甘草酸[7]。

葛根素具有较强的抗炎、抗氧化作用，其可以通过影响免疫细胞、炎症因子和信号通路等方式起抗炎作用，不仅能显著降低血液中的促炎因子 TNF-α 和 IL-6 的水平，同时能使抗炎因子 IL-10 的水平明显升高[8]。

小檗碱主要是通过抑制各种炎症介质的产生与表达，以及抑制炎症通路的激活达到抑制炎症反应的作用[9]。沈雁等[10]

研究发现，小檗碱可以上调紧密连接蛋白 claudin-1 及 mRNA 的表达水平，达到缓解溃疡性结肠炎的炎症水平。李思等[11] 研究发现，小檗碱能够通过抑制肠道干细胞标志物和紧密连接蛋白的破坏，减少肠黏膜的损害，维持肠黏膜机械屏障的稳态，从而有效抑制溃疡性结肠炎小鼠的结肠炎症，缓解炎症症状。

黄芩苷拥有多种药用功效，具有抗炎、抗病毒和抗氧化等药理作用[12]。其主要是通过抑制氧化应激和细胞凋亡发挥抗炎作用。朱磊等[13]使用黄芩苷治疗溃疡性结肠炎模型大鼠，发现其不仅能显著降低肠组织中 IL-6 的表达水平，而且能降低结肠组织环氧合酶 2、连环蛋白、Caspase-9 与 FasL 的表达水平，以及 TNF-α、IL-8 与 IL-1 的含量，同时能够有效降低 PI3K 和 AKT 蛋白的磷酸化水平，减轻炎性免疫反应，减少肠上皮细胞凋亡，达到抗炎的效果。

甘草酸具有抗炎作用，同时也有调节免疫的作用[14]。罗敏等[15]研究发现，肠道细菌产生的内毒素（脂多糖）可以直接侵蚀肠道黏膜使其出现炎症改变。但是甘草酸能抑制脂多糖活化的 TLR4/NF-κB 信号通路，下调脂多糖诱导的促炎基因表达，减轻肠上皮细胞的炎症性损伤，达到缓解炎症的作用。

葛根芩连汤治疗溃疡性结肠炎的机制研究：葛根芩连汤可通过抑菌、抗炎、抗氧化，以及修复肠黏膜等达到治疗作用。何云山等[16]通过研究发现葛根芩连汤能抑制多种细菌的生长。葛根芩连汤在模拟肠液和胃液中均能对金黄色葡萄球菌、大肠埃希菌、沙门菌、黑曲霉、米曲霉和青霉达到有效的抑制作用。赵益等[17]通过研究发现，葛根芩连汤能够使肠黏膜充血和中性粒细胞浸润有效下降，使血浆中 MPO、H_2O_2、

NO、MDA、P-selectin、IL-18 的表达明显下降，同时提高血浆 SOD、IL-4 的表达，从而起到抗炎的作用。其机制可能是提高机体的抗氧化能力和降低促炎因子的表达来达到抗炎的目的。陈丽[18]研究发现，葛根芩连汤能够有效改善肠黏膜中 NF-κB、TNF-α、MFG-E8 及 Occludin 的平均灰度值和蛋白相对表达量，达到减轻炎症反应，促进肠黏膜修复的作用。

二、脾虚湿阻证[1]

1. 主症

大便稀溏，有少量黏液或脓血，腹部隐痛，食少纳差。

2. 次症

腹胀肠鸣，肢体倦怠，神疲懒言，面色萎黄。

3. 舌脉

舌质胖淡或有齿痕，苔白腻，脉细弱或濡缓。

4. 治则

健脾益气，化湿止泻。

5. 常用方

参苓白术散（《太平惠民和剂局方》）。

6. 药物

人参、茯苓、炒白术、桔梗、山药、白扁豆、莲子、砂仁、炒薏苡仁、炙甘草等。

7. 解析

本证以食少便溏、面色萎黄、困倦乏力、苔白脉缓为辨证要点。治疗脾胃，当补其虚，除其湿，导其滞，调其气。方用人参、白术、茯苓、甘草、山药、扁豆、莲子、薏苡仁，补其脾；茯苓、薏苡仁，渗其湿；砂仁，芳化湿浊，醒脾利气；合人参、白术、茯苓、甘草，暖胃和中，并能克服诸药呆滞，使其补而不滞；扁豆，化清降浊，配合桔梗升清；薏苡仁、茯苓，降浊，使清气得升、浊阴得降，则泄泻症状可愈。脾胃健运，湿滞得化，水谷精微生化恢复，则衰弱的机体可逐步好转[2]。

吴崑《医方考》谓："脾胃虚弱，不思饮食者，此方主之。脾胃者，土也。土为万物之母，诸脏腑百骸受气于脾胃而后能强。若脾胃一亏，则众体皆无以受气，日见羸弱矣。故治杂证者，宜以脾胃为主。然脾胃喜甘而恶苦，喜香而恶秽，喜燥而恶湿，喜利而恶滞。是方也，人参、扁豆、甘草，味之甘者也；白术、茯苓、山药、莲肉、薏苡仁，甘而微燥者也；砂仁辛香而燥，可以开胃醒脾；桔梗……为诸药之舟楫；苦则喜降，则能通天气于地道矣。"[3]此方配伍桔梗有两层含义：①开宣肺气：水津运行有赖气为其帅，湿滞中焦而用宣上药物，有气行则津行之意，即吴崑所谓"能通天气于地道矣"。②升举清气：清气上升，浊阴自降。[2]

此方于补气药中配伍行气的砂仁，于燥湿、芳化、淡渗之中配伍固涩的莲子，成为补中有行、通中寓涩的配伍形式。药力平和，温而不燥，益气健脾，补而不滞，既杜生湿之源，又化已成之湿，令清升浊降，津气运行出入正常，而诸症可愈[2]。

8. 加减法

便中伴有脓血者，加败酱草、黄连、广木香；大便夹有不消化食物者，加神曲、枳实消食导滞；腹痛畏寒喜暖者，加炮姜；寒甚者，加附子温补脾肾；久泻气陷者，加黄芪、升麻、柴胡升阳举陷[1]。

9. 现代研究

目前的实验通过对溃疡性结肠炎大鼠模型或临床溃疡性结肠炎患者的研究，发现参苓白术散可能通过促进骨髓充质干细胞归巢作用，维持肠上皮细胞层细胞间的紧密连接，降解细胞外基质，调节免疫系统，调节结肠组织水通道蛋白、细胞黏附分子，调节肠道菌群，调节炎症因子等药理作用，达到改善溃疡性结肠炎的病理状态的目的[19]。

（1）促进骨髓间充质干细胞（BMSCs）归巢作用

溃疡性结肠炎的病变特点是结肠黏膜的损伤，因此修复和重建损伤的结肠黏膜是治愈溃疡性结肠炎的关键。结肠黏膜干细胞可以修复结肠黏膜并使其再生，而间充质干细胞（MSCs）具有向受损组织迁移归巢的特点。溃疡性结肠炎中的受损肠组织会将充质干细胞（MSCs）迁移、定植隐窝基底部（即肠道干细胞所在部位）[20]，进而参与肠黏膜屏障的修复和重建。石科等[21]通过 TNBS/ 乙醇法构建大鼠溃疡性结肠炎模型的实验研究证明了参苓白术散可通过升高血清及肠黏膜中 ICAM-1、VCAM-1 蛋白水平，促进了骨髓间充质干细胞（BMSCs）向结肠黏膜归巢，而达到修复、重建及治疗溃疡性结肠炎大鼠的目的。骨髓间充质干细胞（BMSCs）的归巢与趋化因子（CXCL12）及 G- 蛋白偶联受体（CXCR4）相关，二者的受体结合掌舵并调节着骨髓间充质干细胞（BMSCs）的归巢过程[22]。崔树婷等[23]通过 TNBS/ 乙醇法构建溃疡性结肠炎模型大鼠的实验研究发现，参苓白术散可升高大鼠肠黏膜 CXCL12、CXCR4 蛋白水平，显著促进骨髓间充质干细胞（BMSCs）向肠黏膜组织的归巢。

（2）维持肠上皮细胞层细胞间的紧密连接

肠黏膜机械屏障由肠上皮细胞及其连接构成，它维持着肠黏膜屏障功能的正常发挥，而肠上皮细胞间的紧密连接在其中发挥着重要的衔接作用[24]。刘翠英等[25]通过葡聚糖硫酸钠（DSS）构建溃疡性结肠炎大鼠模型的实验研究显示，经过参苓白术散治疗的模型大鼠肠黏膜组织中的 P-MLC 蛋白表达显著降低、Occludin 蛋白表达显著升高，表明其作用机制是通过抑制 MLCK/MLC 通路激活，起到增强肠黏膜屏障功能，以达到治疗溃疡性结肠炎的目的。

（3）降解细胞外基质

细胞外基质（ECM）的降解在溃疡性结肠炎的发病中起着关键的作用[26]。它通过增加肠黏膜通透性，进而降低了肠黏膜的屏障功能。王雪梅[27]的临床研究中，试验组予参苓白术散联合美沙拉嗪治疗，结果显示其可明显改善溃疡性结肠炎患者的临床症状。其作用机制与降低血浆 MMP-2、MMP-9 的表达，达到改善肠黏膜通透性有关。

（4）调节肠道菌群

益生菌的减少和致病菌的增加导致的肠道菌群失衡被认为是引起溃疡性结肠炎的重要因素。参苓白术散可明显促进肠道有益菌生长，减轻肠道细菌易位，以达到肠道菌群平衡、改善机体免疫功能和肠道屏障功能的作用[28]。参苓白术散可通过降低小鼠血清P物质（SP）、血管活性肠肽（VIP）、IgG、内毒素的水平，有效调整抗生素所引起的小鼠肠道菌群失衡。其药理作用与抑制致病菌或条件致病菌的过度增殖，促进乳酸杆菌、双歧杆菌的肠道益生菌增殖相关[29]。

三、脾肾阳虚证[1]

1. 主症

久病不愈，大便清稀或完谷不化，腹痛绵绵，喜温喜按，腰膝酸软，形寒肢冷。

2. 次症

五更泄泻，食少纳差，少气懒言，面色㿠白。

3. 舌脉

舌淡胖或有齿痕，苔白润，脉沉细或尺脉弱。

4. 治则

健脾温肾，温阳化湿。

5. 常用方

理中汤（《伤寒论》）合四神丸。

6. 药物

人参、干姜、白术、炙甘草、补骨脂、肉豆蔻、吴茱萸、五味子、生姜、大枣等。

7.解析

中焦虚寒，健运失职，气液升降失调，津气逆乱而腹泻；阳虚阴盛，寒邪凝聚则腹痛。治以温中阳，散寒邪，健脾胃，复升降。方用辛热之干姜温中散寒，振奋中阳；人参大补元气，助运化而正升降；白术健脾燥湿；炙甘草之甘，益气和中，以缓胃肠挛急[2]。

五更即黎明之前，正是阴气盛极、阳气萌发之际。肾阳虚衰者，阳气当至不至，阴气极而下行，故为泄泻。肾阳虚者，脾亦不暖，运化失健，故纳差食少。治应温肾暖脾，涩肠止泻。补骨脂辛苦性热而补命门，为壮火益土之要药；肉豆蔻温脾肾而涩肠止泻；吴茱萸暖脾胃而散寒除湿；五味子温中涩肠；生姜散寒行水；大枣滋养脾胃[3]。

故治疗脾肾阳虚证，予理中汤与四神丸合用，共奏健脾温肾、温阳化湿之功，则肾温脾暖，大肠固而运化复，泄泻自然可止。

8.加减法

腹痛甚者，加白芍，缓急止痛；小腹胀满者，加乌药、小茴香、枳实，理气除满；大便滑脱不禁者，加赤石脂、诃子，涩肠止泻[1]。

9.现代研究

卞慧敏[30]研究发现，理中汤能够抑制正常小鼠的小肠推进运动，使其推进百分率明显下降；对大黄脾虚模型小鼠的小肠推进运动亢进亦有明显的抑制作用，并可使阿托品负荷下的小鼠小肠推进运动受抑加强；对新斯的明负荷下的小鼠小肠推进运动有抑制作用，可拮抗肾上腺素对肠管的抑制作用，其拮抗率在10%左右。此外，理中汤可使家兔离体十二指肠的自发活动受到抑制，其抑制程度随剂量增加而加强；还可缓解乙酰胆碱、氯化钡所引起的肠管强直性收缩，表现为肠管紧张性下降、收缩幅度减小。

溃疡性结肠炎的进展与炎症因子分泌、免疫异常等诸多因素相关。王燕等[31]研究发现，四神丸可明显降低溃疡性结肠炎大鼠结肠黏膜NF-κB p65 mRNA转录水平，抑制NF-κB p65蛋白合成，阻止NF-κB信号通路开放，以减少炎症因子和介质释放。黄小英等[32]则认为四神丸能缓解结肠炎小鼠结肠损伤，这与其调节外周血$CD_{40}/CD_{40}L$信号有关。王燕等[33]的研究也证实四神丸能够下调IL-6和升高$TGF\beta_1$的表达，降低结肠组织中TLR-4 mRNA的含量，抑制炎症反应，调节肠上皮免疫系统，恢复肠黏膜微环境的免疫稳态，从而达到治疗溃疡性结肠炎的目的。

四、肝郁脾虚证[1]

1. 主症

腹痛则泻，泻后痛减，大便溏稀或有少许黏液便，情绪紧张或抑郁恼怒等诱因可致上述症状加重。

2. 次症

胸闷喜叹息，嗳气频频，胸胁胀痛。

3. 舌脉

舌质淡红，苔薄白，脉弦细。

4. 治则

疏肝理气，健脾和中。

5. 常用方

痛泻要方（《景岳全书》）合四逆散（《伤寒论》）。

6. 药物

柴胡、炒白芍、枳实、陈皮、防风、炒白术、炙甘草等。

7. 解析

本证以腹痛则泻、泻后痛减、与情志有关、苔薄白、脉弦细为辨证要点，是由土虚木乘，脾受肝制，升降失常所致。吴鹤皋云："泻责之于脾，痛责之于肝，肝责之实，脾责之虚，脾虚肝实，故令痛泻。"方用柴胡升发阳气，疏肝解郁；白术健脾燥湿；白芍养血泻肝，益阴柔肝，缓急止痛，与白术相配，可补脾土而泻肝木，与柴胡相配，敛阴和阳，条达肝气，且可使柴胡升散而无耗阴伤血之弊；枳实理气解郁，泻热下气破结，与柴胡相配，升降调气，加强疏畅气机之功，共奏升清降浊之效，与白芍配伍，又能理气活血，使气血和调；陈皮燥湿醒脾，理气和胃；防风擅长"搜肝气"，祛风邪[2]，散肝疏脾，升清止泻，与术、芍相伍，能散肝郁、疏脾气，且能胜湿止泻；炙甘草甘温益气以健脾。诸药相配，补中寓疏，泻肝补脾，调和气血，则痛泻可止[34]。

8. 加减法

久泻者，脾气益虚，清阳陷下，可加升麻升阳气而增止泻之功；排便不畅、矢气频繁者，加枳实、槟榔理气导滞；腹痛隐隐、大便溏薄、倦怠乏力者，加党参、茯苓、炒扁豆健脾化湿；胸胁胀痛者，加青皮、香附疏肝理气；夹有黄白色黏液者，加黄连清肠燥湿[1]。

9. 现代研究

痛泻要方能够通过调节溃疡性结肠炎大鼠体内细胞炎性因子，如白细胞介素 6（IL-6）和白细胞介素 4（IL-4）、IL-17、IL-10，以及 NF-κB、干扰素 γ（IFN-γ）水平发挥对溃疡性结肠炎的治疗作用，从而调节 T 细胞介导的炎性平衡调节，抑制过度的炎性反应，发挥相应的治疗作用[35-37]；其治疗肝郁脾虚型溃疡性结肠炎模型大鼠可下调其结肠组织中糖蛋白 130（gp130）表达、上调细胞因子信号转导抑制蛋白 3（SOCS3）表达，从而有效减轻肝郁脾虚型溃疡性结肠炎大鼠结肠黏膜损伤程度[38]；调节血清中神经肽 Y（NPY）、血管活性肠肽（VIP）的含量，对溃疡性结肠炎模型大鼠脑 - 肠轴的异常进行调节[39]。

卢健等[40]研究证实，四逆散能够抑制促炎因子 TNF-α 的分泌，促进抗炎因子 IL-10 的分泌，从而干预实验性溃疡性结肠炎。通过对促炎因子的抑制作用和对抗炎因子的促进作用，调节促炎因子和抗炎因子之间的平衡，可能是四逆散干预溃疡性结肠炎的机制之一。王丽娜等的研究表明四逆散可能具有促进溃疡性结肠炎大鼠脾脏和胸腺免疫功能恢复的作用[41]，亦验证了四逆散可正向调节免疫抑制状态机体的免疫功能，对机体免疫功能有促进和调节的作用[42]；该研究还证实了四逆散能有效改善溃疡性结肠炎大鼠的一般状况和病理损害，具有减轻溃疡性结肠炎大鼠结肠炎症及溃疡病变的效用，同时也验证了四逆散的抗溃疡作用[43-44]。综上证明，四逆散能够有效治疗实验性大鼠溃疡性结肠炎，其作用机理可能与提高溃疡性结肠炎大鼠的免疫功能、减轻溃疡性结肠炎大鼠病理损伤程度有关。

五、瘀阻肠络证[1]

1. 主症

腹痛拒按，痛有定处，泻下不爽，下利脓血，血色暗红或夹有血块。

2. 次症

面色晦暗，腹部有痞块，胸胁胀痛，肌肤甲错。

3. 舌脉

舌质暗红，有瘀点瘀斑，脉涩或弦。

4. 治则

活血化瘀，理肠通络。

5. 常用方

少腹逐瘀汤（《医林改错》）加减。

6. 药物

当归、赤芍、红花、蒲黄、五灵脂、延胡索、没药、小茴香、乌药、肉桂等。

7. 解析

本证以腹痛拒按、痛有定处、泻下不爽、泻下脓血、血色暗红或夹有血块、舌质暗红、有瘀点瘀斑为辨证要点。

王清任《医林改错》述："腹痛作泻，久不愈者，必瘀血为本。""泻肚日久，是瘀血过多。""瘀血"是导致溃疡性结肠炎发病及病情迁延难愈的原因，又是其发展之结果，贯穿疾病始终[45]。可见瘀血是溃疡性结肠炎发病过程中的始动因素；气血壅滞是溃疡性结肠炎发作期的核心病机；瘀血内阻是溃疡性结肠炎缓解期的主要病理因素，是复发的宿根[46-47]。正如如王清任所云："久病必有瘀，邪毒壅滞于肠，或肝郁克脾，血液瘀滞于肠络，或脾胃气虚，运行血液无力，气血阻滞，肠络失和，而血败肉腐成脓。"

调气行血、活血化瘀是治疗溃疡性结肠炎及抗复发的核心。活血通络祛瘀，则脓血易去，新血易生，瘀祛而精微归于正化[48]。

方中当归、赤芍、红花、蒲黄、五灵脂、延胡索、没药活血化瘀止痛；小茴香、乌药、肉桂温经止痛。本方有活血散瘀、理肠通络的作用。

8. 加减法

腹满痞胀甚者，加枳实、厚朴理气导滞，消痞除满；癥块坚硬者，加皂角刺通瘀软坚；腹痛甚者，加三七末活血化瘀，白芍缓急止痛；晨泻明显者，加肉桂、补骨脂温肾助阳，温脾止泻[1]。

9. 现代研究

王长洪提出，溃疡性结肠炎患者不论病史长短、症状轻重、缓解或发作，主诉均为腹痛、腹泻、黏液脓血便，结肠镜检查黏膜充血、水肿，甚至出现糜烂、溃疡、出血，肠黏膜活检病理组织学常见大量血栓形成，均与中医的"血瘀"之证吻合，强调溃疡性结肠炎总的病机特点应归纳为"瘀滞"，病理特征是虚中夹实，并贯穿于疾病的全过程[49]。

溃疡性结肠炎患者血液中抗凝血酶Ⅲ水平降低，血小板、促凝血酶原激酶、纤维蛋白原、凝血因子Ⅷ等物质增多或活动度增强，导致了血液的高凝状态[50]。由于高黏血症，毛细血管闭塞，血液沉积、瘀滞及微血栓形成，同样可致血液循环障碍，肠黏膜组织变性坏死，形成溃疡。溃疡性结肠炎的严重程度与血液的高黏度有关，因此西医治疗溃疡性结肠炎强调重视微观毒瘀证。用活血祛瘀药不仅能直接改善微循环、促进炎症吸收和组织修复，还能起到调整免疫、增强抗炎、改善肠道菌群及镇静、止痛、改善肠道运动等作用，使瘀血祛而新血生、腐肉去而新肌生，加快溃疡的愈合[48]。

尤显列[51]采用活血化瘀法治疗溃疡性结肠炎，实验结果证实，通过对血小板的活化产生抑制作用从而对免疫炎症进行调节，可减少对血管内皮的刺激，从而改善血液高凝状态，促进疾病的康复。

小茴香、干姜、肉桂、赤芍等具有抑制血小板聚集的作用[52-59]。少腹逐瘀汤可显著降低全血黏度和血浆黏度，抑制血小板黏附、聚集，具有一定的活血化瘀作用[60]。此外，血小板体积分布宽度（PDW）升高常见于血栓性疾病等。少腹逐瘀汤可能通过降低 PDW、平均血小板体积（MPV）来降低血小板活性，从而有效抑制血栓的形成，起到了抗栓作用[61]。

备选方：膈下逐瘀汤加减[5]。

药物：当归、赤芍、桃仁、红花、蒲黄、五灵脂、乌药、小茴香、没药、黄芪、香附、枳壳。

解析：本证是气滞血瘀以致腹痛、腹部有痞块、胸胁胀痛。法当活血化瘀，攻其停积，调气疏肝，理其疏泄。方用红花、桃仁、五灵脂、蒲黄、赤芍、当归、没药等活血通络，化瘀止痛；香附、乌药、枳壳调气疏肝[2]；小茴香温经止痛；黄芪补气祛瘀。全方共奏活血化瘀、调气疏肝、补气养血、温经止痛之功。

现代研究：应用网络药理学方法研究发现[62]，膈下逐瘀汤中药物活性成分可通过调节肿瘤坏死因子、Toll 样受体等多条信号通路，并通过调节脂多糖应答、菌源性的分子识别、活性氧代谢及肿瘤坏死因子应答等生物过程，干预肠道急慢性炎症反应、肠道菌群多态性、肠黏膜上皮细胞损伤与修复过程等可能机制，发挥协同治疗炎症性肠病（IBD）的潜在作用。

六、寒热错杂证[1]

1.主症

腹部冷痛，喜温喜按，下利稀薄，夹有黏冻，肛门灼热，口腔溃疡。

2. 次症

四肢不温，腹部有灼热感。

3. 舌脉

舌质红，苔薄黄，脉沉细。

4. 治则

温中补虚，清热化湿。

5. 常用方

乌梅丸（《伤寒论》）加减[3]。

6. 药物

乌梅、黄连、黄柏、桂枝、细辛、干姜、人参、炒当归、制附片、川椒等。

7. 解析

本方适用于寒热错杂，余邪未尽，正气已虚之久痢。寒温并用的代表方剂乌梅丸是张仲景治疗厥阴病吐蛔、腹痛的著名经方。方中君药乌梅酸以入肝，既能柔肝缓肝，治疗肝郁克脾，又可酸涩收敛止利；人参益气健脾，以补中治本；当归养血；黄连、黄柏苦寒燥湿，解毒祛邪，清上热；性温之干姜、附子、川椒、细辛、桂枝温脏祛寒。全方配伍，酸苦合法，取乌梅之酸和黄连之苦寒，既能酸敛柔肝，又能清热燥湿；寒温并用，取干姜、附子辛温助阳，伍以黄连、黄柏苦寒清泄；寓泄于补，在祛邪消导的方药中，加入人参、当归补气调血。本方看似"寒热杂合"，实则配合巧妙、颇有章法、紧扣病证特点，正合溃疡性结肠炎寒热错杂、虚实并见的病机，因此作为溃疡性结肠炎寒热错杂型的基本用方尤为适宜[34]。

8. 加减法

大便伴脓血者，去川椒、细辛，加秦皮、生地榆清热解毒，凉血止血；腹痛甚者，加徐长卿、延胡索活血行气止痛[1]。

9. 现代研究

乌梅丸治疗溃疡性结肠炎的作用机制可能与调控细胞因子及其参与的信号通路、减少炎症介质、修复黏膜屏障、调节免疫功能、促进胃肠功能恢复、抗氧化损伤有关[63]。

（1）调控细胞因子及其参与的信号通路

有研究表明[64]，促炎细胞因子与抗炎细胞因子失衡是炎症性肠病的重要发病机制。乌梅丸可通过上调溃疡性结肠炎大鼠抗炎细胞因子，下调促炎细胞因子，从而发挥对溃疡性结肠炎的治疗作用。核因子-κB（NF-κB）的活化可以调控促炎性细胞因子的基因转录，因此在溃疡性结肠炎的发病中起着重要作用。李斌等[65]研究发现，乌梅丸组、乌梅丸辛开苦降组对溃疡性结肠炎模型大鼠的结肠黏膜炎症有较好的缓解作用。其作用机制可能与调节炎性因子平衡、抑制 TLR9/MyD88/NF-κB p65 信号通路的异常活化有关。乌梅丸辛开苦降、寒温并施的配伍方式可能是其发挥治疗溃疡性结肠炎的作用机制之一。

（2）减少炎症介质

乌梅丸通过减少溃疡性结肠炎模型大鼠炎症介质的含量，从而减轻炎症损害、抑制肠道炎症反应。闫曙光等[66-67]采用乌梅丸及其拆方治疗寒热错杂型溃疡性结肠炎模型大鼠，发现乌梅丸组、寒热并用组、温热组、寒凉组均能降低溃疡性结肠炎模型大鼠髓过氧化物酶（MPO）、前列腺素 E2（PGE2）的含量，其中温热组药物在降低 PGE2 含量方面作用突出，寒凉组药物在降低 MPO 含量方面作用突出，表明寒热配伍是乌梅丸治疗溃疡性结肠炎的主要配伍形式，并通过减少炎症介质等起到治疗溃疡性结肠炎的作用。

（3）修复黏膜屏障

目前认为，肠黏膜屏障功能异常、肠黏膜通透性改变是溃疡性结肠炎发生、发展和反复发作的原因之一[68]。惠毅等[69]研究发现，乌梅丸可减少溃疡性结肠炎模型大鼠结肠上皮细胞的凋亡，增强 Bcl-2 蛋白的表达，抑制 Bax 蛋白的表达，提示乌梅丸可通过抑制结肠上皮细胞的过度凋亡，促进结肠黏膜屏障的修复，对溃疡性结肠炎发挥治疗作用。

（4）调节免疫功能

乌梅丸可通过调节免疫功能，使溃疡性结肠炎模型大鼠免疫功能恢复正常，从而发挥治疗溃疡性结肠炎的作用。张丽娟等[70]探讨乌梅丸对溃疡性结肠炎模型大鼠 δ 阿片受体（DOR）、β - 抑制蛋白 1（β -arrestin1）、Bcl-2 蛋白表达的影响，发现乌梅丸能明显改善溃疡性结肠炎模型大鼠的结肠炎性损伤，降低结肠组织 DOR、β -arrestin1、Bcl-2 蛋白和 mRNA 的表达水平，表明 DOR、β -arrestin1、Bcl-2 信号转导通路参与了溃疡性结肠炎的发病过程。乌梅丸可通过干预该通路来增加结肠组织 CD_4^+T 细胞的凋亡敏感性，减少炎性细胞因子分泌，恢复肠道免疫系统稳态，从而缓解溃疡性结肠炎症状。

（5）促进胃肠功能的恢复

乌梅丸能够通过促进溃疡性结肠炎模型大鼠胃肠功能的恢复而起治疗作用。乌梅丸中温热药可能是促进胃肠功能恢复的主要药物。惠毅等[71]研究发现，乌梅丸可抑制肠黏膜血管活性相关肠肽的表达，促进 P 物质的表达，降低胃残留率，提高小肠推进率，通过促进大鼠胃肠功能恢复起到治疗溃疡性结肠炎的作用。其中温热组药物为乌梅丸促进胃肠功能恢复的主要药物。

（6）抗氧化损伤

有研究表明，氧自由基在溃疡性结肠炎发病过程中起重要作用。乌梅丸能够清除氧自由基，减轻结肠黏膜脂质过氧化反应，从而发挥治疗溃疡性结肠炎的作用[72]。李斌等[73]研究发现，乌梅丸组和辛开苦降组均可提高溃疡性结肠炎模型大鼠结肠黏膜组织中的超氧化物歧化酶（SOD）含量，降低丙二醛（MDA）含量，效果优于辛开组、苦降组和补益组（$P < 0.01$），提示乌梅丸可通过减轻结肠黏膜脂质过氧化反应来治疗溃疡性结肠炎。

七、热毒炽盛证[1]

1. 主症

发病急骤，暴下脓血或血便，腹痛拒按，发热。

2. 次症

口渴，腹胀，小便短赤。

3. 舌脉

舌质红绛，苔黄腻，脉滑数。

4. 治则

清热解毒，凉血止利。

5. 常用方

白头翁汤（《伤寒论》）。

6. 药物

白头翁、黄连、黄柏、秦皮等。

7. 解析

本证属《伤寒论》厥阴病热利，其文有"热利下重"与"下利欲饮水者，里有热故也"的记载。下利腹痛、里急后重、肛门灼热、泻下脓血等，皆为热毒熏灼肠胃气血，化为脓血，故泻下赤利；热毒积滞肠中，乃至气滞而为里急后重。赤痢属热，乃因热毒深陷血分。治以清热解毒、凉血止利，清解中兼有涩止。方以白头翁清血分热毒，为主药；黄连苦寒清湿热，厚肠胃；黄柏泻下焦湿热，两药清热凉血，共为辅药；秦皮性寒，味苦而涩，具有收涩止利之功，与上药相配，清热解毒、凉血止利之效俱备，以使热清毒解，利止而后重自除[3]。

8. 加减法

便下鲜血、舌质红绛者，加紫草、生地榆、生地黄清热解毒，凉血止血；高热者，加水牛角粉、栀子、金银花清热解毒，凉血泻火；汗出肢冷、脉微细者，静脉滴注参附注射液或生脉注射液大补元气，养阴生津，补虚救逆，回阳固脱[1]。

9. 现代研究

白头翁汤在治疗溃疡性结肠炎过程中涉及免疫调节、细胞因子、信号通路、基因等多个方面，且各个方面相互影响、相互联系，通过多种机制作用于溃疡性结肠炎，从而缓解肠道炎症，恢复结肠黏膜的正常结构及功能，达到治愈疾病的目的[74]。

（1）白头翁汤对肠道免疫的调节作用

1）Th17/Treg 平衡

CD_4^+ T 细胞可分化为辅助性 T 细胞 17（Th17）和调节性 T 细胞（Treg），二者在分化过程中密切联系并可相互转化[75]。近年来的研究发现，Th17/Treg 的平衡与肠道免疫密切相关[76]。谭朝晖等[77]研究证实，白头翁汤能通过提高溃疡性结肠炎患者结直肠组织 Foxp3 蛋白的表达，降低结直肠组织中 ROR γ t 蛋白的表达，进而提高患者 Treg 细胞比例，降低 Th17 细胞比例，以维持 Th17/Treg 的平衡。

2）miR-19a

微小 RNA（miRNA）是长度为 19 ～ 24nt 的内源性非编码 RNA。miR-19a 在溃疡性结肠炎的发病中扮演着重要的角色。周鹏志等[78]研究发现，白头翁汤剂处理组大鼠 miR-

19a 表达增加，提示白头翁汤治疗溃疡性结肠炎可能通过增加 miR-19a 的表达，从而起到减轻肠道炎症、缓解溃疡性结肠炎病情的作用。

3）中性粒细胞

中性粒细胞在人体非特异性免疫中起着重要作用，具有趋化、吞噬和杀菌作用。无炎性刺激时中性粒细胞可通过凋亡方式避免其胞内毒性内容物释放。孔梅和孙政等[79-80]研究表明，白头翁汤可通过诱导中性粒细胞凋亡，降低 IL-8、IL-6 水平，减少中性粒细胞向炎症部位趋化，缓和细胞因子介导的免疫反应，从而发挥缓解溃疡性结肠炎的效应。

（2）白头翁汤对炎症因子水平的调节作用

在溃疡性结肠炎患者的结肠组织中，促炎因子水平的异常升高、抗炎因子水平的异常降低，促炎因子/抗炎因子失衡，引起机体过度的免疫反应，是溃疡性结肠炎发病的重要因素[81]。王彤、叶益平、高新英等[82-84]研究发现，白头翁汤可抑制促炎因子 IL-6、IL-8、IL-17、TNF-α 的产生与释放，还可促进抗炎因子 IL-10 的分泌，从而修复肠道黏膜，缓解溃疡性结肠炎的症状。

（3）白头翁汤对转录因子 NF-κB 活性水平的调节作用

NF-κB 是一种多项转录因子，其在溃疡性结肠炎的发病过程中可能起到枢纽作用。NF-κB 的激活可导致溃疡性结肠炎患者结肠黏膜组织的炎性损伤[85]。陈晨、史萍慧等[86-87]研究发现，白头翁汤可以下调 NF-κB mRNA 的水平，减少炎症因子的产生和释放，从而治疗溃疡性结肠炎。

（4）白头翁汤对细胞黏附分子水平的调节作用

细胞黏附分子（cell adhesion molecules，CAM）是一类位

于细胞膜表面的多功能跨膜糖蛋白。陈仲广、刘建军等[88-89]研究发现，白头翁汤可通过上调免疫细胞（$CD_4^+ CD_{25}^+$ Treg）和抗炎因子（如 IL-13、IL-10）水平，下调促炎细胞因子（如 IL-8）、黏附分子 CD54、CD44 水平，从而使免疫功能恢复正常，控制持续扩大的炎症反应而达到治疗的目的[89]。

（5）白头翁汤对 TGF-β1/Smad3 信号通路的影响

近年来研究发现，转化生长因子 β（TGF-β）与溃疡性结肠炎的发病密切相关，溃疡性结肠炎的病情程度与 TGF-β 阳性表达率成正比[90]。陆树文等[91]研究表明，Smad7 的过度表达使 TGF-β1/Smad3 通路阻断，使炎症性肠病（IBD）中致炎因子持续增高，加重炎症性肠病。而白头翁汤可通过抑制 Smad7，促进磷酸化 Smad3 表达，从而激活 TGF-β1/Smad3 信号通路，对急性期炎症性肠病发挥显著的抗炎作用及修复炎症损伤的作用。

八、阴血亏虚证[92]

1. 主症

便下脓血，反复发作，大便干结，夹有黏液，排便不畅，腹中隐隐灼痛。

2. 次症

形体消瘦，口燥咽干，虚烦失眠，五心烦热。

3. 舌脉

舌红少津或舌质淡，少苔或无苔，脉细弱。

4. 治则

滋阴清肠，益气养血。

5. 常用方

驻车丸（《备急千金要方》）合四物汤（《太平惠民和剂局方》）。

6. 药物

黄连、阿胶、干姜、当归、熟地黄、白芍、川芎。

7. 解析

本证是由湿热羁留，日久伤阴所致。下利赤白为湿热下注之象，但时日一久，则必伤阴；且腹痛隐隐、舌红少苔均为虚象。故本证标虽仍热，而本已寒，邪犹未尽而正已虚，是虚中夹实证候。

驻车丸为祛邪扶正、寒热并调的配伍形式。黄连清热燥湿，解毒止利，用为主药，治下利的标热；干姜温运脾阳，恢复功能，治脾脏的本寒。二味一祛其邪，一扶其正。当归、阿胶滋阴补血，养血和血，恢复受伤之阴，共呈清热止利、养血滋阴法则。正对痢疾余邪未尽，阴血已伤，脏寒已现者。

此证有余邪未尽、脾功受损、营血已亏三种矛盾同时存在。方仅四药，却能有解毒止利、振奋脾阳、补充阴血三种作用。扶正祛邪，双管齐下[2]。

四物汤补血调血。方中熟地黄滋阴养血，填精补髓；白芍养血和营，补益阴津。二药滋阴养血，调补肝肾。川芎为血中气药，入血分，理血中之气，可行血活血；当归可增强熟地黄、白芍补血功效，也可增强川芎活血力量。四药合用，补血而不滞血，活血而不伤血，为至平至稳养血调肝之方[2]。

驻车丸与四物汤合用，共奏滋阴清肠、益气养血之功。

8. 加减法

大便干结者，加麦冬、玄参、火麻仁等清热养阴生津，润肠通便；面色少华者，加黄芪、党参等补中益气[92]。虚坐努责者，加石榴皮、诃子收涩固脱；五心烦热者，加银柴胡、鳖甲清虚热；便下赤白黏冻者，加白花蛇舌草、秦皮清化湿热；便血鲜红者，加地榆、水牛角粉、仙鹤草等凉血止血[34]。

9. 现代研究

陈思羽[93]等从网络药理学的角度寻找驻车丸潜在的治疗靶点，探讨其治疗溃疡性结肠炎的作用机制。驻车丸潜在的治疗靶点包括 PTGS2、NOS2、IL-1β、MMP1 和 IL-6，它们可以通过多种机制诱导机体的炎症反应减弱，调控体内免疫平衡。研究发现，驻车丸通过抑制炎症反应、免疫调节、抑制细胞增殖等多个靶点和多种生物学过程发挥抗溃疡性结肠炎的作用。在溃疡性结肠炎的治疗中，驻车丸主要通过调节 IL-1β、IL-6 等 TNF、NF-κB 相关通路的关键基因来抑制炎症反应发生，进一步调节机体的免疫平衡，从而发挥防治溃疡性结肠炎的作用。

参考文献

［1］李军祥，陈誩.溃疡性结肠炎中西医结合诊疗共识意见（2017 年）［J］.中国中西医结合消化杂志，2018，26（2）：105-111，120.

［2］陈潮祖.中医治法与方剂［M］.北京：人民卫生出版社，2009：353-354.

［3］许济群.方剂学［M］.上海：上海科学技术出版社，1985：67-68.

［4］赵晓霞，郭胜，李宝鹤，等.芍药汤对溃疡性结肠炎大鼠 ICAM-1、TNF-α、IL-10 影响的实验研究［J］.中国中医药科技，2008（3）：174-175.

［5］李乾构，周学文，单兆伟.实用中医消化病学［M］.北京：人民卫生出版社，2001：453.

［6］王永炎，鲁兆麟.中医内科学［M］.北京：人民卫生出版社，1999：436.

［7］刘光桥，罗伟生，杨爽.葛根芩连汤治疗溃疡性结肠炎研究进展［J］.中国中医急症，2021，30（9）：1679-1681.

［8］邢志华，马誉畅，李新萍，等.葛根素及其衍生物抗炎、抗痛风作用研究进展［J］.中国中药杂志，2017，42（19）：3703-3708.

［9］何馨怡，帅世全，党万太，等.小檗碱调控炎症的研究进展［J］.西部医学，2018，30（11）：1714-1717.

［10］沈雁，李思，钟继红，等.小檗碱对溃疡性结肠炎小鼠结肠组织紧密连接蛋白 claudin-1 表达的影响［J］.预防医学，2017，29（11）：1098-1103.

［11］李思，沈雁，钟继红，等.黄连提取物小檗碱对溃疡性结肠炎小鼠结肠黏膜机械屏障的影响［J］.中华全科医学，2018，16（9）：1419-1423.

［12］王津燕.中药黄芩药理作用的研究进展［J］.内蒙古中医药，2020，39（2）：167-168.

［13］朱磊，沈洪，顾培青，等.黄芩苷对溃疡性结肠炎模型大鼠炎性反应、凋亡的影响及与PI3K/AKT通路的关系［J］.中华中医药杂志，2017，32（9）：4001-4004.

［14］南黎，黄叶娥，刘燕，等.甘草酸的药理作用及其纳米化研究的新进展［J］.吉林畜牧兽医，2020，41（3）：135-137.

［15］罗敏，肖婷婷，曾星，等.甘草酸对LPS诱导的IEC-6细胞NF-κB通路及炎症因子表达的影响［J］.中国免疫学杂志，2019，35（10）：1160-1163，1168.

［16］何云山，唐圆，肖奕菲，等.葛根芩连汤在模拟胃肠液中对微生物生长的影响［J］.中国微生态学杂志，2020，32（2）：125-130，137.

［17］赵益，赖小东，叶争荣，等.葛根芩连汤对溃疡性结肠炎模型大鼠抗氧化及抗炎的作用机制［J］.中华中医药杂志，2016，31（5）：1741-1745.

［18］陈丽.葛根芩连汤对溃疡性结肠炎小鼠模型肠黏膜内NF-κB、TNF-α、MFG-E8及occludin表达的影响［J］.实用医院临床杂志，2018，15（6）：12-16.

［19］张羽，黄美祯，潘春曲，等.参苓白术散治疗溃疡性结肠炎效应机制研究进展［J］.辽宁中医药大学学报，2021，（8）：14.

［20］朱磊，沈洪，成家飞，等.溃疡性结肠炎与骨髓间充质干细

胞的研究进展及中医药治疗新思路［J］.中华中医药杂志，2015，30（1）：146-148.

［21］石科，李艳淋，邓田军，等.参苓白术散对溃疡性结肠炎大鼠结肠黏膜 ICAM-1 和 VCAM-1 表达的影响［J］.解放军药学学报，2018，34（5）：390-393.

［22］Mrowicki J，Przybylowska-Sygut K，Dziki L，et al.The role of polymorphisms of genes CXCL12/CXCR4 and MIF in the risk development IBD the Polish population［J］.Mol Biol Rep，2014，41（7）：4639-4652.

［23］崔树婷，刘喜平，崔国宁，等.参苓白术散与痛泻要方对溃疡性结肠炎大鼠 BMSCs 向结肠黏膜组织归巢作用的影响［J］.中成药，2020，42（2）：480-484.

［24］张全卫，林汉杰，韩凌.肠上皮细胞紧密连接的研究进展［J］.中国医药导报，2015，12（6）：160-163.

［25］刘翠英，施家希，黄娟，等.参苓白术散对溃疡性结肠炎小鼠紧密连接及 MLCK/MLC 通路的影响［J］.中药材，2018，41（9）：2180-2184.

［26］Kirov S，Sasson A，Zhang C，et al.Degradation of the extracellular matrix is part of the pathology of ulcerative colitis.［J］.Mol Omics，2019，15（1）：67-76.

［27］王雪梅.参苓白术散对溃疡性结肠炎患者血浆 MMP-2、MMP-9 水平的影响［J］.环球中医药，2016，9（4）：398-401.

［28］李华，郭丽，憨镔，等.参苓白术散化裁对胃癌术后化疗患者肠道菌群、肠屏障和免疫功能的调节作用分析［J］.肿瘤药学，2020，10（4）：477-482.

［29］董开忠，高永盛，秦宁恩加，等．参苓白术散对抗生素引
　　　起肠道菌群失调小鼠的影响［J］．中国实验方剂学杂志，
　　　2015，21（1）：154-157.

［30］卞慧敏，周建英．理中汤对实验动物小肠运动功能的影响
　　　［J］．南京中医学院学报，1993，（4）：33-34，64.

［31］王燕，朱向东，段永强，等．四神丸对溃疡性结肠炎大鼠结
　　　肠组织中核转录因子 κB p65 基因和蛋白表达的影响［J］．
　　　中国中医药信息杂志，2014，21（2）：49-52.

［32］黄小英，赵海梅，管咏梅，等．四神丸对溃疡性结肠炎小
　　　鼠外周血 CD40，CD40L 的调节作用［J］．时珍国医国药，
　　　2011，22（11）：2625-2627.

［33］王燕，何兰娟，朱向东，等．四神丸对脾肾阳虚型溃疡性结
　　　肠炎大鼠血清 TGFβ$_1$、IL-6 及结肠组织 TLR-4 mRNA 表
　　　达的影响［J］．中医药学报，2015，43（5）：118-122.

［34］夏冰，邓长生，吴开春．炎症性肠病学［M］.3 版．北京：
　　　人民卫生出版社，2015：825-826.

［35］刘海涛，张丽．痛泻要方对大鼠溃疡性结肠炎 IL-6、IL-4
　　　mRNA 血清含量的影响［J］．河北中医药学报，2016，31
　　　（2）：4-6.

［36］侯继东，许金彪，李辉．痛泻要方治疗溃疡性结肠炎的药理
　　　机制研究［J］．国际老年医学杂志，2016，37（6）：274-
　　　276.

［37］朱亚珍，厉启芳，李鹤，等．痛泻要方对肝郁脾虚型溃疡
　　　性结肠炎大鼠炎性因子表达量的影响［J］．时珍国医国药，
　　　2018，29（5）：1053-1057.

［38］杨意，朱向东，翟艳会，等．痛泻要方对肝郁脾虚型溃疡性

结肠炎大鼠结肠组织中 gp130、SOCS3 表达的影响 [J].
山东医药, 2017, 57 (34): 20-23.

[39] 李婷, 朱向东, 翟艳会, 等. 痛泻要方对溃疡性结肠炎模型
大鼠血清 NPY、VIP 表达以及结肠组织病理的影响 [J].
中医学报, 2017, 32 (4): 577-581.

[40] 卢健, 马骥, 王丽娜, 等. 四逆散对实验性 UC 大鼠血
TNF-α 和 IL-10 的影响 [J]. 陕西中医学院学报, 2010,
33 (6): 61-62.

[41] 王丽娜, 范颖, 卢健, 等. 四逆散干预实验性溃疡性结肠炎
的药效学研究 [J]. 中医研究, 2011, 24 (2): 11-13.

[42] 宋宝辉, 李英兰, 李霞, 等. 四逆散对机体免疫功能的影响
[J]. 中医药信息, 2000, (4): 67.

[43] 李冀, 毕珺辉, 孙宇峰. 四逆散抗实验性胃溃疡的药效学及
作用机理研究 [J]. 中华中医药学刊, 2007, (7): 1317-
1319.

[44] 张慧. 痛泻要方合四逆散加味治疗肝郁脾虚型溃疡性结肠炎
58 例 [J]. 中医杂志, 2008, 49 (5): 438-439.

[45] 王晓红. 瘀血与溃疡性结肠炎关系的研究进展 [J]. 内蒙古
中医药, 2017, 36 (1): 121-122.

[46] 于玫, 王新月, 安贺军. 浅谈血瘀与溃疡性结肠炎 [J]. 云
南中医中药杂志, 2008, 29 (2): 2-4.

[47] 孔祥应, 何鲜平. 自拟化瘀汤保留灌肠治疗溃疡性结肠炎气
滞血瘀型 50 例报告 [J]. 贵阳中医学院学报, 2008, (3):
41-42.

[48] 王忠成. 从瘀论治溃疡性结肠炎 [J]. 山东中医杂志,
2012, 31 (9): 680-681.

[49] 寅登辉, 柳越冬. 王长洪教授治疗溃疡性结肠炎的经验总结 [J]. 内蒙古中医药, 2016, 35（2）: 70-71.

[50] 施昕, 魏龙富, 俞翁非, 等. 溃疡性结肠炎患者凝血功能的改变 [J]. 中华消化杂志, 2002,（4）: 6.

[51] 尤显列. 健脾化瘀汤治疗溃疡性结肠炎脾虚血瘀证的临床疗效分析 [J]. 中医临床研究, 2014, 6（14）: 56-57.

[52] 张帆, 张春, 李臻. 小茴香及其炮制品挥发油对血瘀模型大鼠血液流变性的影响 [J]. 中药药理与临床, 2010, 26（5）: 81-82.

[53] Akinyemi A J, Thomé G R, Morsch V M, et al.Dietary Supplementation of Ginger and Turmeric Rhizomes Modulates Platelets Ectonucleotidase and Adenosine Deaminase Activities in Normotensive and Hypertensive Rats [J].Phytother Res, 2016, 30（7）: 1156.

[54] Berinyuy E B, Lawal B, Olalekan A A, et al.Hematological Status and Organs/Body-weight Parameters in Wister Rats during Chronic Administration of Cassia occidentalis [J].Int Blood Res Rev, 2015, 4（3）: 1.

[55] 张欢, 何丽丽. 牡丹皮、赤芍配伍对活血化瘀疗效及有效成分的影响 [J]. 中国现代医学杂志, 2019, 29（7）: 13-17.

[56] 王潇毅, 田晓轩, 张砚, 等. 基于活性筛选和靶标网络预测的蒲黄和赤芍选择性抑制血小板聚集作用 [J]. 中国实验方剂学杂志, 2017, 23（1）: 120-126.

[57] 章丽, 赵冰洁, 袁嘉瑞, 等. 牡丹皮、赤芍与白芍对急性血瘀模型大鼠活血功效的比较研究 [J]. 中草药, 2016, 47（15）: 2676-2683.

［58］宿树兰，薛萍，欧阳臻，等.蒲黄－五灵脂配伍前后效应成分变化及其抗血小板聚集和抗凝血酶活性评价［J］.中国中药杂志，2015，40（16）：3187-3193.

［59］何国林，周卫军，王羚郦，等.蒲黄的抗血栓有效部位筛选［J］.中国实验方剂学杂志，2014，20（10）：138-141.

［60］张玉昆，肖洪彬，牛雯颖.少腹逐瘀汤对气虚血瘀模型大鼠血液流变学和血小板功能的影响［J］.时珍国医国药，2021，32（9）：2078-2080.

［61］袁茵，邓思瑶，黄雅晨，等.补阳还五汤、少腹逐瘀汤、丹参饮对寒凝血瘀模型大鼠血小板形态与黏附的影响［J］.吉林中医药，2019，39（1）：78-81.

［62］杨桃，杨向东，文建霞，等.基于网络药理学预测膈下逐瘀汤治疗炎症性肠病的作用机制［J］.中国医院用药评价与分析，2019，19（10）：1171-1175.

［63］马清林，臧凯宏，孙敏，等.乌梅丸治疗溃疡性结肠炎研究进展［J］.甘肃中医药大学学报，2019，36（6）：79-83.

［64］沈洪，汪芳裕，于成功，等.溃疡性结肠炎——中西医的过去、现在与未来［M］.南京：东南大学出版社，2012：386.

［65］李斌，孙宁，谷松.乌梅丸及其拆方对溃疡性结肠炎大鼠炎性因子及 TLR9/MyD88/NF-κB p65 信号通路的影响［J］.中华中医药杂志，2016，31（5）：1901-1905.

［66］闫曙光，惠毅，周永学.乌梅丸拆方对溃疡性结肠炎大鼠细胞因子的影响及其寒热配伍的意义研究［J］.上海中医药杂志，2012，46（8）：85-89.

［67］闫曙光，周永学，惠毅，等.乌梅丸拆方对 TNBS 诱导大鼠溃疡性结肠炎治疗作用的研究［J］.中华中医药杂志，

2012, 27（4）: 890–895.

[68] Xavier R J, Podolsky D K.Unraveling the pathogenesis of inflammatory bowel disease [J].Nature, 2007, 448（7152）: 427–434.

[69] 惠毅, 闫曙光, 王晓龙.乌梅丸对溃疡性结肠炎大鼠结肠上皮细胞凋亡和 Bcl-2/Bax 蛋白表达的影响 [J].中华中医药学刊, 2016, 34（1）: 149–151.

[70] 张丽娟, 陈小艳, 范恒, 等.乌梅丸对结肠炎大鼠 δ 阿片受体、β - 抑制蛋白 1、Bcl-2 表达的影响 [J].胃肠病学, 2015, 20（8）: 472–476.

[71] 惠毅, 闫曙光, 周永学.乌梅丸及其拆方对溃疡性结肠炎大鼠胃肠功能影响的实验研究 [J].陕西中医, 2013, 34（11）: 1556–1558.

[72] 马春曦, 李志晋, 詹丽英, 等.溃疡性结肠炎大鼠肠组织中 MDA、SOD、损伤指数的动态变化及其相关性研究 [J].江西医学院学报, 2005,（3）: 4–6.

[73] 李斌, 谷松.乌梅丸及其拆方对溃疡性结肠炎大鼠结肠黏膜组织 SOD 与 MDA 影响 [J].辽宁中医药大学学报, 2015, 17（5）: 48–50.

[74] 李盼盼, 李东阳, 李毅.白头翁汤治疗溃疡性结肠炎作用机制研究进展 [J].现代中医药, 2019, 39（6）: 130–133.

[75] 陆玥琳, 沈洪, 姚宏凤, 等.清肠化湿方对小鼠溃疡性结肠炎 Th17/Treg 平衡的调节作用 [J].南京中医药大学学报, 2014, 30（2）: 130–133.

[76] Lin H H, Zhang W Y, Jiang X P, et al.Total glucosides of paeony ameliorates TNBS-induced colitis by modulating

differentiation of Th17/Treg cells and the secretion of cytokines [J].Mol Med Rep, 2017, 16（6）：8265–8276.

［77］谭朝晖，张斯汉，刘荣火，等.白头翁汤对溃疡性结肠炎患者 Th17/Treg 细胞失衡调节作用［J］.辽宁中医药大学学报，2017，19（7）：191–194.

［78］周鹏志，刘凤斌，罗琦，等.白头翁汤对溃疡性结肠炎小鼠肠道 miR-19a 表达的影响［J］.南方医科大学学报，2012，32（11）：1597–1599.

［79］孔梅，王莺，邢长永.白头翁汤干预溃疡性结肠炎中性粒细胞凋亡、IL-8 研究［J］.中华全科医学，2010，8（8）：1018–1020.

［80］孙政，祝斌.白头翁汤对溃疡性结肠炎患者外周血 PMN 凋亡和 IL-6、IL-8 的影响［J］.广东医学院学报，2010，28（4）：378–379.

［81］李毅，刘艳，闫曙光，等.调肠经典三方对 UC 大鼠结肠细胞因子 IL-17、IL-23、IL-6、IL-10 及 TNF-α 的影响［J］.现代中西医结合杂志，2017，26（9）：920–924.

［82］王彤，王骁，范焕芳，等.白头翁汤对溃疡性结肠炎模型小鼠结肠黏膜及血清 TNF-α、IL-6 影响［J］.辽宁中医药大学学报，2017，19（2）：32–35.

［83］叶益平.白头翁汤治疗溃疡性结肠炎临床疗效及对血清炎症因子水平的影响［J］.中华中医药学刊，2017，35（6）：1627–1629.

［84］高新英，聂晶.白头翁汤加味治疗溃疡性结肠炎的临床观察［J］.世界最新医学信息文摘，2015，15（2）：12–13.

［85］魏艳.白头翁汤对炎症性肠病模型大鼠 NF-κB 表达的影响

及溃疡性结肠炎临床分析［D］.成都：成都中医药大学，2010：28-36.

［86］陈晨.白头翁汤加减灌肠方治疗左半结肠型急性期溃疡性结肠炎的临床观察及对肠黏膜 IL-8、NF-κB mRNA 表达的影响［D］.南京：南京中医药大学，2014：15-40.

［87］史萍慧，温翔.白头翁汤加减对急性期溃疡性结肠炎患者促炎因子及 NF-κB mRNA 表达的影响［J］.中国中医急症，2017，26（11）：2059-2061.

［88］陈仲广，李鹏，汪斌.白头翁汤治疗溃疡性肠炎的临床应用及作用机制研究进展［J］.世界中西医结合杂志，2013，8（1）：94-96.

［89］刘建军，邱明义，陶春晖，等.加味白头翁汤对溃疡性肠炎大鼠结肠细胞因子及黏附因子的影响［J］.中国中西医结合消化杂志，2010，18（1）：30-33.

［90］郑连鹏，尹华，吕宗舜.转化生长因子-β 亚型在溃疡性结肠炎患者结肠黏膜中的表达［J］.天津医药，2010，38（3）：201-203，259.

［91］陆树文，刘红菊，赵伟，等.白头翁汤治疗炎症性肠病的分子机制研究［J］.中国应用生理学杂志，2011，27（1）：106-109.

［92］张声生，沈洪，郑凯.溃疡性结肠炎中医诊疗专家共识意见（2017 年）［J］.中华中医药杂志，2017，32（8）：3585-3589.

［93］陈思羽，张涛，黄李冰雪，等.从网络药理学和分子对接角度解析驻车丸治疗溃疡性结肠炎的药理作用机制［J］.中国中西医结合消化杂志，2020，28（11）：842-850.

第十四节

溃疡性结肠炎的中药外治法

UC 病变局限在直肠或左半结肠者，可采用外治法局部用药，轻度远段可单独采用外治法治疗或内服与外治联合用药，中度远段及病变广泛者应采用内服与外治联合用药。药物外治法包括西药外治法和中药外治法。西药外治法一般指用美沙拉嗪栓剂、美沙拉嗪灌肠剂或激素灌肠等进行局部用药治疗，临床疗效尚可，但存在局限性，方案单一，不良反应较多。中药外治法是指应用中药制剂进行保留灌肠或纳肛治疗，可以整体调节或个体化遣方用药，对于改善临床症状、提高患者生活质量、减少副作用及降低复发率方面起重要作用，是对于西医学治疗本病很好的补充。

一、保留灌肠法

保留灌肠法是目前中药外治法常用的治疗方式之一，其药物以液体的形式直接到达病变部位，能够提高肠道局部血药浓度，具有促进肠黏膜损伤修复、缓解症状的作用，同时也可以避免肝脏的首过效应。临床上灌肠液以 120～150mL 为宜，根据患者的耐受情况选择用量，灌肠液温度为 39℃，以睡前排便后灌肠为宜，可取左侧卧位 30 分钟、平卧位 30 分钟、右侧卧位 30 分钟，最后取舒适体位。灌肠结束后，尽量保留药液 1 小时以上[1]。

中药具有活血化瘀、祛腐生肌的作用，常用灌肠药物有：①清热化湿类：黄柏、黄连、苦参、白头翁、马齿苋、秦皮等。②收敛护膜类：诃子、赤石脂、石榴皮、五倍子、乌梅、枯矾等。③生肌敛疡类：白及、三七、血竭、青黛、儿茶、生黄芪、炉甘石等。④宁络止血类：地榆、槐花、紫草、紫珠叶、蒲黄、大黄炭、仙鹤草等。⑤清热解毒类：野菊花、白花蛇舌草、败酱草等[1]。

临床上常用灌肠方有中成药或中药复方煎剂，如康复新液、锡类散等，或根据病情需要选用 4～8 味中药组成灌肠方等。康复新液是美洲大蠊干燥虫体的乙醇提取物精制而成的一种生物制剂，其有效成分为多元醇类和肽类，具有通利血脉、养阴生肌的功效，用于各证型的 UC 患者，临床常用 50～100mL 保留灌肠，每日 1 次。锡类散源于清代《金匮翼》，由牛黄、青黛、珍珠、冰片、人指甲、象牙屑、壁钱炭等组成，具有清热解毒、化腐生肌等功效，可用于 UC 的灌肠治疗，临床常用 1.5g 锡类散加 100mL 生理盐水，保留灌肠，每日 1 次[2]。

首都医科大学附属北京中医医院研制的中药灌肠方，治疗 UC 临床疗效较好，其灌肠方的具体药物组成如下。

发作期方：白头翁 30g，苦参 30g，秦皮 30g，黄柏 10g，黄连 10g，大黄 10g，白及 10g，木香 10g，丹参 30g，马齿苋 30g。

缓解期方：党参 30g，黄芪 30g，丹参 30g，红花 10g，白及 10g，黄连 10g，土茯苓 30g，赤石脂 30g。

传统方：黄柏 30g，石菖蒲 20g，苦参 10g，地榆 20g，白及 9g，三七粉 3g，诃子 10g，青黛 3g。

综合治疗方：炙黄芪 25g，肉桂 5g，黄柏 20g，青黛 10g，苍术 10g，白及 10g，炒椿皮 20g，大黄炭 5g，三七粉 3g。

除此之外，临床应用时还应根据患者的具体辨证分型采用不同的药物灌肠。

1. 大肠湿热证

治法：清热化湿，调气行血。

常用灌肠方：白头翁 30g，苦参 30g，秦皮 30g，黄连 10g，大黄 10g，白及 10g，木香 10g，丹参 30g，马齿苋 30g。

2. 热毒炽盛证

治法：清热祛湿，凉血解毒。

常用灌肠方：白头翁 30g，黄连 10g，黄柏 10g，秦皮 30g，白及 10g，槐花 10g，地榆 10g，牡丹皮 10g，野菊花 10g，生甘草 10g。

3. 脾虚湿蕴证

治法：健脾益气，化湿助运。

常用灌肠方：土茯苓 10g，苍术 10g，黄连 10g，白及 10g，木香 10g，丹参 30g。

4. 寒热错杂证

治法：温中补虚，清热化湿。

常用灌肠方：大黄炭 10g，细辛 3g，酒当归 10g，黄连 10g，白及 10g，木香 10g，丹参 30g。

5. 肝郁脾虚证

治法：疏肝理气，健脾和中。

常用灌肠方：柴胡 10g，赤芍 10g，苍术 10g，黄连 10g，芡实 10g，白及 10g，木香 10g，丹参 30g。

6. 脾肾阳虚证

治法：健脾补肾，温阳化湿。

常用灌肠方：党参 30g，黄芪 30g，丹参 30g，肉豆蔻 10g，白及 10g，黄连 10g，土茯苓 30g，补骨脂 30g。

7. 阴血亏虚证

治法：滋阴清肠，养血宁络。

常用灌肠方：熟地黄 30g，黄精 30g，白及 10g，山茱萸 10g，牡丹皮 10g，赤芍 10g，当归 10g。

北京中医医院的李乾构教授认为，本病治疗难度大、疗程长，且易反复发作，因此为提高临床疗效，应采取内治与外治相结合、内服药与外用保留灌肠相结合的方式治疗。临床可用内服汤药 80mL 于每晚睡前做保留灌肠，亦可用锡类散 1 支和生肌散 1 支溶于 800mL 温水中做保留灌肠，使药物直达病所，有利于肠黏膜的炎症消退，促进溃疡愈合和病变组织恢复。

目前，有许多研究者就中药灌肠治疗 UC 也进行了深入的探索，如宫宇澄等[3] 为了探讨中药灌肠治疗 UC 的方药规律，共收录处方 322 首，涉及中药 170 味，然后对其进行深入的数据挖掘，得出处方中寒、温药及苦、甘药的占比较高，归经以肝、胃、大肠、脾经的用药居多。中药灌肠治疗 UC 以清热燥湿、调气和血为治则，顾护胃气、从肝论治是治疗本病的重要思想。此对临床治疗 UC 有一定的参考价值，亦为现代临床研究提供更多的数据支持。杨桦[4]研究发现，当中药保留灌肠治疗 UC 的灌肠液温度为 37 ~ 38.9℃、灌肠速度为 10 ~ 14mL/min 时，灌肠后灌肠液保留的时间最长，且腹痛、即刻便意和肛门坠胀感程度轻，患者耐受性好。应用锡类散灌肠联合柳氮磺吡啶栓能明显控制 UC 患者症状，提高治疗效果，改善其生活质量[5]。谷凯等[6]选择 100 例 UC 患者，分为对照组与观察组，对照组予康复新液灌肠治疗，观察组予康复新液联合中药（白头翁、黄柏、黄连、秦皮、五倍子、儿茶、煅石膏、白及、地榆、红藤、没药、三七粉、制乳香、甘草）灌肠治疗，研究发现观察组患者的腹痛、便血、腹泻、里急后重缓解时间均短于对照组，观察组患者的 Rachmilewitz 评分、hs-CRP 水平均低于对照组，差异均具有统计学意义，说明康复新液联合中药灌肠治疗 UC 可缩短 UC 患者症状的缓解时间，降低炎症因子水平，促进患者康复。杜炳林等[7]选取 50 例寒热错杂证 UC 患者，随机分为对照组（口服美沙拉嗪肠溶片）与治疗组（口服乌梅丸联合中药灌肠），治疗 24 周后治疗组完全缓解率明显高于对照组，治疗 48 周后治疗组总有效率明显高于对照组，治疗组复发率低于对照组，因而得出对于 UC 寒热错杂证患者，乌梅丸口服联合中药灌肠的有效率高、复发率低，值得临床推广应用。张亚庆[8]的研究表明，自拟中药灌肠方联合口服美沙拉嗪治疗较之单独口服美沙拉嗪治疗，可更有效地消除炎症，改善临床症状。其实，中药保留灌肠治疗激素依赖型 UC 的临床疗效也比较显著，因为中药可替代激素的部分作用，减少难治性患者对激素的依赖，显著缓解症状，其原因可能与血清中血沉、炎性因子下降有关[9]。

二、药物纳肛法

药物纳肛法主要是指将中药栓剂或膏剂纳入肛门内的治疗方法。药物在体温的作用下逐渐融化，通过直肠黏膜吸收后直接作用于患处，从而达到治疗直肠、肛周疾病的目的。这种局部用药法作用时间持久、操作简单、耐受性强，而且可以减轻肝肾毒性和对消化系统的刺激，为广大患者信赖。

王雪明等[10]比较了不同栓剂的疗效和不良反应，其选取了 69 例直肠型 UC 患者采用复方血竭栓剂纳肛治疗，64 例直肠型 UC 患者予美沙拉嗪栓治疗，两组的完全缓解率和总有效率无明显差异，而中药栓剂的不良反应发生率明显低于西药栓剂，说明复方血竭栓剂治疗直肠型 UC 有效，且不良反应明显少于美沙拉嗪栓剂。袁媛等[11]为了探讨健脾栓配合西医治疗脾虚湿热型激素抵抗型难治性 UC 的临床疗效，对照组予口服美沙拉嗪治疗，观察组在对照组基础上配合健脾栓治疗，结果显示观察组治疗总有效率高于对照组，差异有统计学意义，不良反应发生率两组无统计学意义，最终得出健脾栓配合美沙拉嗪治疗脾虚湿热型激素抵抗型难治性 UC 的临床疗效显著。也有试验表明，在溃疡性结肠炎（直肠型）的治疗中，中药栓剂榆白缓释栓可以作为柳氮磺吡啶栓的替代药物使用[12]。而郑丽红等[13]研究显示，愈肠栓（主要由黄连、败酱草、白花蛇舌草、白及、三七、血竭、地榆炭等中药组成）的作用机制可能是通过降低血清炎症因子中肿瘤坏死因子-α（TNF-α）、白细胞介素-1β（IL-1β）的含量，上调抗炎因子中白细胞介素-4（IL-4）、白细胞介素-10（IL-10）的水平，从而达到缓解大鼠溃疡性结肠炎的作用。

UC是目前世界上公认的难治性疾病之一，具有病程长、易复发的特点，口服西药、中药治疗或是中西医结合治疗的效果明确，但口服药物有肝脏首过效应并经胃肠吸收降解，到达病灶的药物浓度大大降低。中药外治法规避了口服药物的弊端。《景岳全书》曰："广肠最远，药不易达。"中药保留灌肠法和药物纳肛法局部给药具有疗效确切、简单安全、复发率低等特点，且药效更直接、毒副作用更小、用药更方便，值得临床推广。

参考文献

［1］张声生，沈洪，郑凯，等.溃疡性结肠炎中医诊疗专家共识意见（2017）［J］.中华中医药杂志，2017，32（8）：3585-3589.

［2］李军祥，陈誩.溃疡性结肠炎中西医结合诊疗共识意见（2017年）［J］.中国中西医结合消化杂志，2018，26（2）：105-111，120.

［3］宫宇澄，寇梦佳，陈垚村，等.基于数据挖掘的中药灌肠治疗溃疡性结肠炎方药规律分析［J］.中国医药导报，2021，18（16）：109-112.

［4］杨桦.中药保留灌肠治疗溃疡性结肠炎最佳灌肠温度及速度探讨［J］.中国肛肠病杂志，2021，41（5）：109-112.

［5］杨慧珍.锡类散灌肠联合柳氮磺吡啶栓治疗溃疡性结肠炎的临床观察［J］.中国民间疗法，2020，28（18）：70-72.

［6］谷凯，朱建富，朱真.康复新液联合中药灌肠治疗溃疡性结肠炎的有效性［J］.深圳中西医结合杂志，2021，31（15）：50-51.

［7］杜炳林，徐众森.乌梅丸口服结合中药灌肠治疗寒热错杂型溃疡性结肠炎［J］.世界中西医结合杂志，2020，15（11）：2098-2101.

［8］张亚庆.自拟中药灌肠方联合美沙拉嗪治疗溃疡性结肠炎的临床效果观察［J］.中国现代药物应用，2022，16（5）：179-181.

［9］王向军，邱雪霏.中药保留灌肠治疗激素依赖型溃疡性结肠炎临床观察［J］.湖北中医药大学学报，2021，23（3）：75-77.

［10］王雪明，赵亚娇，李娜，等.复方血竭栓剂美沙拉嗪栓剂治疗直肠型溃疡性结肠炎的疗效观察［J］.临床军医杂志，2015，43（7）：739-740，743.

［11］袁媛，韩捷.健脾栓配合西医治疗脾虚湿热型激素抵抗型溃疡性结肠炎临床观察［J］.中国中医药现代远程教育，2020，18（5）：117-119.

［12］王珍，靳桂春，刘媛，等.榆白缓释栓配合治疗溃疡性结肠炎疗效观察［J］.山西中医，2017，33（1）：47-48.

［13］郑丽红，王馨，王琳晶，等.愈肠栓对溃疡性结肠炎大鼠炎症因子的影响［J］.吉林中医药，2019，39（6）：780-783.

第十五节

溃疡性结肠炎的针灸疗法及其他
中医外治法

溃疡性结肠炎的治疗方法包括西医疗法、中医疗法和中西医结合疗法，其中中医疗法除了口服中药、保留灌肠、药物纳肛外，临床上还常配合使用针灸、穴位埋线、穴位贴敷等疗法，以疏通经络、调节气血、平衡阴阳，达到一定辅助作用，并且此类疗法操作简单、安全性高、副作用小。

一、针刺及灸法

针灸疗法通过对人体经络腧穴的刺激，疏通经络，扶正祛邪，能明显改善局部血运，缓解症状，调节机体功能状态，从而达到防病治病的目的，是临床上常用的治疗手段。针灸疗法包括针刺和灸法，针刺主要是将毫针、三棱针、火针等刺入人体穴位；灸法主要是借助艾灸的热力，给穴位以温热的刺激，两者最终通过对穴位的良性刺激达到治疗疾病的效果。

临床治疗溃疡性结肠炎时，一般体针选穴如脾俞、天枢、足三里、大肠俞、气海、关元、太冲、肺俞、神阙、上巨虚、阴陵泉、中脘、丰隆，多用毫针刺，以泻法为主，每日1次，

10 次为一疗程；耳针选穴如脾、肝、肺、大肠、肾、神门，每次选 4～5 穴，轻刺激，或用揿针或王不留行籽贴耳穴；灸法选穴如中脘、天枢、关元、脾俞、大肠俞等，一般采用回旋灸或雀啄灸[1]。具体则可根据患者的不同证型选取相应穴位治疗。

1. 大肠湿热证

治法：清热化湿，调气行血。

体针：脾俞、天枢、足三里、大肠俞、太冲、肺俞、上巨虚、阴陵泉、丰隆。毫针刺，泻法。每日 1 次, 10 次为一疗程。

耳针：脾、肝、肺、大肠、肾、神门。每次选 4～5 穴，轻刺激，或用揿针或王不留行籽贴耳穴。

2. 热毒炽盛证

治法：清热祛湿，凉血解毒。

体针：脾俞、天枢、足三里、大肠俞、太冲、肺俞、阴陵泉、丰隆。毫针刺，泻法。每日 1 次，10 次为一疗程。

耳针：脾、肝、肺、大肠、肾、神门。每次选 4～5 穴，轻刺激，或用揿针或王不留行籽贴耳穴。

3. 脾虚湿蕴证

治法：健脾益气，化湿助运。

体针：脾俞、足三里、大肠俞、太冲、中脘、肺俞、上巨虚、丰隆。毫针刺，平补平泻法。每日 1 次，10 次为一疗程。

耳针：脾、肝、肺、大肠、肾、神门。每次选 4～5 穴，轻刺激，或用揿针或王不留行籽贴耳穴。

4. 寒热错杂证

治法：温中补虚，清热化湿。

体针：脾俞、足三里、大肠俞、太冲、中脘、关元、肺俞、阴陵泉、上巨虚。毫针刺，平补平泻法。每日1次，10次为一疗程。

耳针：脾、肝、肺、大肠、肾、交感。每次选4～5穴，轻刺激，或用揿针或王不留行籽贴耳穴。

5. 肝郁脾虚证

治法：疏肝理气，健脾和中。

体针：脾俞、大肠俞、太冲、曲泉、中脘、关元、行间、足三里。毫针刺，平补平泻法。每日1次，10次为一疗程。

耳针：脾、肝、肺、大肠、肾、交感。每次选4～5穴，轻刺激，或用揿针或王不留行籽贴耳穴。

6. 脾肾阳虚证

治法：健脾补肾，温阳化湿。

体针：脾俞、肾俞、大肠俞、太溪、阴谷、中脘、关元、足三里。毫针刺，补法。每日1次，10次为一疗程。

耳针：脾、肝、肺、大肠、肾。每次选4～5穴，轻刺激，或用揿针或王不留行籽贴耳穴。

7. 阴血亏虚证

治法：滋阴清肠，养血宁络。

体针：脾俞、大肠俞、阴陵泉、三阴交、中脘、关元、足三里。毫针刺，补法。每日 1 次，10 次为一疗程。

耳针：脾、肝、肺、大肠、肾、交感。每次选 4～5 穴，轻刺激，或用揿针或王不留行籽贴耳穴。

宁慧珠等[2]通过数据挖掘方法分析近十年针灸治疗 UC 的针灸处方选穴规律，共纳入 149 篇文献、159 个针灸处方，研究发现穴位使用频次位于前五位的分别是天枢、足三里、上巨虚、关元、中脘，经脉使用频次位于前五位的分别是足阳明胃经、任脉、足太阳膀胱经、足太阴脾经、手阳明大肠经，其中核心穴位组合为天枢、足三里和上巨虚。周丽等[3]选取了 93 例脾虚湿阻证 UC 患者，对照组 46 例予口服美沙拉嗪肠溶片治疗，治疗组 47 例在对照组治疗基础上加用温针灸（选穴：关元、中脘、天枢、足三里、上巨虚、脾俞、肾俞、大肠俞，针刺治疗，并紧贴皮肤卡上隔热纸垫，将艾炷套在针柄上点燃）及口服参苓白术散加减治疗。治疗 4 周后显示，温针灸联合参苓白术散治疗对改善脾虚湿阻证 UC 患者的临床症状较对照组显著，其机制可能与纠正脑－肠互动异常、拮抗炎性反应有关。李红薇[4]研究发现，口服美沙拉嗪肠溶片联合温针灸治疗（选穴：中脘、关元、气海、足三里、天枢、阴陵泉，针刺治疗，得气后留针，取 1cm 艾条穿入针柄后点燃），相对于单独口服美沙拉嗪，可更有效地提高 UC 患者的临床疗效及免疫能力，抑制患者的炎症反应。

二、穴位埋线

穴位埋线疗法是将羊肠线或蛋白线埋于特定穴位，利用穴位周围的组织对其吸收，形成持续性刺激作用来治疗疾病的方法。此法间隔时间长、作用持久，利于促进局部微循环，提高机体应激能力，具有双向调节人体免疫功能的作用，特别适合采用单纯针灸治疗效果不理想、需要疗程长的患者，或者无充足时间配合治疗的患者。现在一般采用手术使用的可吸收性外科缝线进行穴位埋线，这种线具有易吸收、无副作用、低变态反应的特点。

溃疡性结肠炎患者的穴位埋线一般选取中脘、足三里、天枢、大肠俞等穴，脾胃虚弱者加取脾俞，脾肾阳虚日久者加取肾俞、关元、三阴交，脾胃有湿者加取阴陵泉[1]。

温淑婷等[5]为了探讨穴位埋线治疗 UC 的选穴规律，统计 35 篇文献、共 62 个组方，得出穴位埋线腧穴的使用频次从高到低依次为足三里、天枢、大肠俞，选取的经脉以胃经和膀胱经居多，证型以脾胃气虚证、脾肾阳虚证和血瘀肠结证最多。王欢等[6]主要观察穴位埋线对"虚、瘀"状态下 UC 大鼠肠黏膜上皮紧密连接的影响，并探讨其作用机制。其将大鼠随机分为对照组和造模组，造模成功后随机分为模型组、药物组（采用柳氮磺吡啶肠溶片灌胃治疗，每日 1 次）和埋线组（取双侧足三里、天枢、膈俞、脾俞、肾俞、大肠俞埋线治疗，每 14 日 1 次，共 3 次），对照组、模型组和埋线组大鼠同时予等量 0.9% 氯化钠溶液灌胃，最终得出穴位埋线能有效修复肠黏膜上皮紧密连接，降低肠黏膜上皮通透性。其机制可能与降低钙调素依赖性蛋白激酶Ⅱ（CaMK Ⅱ）、肌球蛋白轻链激酶（MLCK）等蛋白激酶的表达有关。在临床治疗中，李炜等[7]将对照组（口服美沙拉嗪缓释颗粒）与观察组（穴位埋线）治疗的 UC 进行患者对比，结果显示所有患者腹泻、脓血便等主要临床症状及黏膜病理改变控制良好，黏膜积分及疾

病活动指数均有下降,观察组总有效率(86.7%)高于对照组
(72.0%),差异有统计学意义($P < 0.05$)。其中对照组发生不
良反应 2 例,观察组无不良反应发生,可以看出轻中度溃疡性
结肠炎采用穴位埋线治疗的疗效较好,且安全性高、不良反应
发生率低。龚鸿[8]也在临床试验中发现穴位埋线治疗能加速
UC 患者炎症物质吸收,促使破溃肠黏膜愈合,提高治疗的有
效率。

三、穴位贴敷

穴位贴敷疗法是采用中药制剂贴敷于经络上的特定穴位,
使药物与皮肤直接接触,其有效成分经皮肤由表入里到达经络
和脏腑,作用于全身,调节脏腑功能,提高免疫力,从而达到
治疗疾病的目的。此疗法亦适用于儿童和老人。

临床治疗溃疡性结肠炎常用的穴位贴敷用药如炮附子、细
辛、丁香、白芥子、赤芍、生姜等,可根据辨证加减用药;常
用穴位有上巨虚、天枢、足三里、命门、关元等[1]。

1. 大肠湿热证

治法:清热化湿,调气行血。

选穴:天突、上脘、中脘、下脘、神阙、天枢、关元、大
肠俞、脾俞、足三里等。

用药:清热除湿药。

操作:每次选取 1 ~ 3 穴进行穴位贴敷,每日 1 次,14
日为一疗程。

2. 热毒炽盛证

治法：清热祛湿，凉血解毒。

选穴：天突、上脘、中脘、下脘、神阙、天枢、关元、大肠俞、脾俞、足三里等。

用药：清热解毒药。

操作：每次选取 1～3 穴进行穴位贴敷，每日 1 次，14 日为一疗程。

3. 脾虚湿蕴证

治法：健脾益气，化湿助运。

选穴：天突、上脘、中脘、下脘、神阙、天枢、关元、大肠俞、脾俞、足三里等。

用药：健脾化湿药。

操作：每次选取 1～3 穴进行穴位贴敷，每日 1 次，14 日为一疗程。

4. 寒热错杂证

治法：温中补虚，清热化湿。

选穴：上脘、中脘、下脘、神阙、天枢、关元、大肠俞、脾俞、足三里等。

用药：温阳清热药。

操作：每次选取 1～3 穴进行穴位贴敷，每日 1 次，14 日为一疗程。

5. 肝郁脾虚证

治法：疏肝理气，健脾和中。

选穴：上脘、中脘、下脘、神阙、天枢、关元、大肠俞、脾俞、足三里等。

用药：健脾疏肝药。

操作：每次选取 1～3 穴进行穴位贴敷，每日 1 次，14 日为一疗程。

6. 脾肾阳虚证

治法：健脾补肾，温阳化湿。

选穴：上脘、中脘、下脘、神阙、天枢、关元、大肠俞、脾俞、肾俞等。

用药：温补脾肾药。

操作：每次选取 1～3 穴进行中药贴敷，每日 1 次，14 日为一疗程。

7. 阴血亏虚证

治法：滋阴清肠，养血宁络。

选穴：上脘、中脘、下脘、神阙、天枢、关元、大肠俞、脾俞、足三里等。

用药：养血滋阴药。

操作：每次选取 1～3 穴进行穴位贴敷，每日 1 次，14 日为一疗程。

莫耀定[9]将 100 例大肠湿热型 UC 患者随机分为对照组（口服柳氮磺吡啶肠溶片）和观察组（口服柳氮磺吡啶联合肠

愈膏穴位贴敷）。观察组穴位贴敷的选穴有两组，第一组穴位有神阙、脾俞、足三里；第二组穴位有大肠俞、中脘、天枢。经比较，观察组治疗总有效率明显高于对照组，两组治疗后的各项中医症状（腰膝酸软、食少纳差、神疲懒言、久泻不愈）积分均显著小于治疗前，且观察组明显小于对照组；两组患者的不良反应发生率比较差异无统计学意义。由此得出，在大肠湿热型 UC 的临床治疗上，采用肠愈膏穴位贴敷治疗可改善临床症状，且治疗的安全性较高，值得在临床上推广应用。陈俊余等[10]研究穴位贴敷配合药物治疗湿热内蕴型 UC 的临床疗效，治疗组（穴位贴敷配合口服美沙拉嗪）治疗后总有效率优于对照组（单纯口服美沙拉嗪），且治疗后 Mayo 评分表中排便次数及便血项目的缓解时间，以及血清炎症因子（IL-17、IL-23）含量与对照组比较，差异均具有统计学意义，提示穴位贴敷配合口服美沙拉嗪肠溶片治疗 UC 有效。本法操作简单易行，高效安全，患者能够坚持长期应用。有研究表明，UC 患者临床治疗时，采取穴位贴敷结合放松疗法也可以明显提高临床疗效[11]。

参考文献

[1] 李军祥，陈誩.溃疡性结肠炎中西医结合诊疗共识意见（2017 年）[J].中国中西医结合消化杂志，2018，26（2）：105-111，120.

[2] 宁慧珠，陈碧玮，陈侨彬，等.基于数据挖掘的针灸治疗溃疡性结肠炎选穴组方规律[J].中医药学报，2021，49（10）：45-49.

［3］周丽，曾玲玲，季小健，等.温针灸联合参苓白术散治疗溃疡性结肠炎脾虚湿阻证的疗效及对脑-肠互动和炎症因子的影响［J］.河北中医，2021，43（9）：1483-1487，1524.

［4］李红薇.温针灸联合美沙拉嗪对溃疡性结肠炎患者免疫功能及TNF-α、IL-1β、IL-10水平的影响［J］.中医外治杂志，2021，30（6）：16-17.

［5］温淑婷，Tuyen P B，刘凤斌，等.穴位埋线治疗溃疡性结肠炎的选穴规律［J］.中医药导报，2019，25（15）：38-42.

［6］王欢，朱莹.穴位埋线对溃疡性结肠炎大鼠肠黏膜上皮紧密连接的影响［J］.中国针灸，2021，41（8）：899-905.

［7］李炜，蓝阳，孙粤鹏，等.穴位埋线干预治疗溃疡性结肠炎30例［J］.临床医药文献电子杂志，2020，7（50）：42，63.

［8］龚鸿.穴位埋线治疗溃疡性结肠炎对患者肠黏膜的影响［J］.现代中西医结合杂志，2020，29（3）：288-290.

［9］莫耀定.肠愈膏穴位贴敷治疗大肠湿热型慢性溃疡性结肠炎的效果［J］.中医临床研究，2019，11（35）：41-43.

［10］陈俊余，王剑，程丽敏.穴位贴敷配合药物治疗湿热内蕴型溃疡性结肠炎疗效观察［J］.上海针灸杂志，2018，37（10）：1144-1147.

［11］唐婷婷.穴位贴敷结合放松疗法对溃疡性结肠炎患者的护理效果分析［J］.实用临床护理学电子杂志，2019，4（24）：108.

第十六节

当代名医治疗溃疡性结肠炎的临床经验

一、周鸣岐

周鸣岐（1919—1992），字凤山，山东人。周老治学严谨，主张源流并举，而尤邃于仲景、东垣、清任治法。理脾胃，调气血，保津液，是其独特的医疗风格。周老认为，溃疡性结肠炎于脏腑标本推究，则标（胃肠）多实多热，本（脾肾）多虚多寒，临床最多虚实互见、寒热错杂之候。治此病，首重清化，务求其腑气通畅，而后补之涩之，庶无留邪之弊[1]。周老诊治此病，每每详辨发病新久、正邪标本、寒热虚实，将本病分为湿热郁结、脾虚寒湿、脾肾虚寒三类证候[2]。

1. 辨证论治

（1）湿热郁结证

腹痛下利，里急后重，大便溏滞不爽，排便次数多，或泻痢灼肛，便秽黏滞，多呈红赤黏液脓血便，口干喜饮，口苦尿黄，舌红苔黄腻，脉濡数或滑。治宜清热化湿，活血解毒。方用白头翁汤、芍药汤治疗，亦常用自拟验方"地榆清化汤"治之。

药用：生地榆30g，苦参、当归、白头翁、白芍、焦山楂、焦神曲、焦麦芽各15g，大黄（酒制）、黄连、木香各10g，滑石20g，诃子5g。

（2）脾虚寒湿证

腹痛绵绵，大便溏薄，每夹有黏液及不消化食物，或伴畏寒肢冷，口干喜热饮，脘腹胀满，倦怠乏力，舌淡苔白，脉沉滑或沉迟。治宜健脾化湿，散寒止泻。方用理中汤、参苓白术散等，亦常用自拟验方"二术健脾汤"。

药用：炒白术25g，党参、薏苡仁各20g，苍术、炒山药、茯苓、赤石脂各15g，陈皮、诃子各10g，红花7.5g，干姜、砂仁各5g。

（3）脾肾虚寒证

肠鸣，腹部隐胀作痛，五更泄泻，或久泻不愈，小腹冷感，或腰膝酸软，畏寒肢冷，舌淡嫩，苔白，脉沉细或沉迟无力。治宜温肾健脾，益气固肠。方用四神丸治之，亦常用验方"温肾固肠汤"。

药用：制附子（先煎）、熟地黄、山药、党参各15g，补骨脂、炒白术各20g，肉豆蔻（煨）、五味子、丹参各10g，干姜、山萸肉、炙甘草各5g。

2. 经验用药

临床上，如湿热、食积留滞肠胃，纵有虚象，亦不宜滥投滋补，当遵循"腑以通为补"之古训，首重清化，务求腑气调畅，而后补涩之，庶无留邪之弊。清化湿热瘀毒，周老最喜用生地榆、酒大黄二药。生地榆"入足厥阴、少阴，手足阳明经"(《本草经疏》)，功能凉血止血、清热解毒、"止血痢，蚀脓"(《药性论》)。周老认为，地榆专走大肠，清热解毒、收敛攻瘀之力颇佳，且清降不虑其过泄，收涩亦不虑其过涩，施于脓血夹杂之泄泻、血痢、脏毒等病，收效最捷。生地榆用量多应在 25～30g。酒大黄擅走肠中，能破积散滞，泄热攻毒。周老言其乃推陈致新、去除污垢而安五脏之神品。凡热毒积聚肠中，秽浊留滞体内，用之最宜。用酒制者，有升清化瘀之功，以缓其过度苦寒，峻下疾走之力。

治疗泄泻不止，周老最擅用赤石脂、诃子二味。赤石脂入脾、胃、大肠经，《本草纲目》言其"补心血，生肌肉，厚肠胃，除水湿"。临床用其涩肠止血、收湿生肌之能，以治久泻、久痢、便血、溃疡不敛极效。诃子苦酸涩温，《四声本草》言其可"下宿物，止肠久泄，赤白痢"。周老经验，诃子乃涩肠固脱圣药，无论何种泻下，均宜辨证加用诃子，因其有收涩之功而无恋邪之弊。

若病久不愈，气病及血，必致久病入络夹瘀为患，患者可兼腹痛并有定处、便下黑滞秽物等症状；且瘀滞不散，病实难愈。论治之时周老常于方药中辨证加入桃仁、红花、丹参等活血化瘀、推陈致新药物，则气血活通，瘀滞得散，邪去正复，顽疾可愈。

此外，周老还活用保留灌肠之法，配用锡类散、云南白药、三黄粉、血竭粉等祛瘀生新、敛疮生肌之品，更可就近祛邪，以收事半功倍之效[2]。

二、焦树德

焦树德（1922—2008），河北省辛集市人。中日友好医院首席专家，教授，主任医师，博士学位审授委员会委员，华夏治痹第一人[3]。焦老自幼酷爱医学，随其外祖父李讲义先生学习中医，刻苦研读古典医籍。17岁即开始临床诊疗，深入实践。18岁便开设济生堂，独立行医，以树德为怀，医术广受称赞，医名渐振。

焦老擅治内科疑难重病，疗效卓著，其对顽疾重症的治疗往往独辟蹊径，取效甚捷。其学术思想的最大特色就是强调用理论指导临床实践，主张用整体观和动变制化思想去分析观察疾病发生、发展、传变、合并、转归的规律，务求理、法、方、药丝丝入扣[4]。

焦老认为，发扬传统医学，不能离开辨证论治，不应是一病一方，而应三因治宜，摒弃糟粕，打破传统医学的某些条框，订新病、立新证、出新法。焦老针对有关节变形、骨质受损、肢体僵曲的痹证，创建了"尪痹"[5]病名；将强直性脊柱炎称为"大偻"，并运用中医理论，辨证分为肾虚督寒、痹阻肢节、督寒标热等证。焦老还创立了补肾祛寒的标本兼治之法，并研制出"尪痹冲剂"。从某种意义上说，焦老发展了仲景的六经辨证，把六经辨证扩展到冲、任、督脉的辨证，丰富了中医的辨证方法[6]。

焦老认为，治疗慢性泄泻不能只从健脾利湿论治，应从脾肾虚泻、肝郁乘脾和肠风飧泄三种证候来论治[7]。

1.脾肾虚泻证

因泄泻年久不愈，中气渐虚，中虚则泻难止，久泻则中愈虚，关门不固，脾气随泻而虚衰，中阳式微，则寒从中生。寒性下降，泻必伤阴，阴寒下沉，必伤及肾。泻伤阴，寒伤阳，而致脾肾阳虚。所以慢性泄泻常自太阴伤及少阴而成为脾肾虚泄。其证候特点是每日深夜至清晨，阴气极盛，阳气未复之时，即腹泻1～2次，或腹痛或无腹痛，但泄泻则每日必行，连年累月，久久不止，即或暂愈而仍复作。此因肾为胃关，司二便之开阖，命火生土，助中焦之生化。肾主开阖，肾阳不足，火不生土，脾失温煦，水湿不化而下泻。肾脾俱虚，关门不固，开阖失司，泻久不愈。治宜温补肾阳，肾气足则开阖有权，并能温煦中焦，再兼以益气健脾，使中阳复则水湿运化，清浊分而泄泻止。焦老在临床上常以张景岳的"九炁丹"精神，结合理中丸法，减去荜茇，加茯苓、诃子等。

组方：熟地黄（砂拌）15～20g，制附片、白术、五味子各9g，肉豆蔻、补骨脂、党参（重症用人参）各9～12g，诃子、吴茱萸各6～9g，焦干姜6g，炙甘草3～5g，茯苓15～35g。上药以伏龙肝60g，煎汤代水。

此方对脾肾两虚所致的慢性泄泻（包括慢性肠炎、慢性痢疾、溃疡性结肠炎等）均有较好的疗效，但需坚持服用数十剂。最好服至10剂左右时，即按辨证方法稍做加减。

临床中可借鉴上法治疗溃疡性结肠炎后期脾肾两虚者，但需根据脾肾两虚各自偏重，略做加减。如肾虚偏重者，兼见腰酸膝软、滑精阳痿、不耐劳作、尺脉弱等症，可用八味地黄丸或右归饮，加四神丸、车前子、茯苓（重用）、金樱子；

或仍以上方加重补肾药，再加赤石脂固下；或服上方，晨起加服八味地黄丸。如脾虚偏重，泄泻无分昼夜，每日 3～4 次，脐腹隐痛、喜按，兼见面色㿠白、饮食无味、四肢不温、右手脉细软等，可用张景岳胃关煎加减（熟地黄 9～30g，炒白术、干姜各 3～9g，吴茱萸 1.5～2g，炙甘草 3～6g，炒白扁豆、木香、炒山药各 6g，补骨脂、党参各 10g，茯苓 15g，肉豆蔻 9g）；或原方加重健脾药亦可。

此证有人据其腹痛、下利而用理中汤治疗但无效。正如仲景先师所说："理中者，理中焦，此利在下焦。"所以必加补肾药及赤石脂等固涩下焦之药，才能取得良好效果。

2. 肝郁乘脾证

该证女性患者较多，表现为泄泻受情志影响，发作时轻时重，日久不愈，兼有嗳气纳呆、胸胁闷胀、泻前腹痛、脉弦等症。此证一般常用"痛泻要方"治疗。焦老治此证常用痛泻要方加调肝理气、扶脾化湿之品。

组方：土炒白术、酒炒白芍各 10g，广陈皮、苏梗、苏叶、制香附各 9g，川厚朴、秦皮、防风各 6g，茯苓 15～20g，泽泻 12g，升麻、柴胡各 3g。

方中厚朴、苏叶梗调肝理气和中；肝气郁久则生火，用香附解郁；秦皮味酸性凉，可清热；泽泻泄肝经湿郁；久泻气下，下者举之，用柴胡、升麻升举少阳、阳明清气。焦老用此法治疗肝郁乘脾所致之泄泻，每收良效，比单用痛泻要方疗效明显[7]。

3.肠风飧泄证

来势迅猛，日泻数次，时作时止，餐已即泻，古人称为飧泄。《黄帝内经》载："久风入中，则为肠风飧泄。""春伤于风，夏生飧泄。"据"风者善行而数变"的发病特点，可知这种泄泻属中医"风泄"范畴。清·喻嘉言说："风邪伤人，必入空窍，而空窍惟肠胃为最。风既居于肠胃，其导引之机，如顺风扬帆，不俟脾之运化，食入即出，以故飧已即泄也。不知者，以为脾虚，完谷不化……反以补脾刚燥之药，助风之劲，有泄无已，每至束手无策。"对此证焦老常用胃风汤随症加减治疗，疗效甚为满意。

组方：党参、煨葛根各 10g，白术、肉豆蔻、防风各 9g，白芍 9～12g，茯苓 12g，土炒当归、荆芥、川芎各 6g，桂心（或桂枝 10g）、升麻各 5g，水煎服。

此方以 3/4 的四物汤，养血柔肝调营；以 3/4 的四君子汤，健脾固卫。桂枝、荆芥祛风外出；防风引祛风药入肠胃，治肠风；升麻、葛根升阳；肉豆蔻固肠。诸药相合，则具祛风邪、调营卫、和肝脾、固肠胃之功，风泄自愈。

以上诸证是慢性泄泻之常见证候。此外，对劳倦伤脾、脾虚久泻、中气下陷、清阳不升者，应着重治脾，升举脾阳，可用补中益气汤、举元煎（人参、炙黄芪各 10～15g，炙甘草、炒白术各 3～6g，升麻 1.5～2g），加木香、肉豆蔻、补骨脂、乌梅等。然而久泻不愈者，亦应在服汤药的同时，配服八味地黄丸或右归丸，以固二便开阖之权钥。正如明·赵献可在《医贯》中论泄泻时所说："圆机活法，《内经》熟，之自得矣。"[7]

三、王嘉麟

王嘉麟（1925—2014），第一、二、三、四批全国名老中医药专家学术经验继承工作指导老师，首都国医名师，首都医科大学附属北京中医医院主任医师。王老出身中医世家，曾拜著名中医赵锡武、陈慎吾为师。两位老师均善于应用《伤寒论》经方，尤其是陈慎吾老师，其对《伤寒论》有独到见解和认识，这对王嘉麟教授的影响颇深。在两位老师的熏陶下，王老数十年如一日，研读《黄帝内经》《伤寒论》《金匮要略》《温病条辨》《医宗金鉴》等，集众家之长，融会贯通，尤其是治疗疑难杂病时，能够灵活运用经方，但又不完全拘泥于经方，往往根据患者的实际情况用药。王老认为，现代的生活环境及致病因素和仲景时期已不完全相同，应该灵活应用[8]。

1. 学术观点[9]

溃疡性结肠炎以腹泻、腹痛、脓血便为主症，病情迁延不愈，反复发作，病变多局限在直肠和乙状结肠。其起病缓慢，可见发作期与缓解期交替出现。接受王老治疗的溃疡性结肠炎患者多为慢性复发型或慢性迁延型。其症状以腹泻为主，病程一般超过 6 个月，腹泻频度为每日 3 ～ 6 次，腹痛、脓血便等症状轻，时好时坏。因此，王老认为其可归属于中医"慢性泄泻"范畴。

对病因病机的认识，王老首次提出溃疡性结肠炎反复发作的根本病机是瘀毒内阻。

（1）病理基础为脾虚湿盛

脾居中焦，与胃相合，为后天之本，气血生化之源。脾失健运，水反为湿，谷反为滞，清浊相混，并走肠间而为泄泻。《素问·脏气法时论》曰："脾病者……虚则腹满肠鸣，飧泄食不化。"《类证治裁·泄泻门》曰："泻由水谷不分，病在中焦，痢以血脂伤败，病在下焦。"若水湿内停，食谷不化，大肠传导失常，通降不利，气滞血壅，脉络受损，则可下利赤白黏冻。每因感受外邪、饮食不慎或忧思恼怒等，导致中焦气机不畅，脾失运化，水湿内停，湿邪困遏中焦。王老以古典理论为依据，提出"脾虚、湿盛二者相互影响，互为因果，以致脾虚湿盛日益加重。湿邪重浊黏滞，故本病发病缓慢、病程长、反复难愈。脾虚湿盛是慢性泄泻发生发展的主要病理基础"的学术观点。

（2）久病不愈，脾肾阳虚

肾为先天之本，司二便。水谷精微能否正常吸收，糟粕能否正常排除，均有赖于肾阳的濡润与蒸化温煦。因此，王老认为溃疡性结肠炎的另一个主要的病理途径是：素体不健，或久病伤正，脾胃虚寒，中阳不振，脾病及肾，损伤肾阳，肾阳虚衰，命火不足，无以濡润蒸化温煦，火不生土，水谷运化无权，清阳下陷，水谷糟粕混杂而下。久泻不愈，责诸肾虚开阖失司。

（3）肝乘脾虚，肝郁气滞

王老十分重视情志因素在溃疡性结肠炎发病中所起的作用，其认为，忧郁或恼怒，导致脾虚失运；或肝气犯脾，脾虚运化失常，湿邪中阻；气滞血瘀，脾气不升，胃气不降，熏灼肠道，均有导致泄泻之可能。

（4）本虚标实，寒热错杂

根据本病反复发作、迁延日久的特点，王老认为，脾虚水湿失运,水谷不化,肾虚水谷精微无以蒸腾气化,是溃疡性结肠炎患者发病的根本原因。湿郁日久可蕴毒化热,而气滞血行不畅可导致瘀血内停,内停之瘀血与肠内毒热互搏日久便可腐肉成脓。因此,湿、毒、瘀为溃疡性结肠炎的标实之象。泄泻、大便溏薄、形寒肢冷、下利脓血、里急后重等症状并存或交替出现,集中反映了溃疡性结肠炎"脾肾虚寒与大肠瘀毒内热共存"的病理特征。

(5)久病不愈,多责之疮毒

经过几十年的临床实践,王老首次提出"久病不愈,多责之疮毒"的观点,其认为溃疡性结肠炎患者腹痛、腹泻、下利脓血久治不愈且易于复发的主要原因是湿热蕴毒。湿邪既是病因也是病理产物。湿为重浊阴邪,与热相合,缠绵不愈。

由此可见,作为具有"慢性泄泻"特征的溃疡性结肠炎,其病性属本虚标实、寒热错杂。虚为本,病在脾、肾;湿蕴、气滞、瘀阻为标。

2.临证思路

在临床实践中,王老坚持辨证施治与辨病论治相结合、扶正治疗与祛邪治疗相配合;同时在具体的病例处理上应用灵活多变的手段,从实际出发,及时加减药物,常获满意疗效。

(1)普遍原则

1)标本兼顾

王老认为,慢性泄泻一方面是脾肾两虚,另一方面是湿邪毒瘀留滞胃肠之间。本虚标实,虚实夹杂。脾肾阳虚,水湿内停,无以蒸腾气化,湿郁日久化热,寒热错杂。因此,其治疗原则为扶正与祛邪相结合、温补与清利相结合。王老根据患者的临床症状辨证论治，内服中药以健脾益气、温肾固本，改善机体的状况，固本壮元，使内湿无生，外湿无存，正实邪去。在内镜发现结肠黏膜病变或临证发现腹痛、腹泻、脓血便时，即选用中药保留灌肠的外治疗法，增强中药对局部结肠黏膜的作用，达到祛邪、清利的治标目的。

2）以扶正为本

慢性泄泻病程长，后期多见脾肾虚寒之证。脾虚是发病的基础，病情迁延。脾病及肾是慢性泄泻的根本病机。脾肾两虚，寒湿内生，阳气不足，无以蒸腾，内外之湿聚阻中焦而为患。因此，治疗上应以扶正为主，健脾以利湿，益肾以温阳，使脾胃运化功能重建，脾肾之阳渐振，截断中焦虚寒的传变。脾肾坚固则内湿从阳而化，外湿无以滞留，从而去除慢性泄泻发生的根本病因。这是治疗慢性泄泻的关键。在扶正的基础上祛邪，并佐以清利收涩止泻的药物，使正实邪去，达到事半功倍的效果。

3）固涩不宜过早

健脾补肾、清利湿热、固本止泻乃为医家熟知的治疗慢性泄泻之大法，其中涩肠之品的应用时机值得注意。久泻不止、滑脱不禁，如有湿滞内存时，过早使用赤石脂、诃子肉、罂粟壳等固涩之品，则有闭门留寇之害，常使寒湿留滞不去。收涩过早，泄泻虽可暂止，但湿滞内存，更伤正气，病体难复，使腹痛加重，腹泻缠绵不愈。因此，在治疗上要把握固涩药品的使用时机。

4）内外并举

内服中药配合中药灌肠是治疗慢性泄泻的主要手段。慢性泄泻的临床病理表现多为直肠、结肠的非特异性炎症，黏膜多呈充血、水肿、糜烂、溃疡。临床表现为里急后重，大便伴大量黏液、脓血。采用保留灌肠可使中药的有效成分直接作用于直肠及低位结肠黏膜，有利于结肠局部炎症的消退，改善结肠黏膜的血运，促进溃疡愈合，加速组织修复，从而在短期内改善患者的临床症状。

5）辨病论治

王老以"久病不愈，多责之疮毒"为指导，认为湿毒久羁大肠是溃疡性结肠炎反复迁延的重要原因，因此临证时常在辨证的基础上酌情加用白头翁、秦皮等清热祛湿中药。

（2）辨证论治

根据溃疡性结肠炎脾肾两虚、湿毒瘀阻的病机特点，王老认为该病可分为虚证、虚实夹杂证二型。虚证包括脾虚湿盛型、脾肾两虚型。虚实夹杂证包括脾虚湿盛型、湿热内蕴型、肝郁脾虚型。

1）溃疡性结肠炎急性发作期

①湿热型

症状：急性发病，腹泻频数，下利脓血，里急后重，左下腹疼痛加重，苔黄腻，脉弦滑。

辨证：湿热瘀毒。

治法：清化解毒。

处方：白头翁汤加减。

②寒湿型

症状：泄泻清稀，腹痛肠鸣，头痛身倦，小便短少，舌淡苔白，脉濡。

辨证：寒湿困脾。

治法：温散寒湿。

处方：藿香正气散加味。

2）溃疡性结肠炎反复发作期

①气虚湿浊型

症状：泄泻反复发作，腹泻每日 3～5 次，时有黏液脓血便，腹痛隐隐，时好时坏，纳少乏力，腰酸腿软，面色无华，夜寐不安，舌淡红，苔白或白腻，脉濡细。

辨证：脾肾不足，湿浊内蕴。

治法：健脾补肾，化湿降浊。

处方：参苓白术散、人参健脾丸、四君子汤加减。在扶正的基础上，加入适当的清利药，如白头翁、秦皮、土茯苓等，使正气实而邪毒去。

②阳虚滑脱型

症状：泄泻反复发作，下利清谷，滑脱不禁，舌淡，苔白腻，脉细滑。

辨证：阳虚气陷，湿邪内盛。

治法：补气温阳，化湿止泻。

处方：四神丸加赤石脂为基本方，随症加减。

3）溃疡性结肠炎慢性迁延期

①情志失调型

症状：平素抑郁寡欢，常因情绪波动而泻，腹痛即泻，泻停而痛不止，纳差嗳气，舌淡红，苔薄白，脉弦。

辨证：肝脾失调。

治法：调和肝脾。

处方：痛泻要方加味。

②脾虚湿阻型

症状：病情轻缓，每因饮食不慎而泻，腹泻每日 2～3

次，偶见黏液脓血，腹痛隐隐，乏力纳差，身重体倦，舌多淡红，苔常白腻，脉沉。

辨证：脾虚湿盛。

治法：健脾化湿。

处方：参苓白术散、四君子汤、人参健脾丸加减。

③脾肾阳虚型

症状：泄泻日久，大便清稀或完谷不化，腹凉喜按，腰酸肢重，舌胖苔白，脉沉细。

辨证：脾肾阳虚。

治法：温补脾肾。

处方：附子理中汤合四神丸加减。

（3）辨病论治

王老治疗慢性泄泻时，对黏液便或黏液脓血便，或经结肠镜检查确诊为结肠炎、溃疡性结肠炎的患者，均应用中药保留灌肠法。

王老临床上采用的辨病灌肠方主要针对患者普遍存在的腹痛、腹泻、肛门下坠、黏液脓血便而设。药选黄连、黄芩、大黄，组成"三黄散"。黄连、黄芩、大黄为《金匮要略》泻心汤之主药，本为泻火解毒、燥湿清热之剂，外用最早见于《肘后备急方》，今用其治疗肠内疮，取其清热燥湿、凉血解毒、敛疮止血；祛腐生肌之功效。临床应用时，若脓血较多，加白及以收敛止血；黏膜水肿糜烂，有黏液便者，加五倍子利湿敛疮；镜下黏膜溃疡面较大者，加锡类散清热解毒，化腐生肌。

中药保留灌肠，可使药物直达病所，充分附着于肠壁病变部位，有利于局部炎症的吸收、溃疡的愈合、病变的修复。

（4）随症加减

王老处方用药主要根据慢性泄泻虚、滞、湿、毒的病机特点，治虚以补为主，消滞以通为用，祛湿以渗为度，解毒以清为法。扶正补虚常用党参、黄芪，解毒善用白头翁、秦皮、土茯苓、黄连、黄柏，行气化滞多用木香、枳壳、槟榔。

1）慢性泄泻反复发作型的常用药物

①清热利湿：黄连、黄柏、白头翁、土茯苓、秦皮。

②健脾利湿：白术、茯苓、砂仁。

③健脾燥湿：半夏、苍术。

④温中散寒：吴茱萸、干姜、天台乌药。

⑤疏肝理气：柴胡、白芍、木香。

⑥温阳益肾：附子、肉桂。

⑦分利止泻：车前子、泽泻、猪茯苓。

⑧活血化瘀：赤芍、牡丹皮、桃仁、红花。

⑨固肠收涩止泻：诃子、肉豆蔻、伏龙肝、乌梅、禹余粮、莲子肉。

2）慢性泄泻迁延期的常用药物

①淡渗利湿：白扁豆、薏苡仁、冬瓜皮。

②益气健脾：党参、沙参、黄芪。

③理气止痛：木香、枳壳、延胡索、川楝子、厚朴、延胡索。

④活血化瘀：赤芍、牡丹皮、红花。

⑤润肠通便：大黄炭、桃仁、火麻仁。

3）慢性泄泻伴顽固黏液脓血便的常用药物

①清热解毒：黄芩、黄连、土茯苓。

②敛疮生肌：珍珠、三七粉、冰片、琥珀。

③收涩止血：云南白药、白及、地榆炭、侧柏炭、血余炭。

4）用药选择

王老在治疗慢性泄泻时，对药物的选用非常严谨，现简要举例如下。

党参、沙参、太子参都用于补中益气，但临床上要根据患者的症状选择。阴虚体质，口渴，舌红，脉沉细，选用沙参益气滋阴；阴虚内热，选用太子参益气育阴清热。

便秘而伴有脓血者，选用大黄炭；舌质红，气滞血瘀明显者，选用地榆炭。

如有食滞存内，泄泻，完谷不化，腹胀矢气，选用槟榔可化滞行气；中焦气机郁阻，胃气上逆，腹胀纳呆者，选用枳壳、木香。

腹痛常常选用附子、吴茱萸、延胡索、干姜。脾胃虚寒疼痛，用吴茱萸、干姜温中散寒止痛；肝胃不和，气机不畅而痛者，用延胡索行气止痛；脾肾虚寒者，用附子配干姜温补脾肾、固元止痛。

脾虚泄泻，用莲子肉配健脾益气之品止泻；脾肾虚寒泄泻，用肉豆蔻配附子温中燥湿，涩肠止泻；元阳不固，中气下陷，泄泻不止，用诃子、乌梅涩肠止泻。

（5）摄生保健

溃疡性结肠炎患者常因饮食不节、情志不畅、劳倦过度、感受寒湿而诱发或加重。因此，王老在为患者治疗的同时，还给予其起居及饮食调摄的建议。王老认为，药食同源，药补不如食补，从起居、饮食上调整可达到防治并举的目的。溃疡性结肠炎患者需做到饮食有节（洁），忌食辛辣、生冷、油腻食物，忌烟酒。脾肾阳虚者应禁食生冷，常食用桂圆莲子粥、茴香；脾虚湿盛者应常食用山药粥、薏苡仁粥，蔬菜可多食用扁豆、冬瓜、南瓜。起居要有规律，保证充足睡眠，使精力充沛，情绪稳定，心情舒畅，树立战胜疾病的信心。同时鼓励患者坚持康复锻炼。如泄泻日久，肛门下坠的患者可以做提肛训练；腹胀的患者可做胃肠按摩。慢性泄泻的患者通过起居、饮食的调整，可达到防止复发，促进痊愈的目的。

（6）临证经验

在大量临床实践的基础上，王老形成了一整套诊断治疗溃疡性结肠炎的有效方法。他所采用的内镜检查与中医辨证相结合、中药口服与保留灌肠相结合的方法，集中体现了宏观辨证与微观指标相结合、辨证与辨病相结合、局部与整体相结合、内治与外治相结合的灵活变通的学术思想，现总结如下。

1）溃疡性结肠炎宜"清补兼施"

王老认为，溃疡性结肠炎多由急性肠炎治疗不当，病情迁延，毒邪久羁所致，为本虚标实之证。因此，治宜扶正固本，兼以清利。临证时王老以党参、杭白芍、黄连、木香为基本方随症加减治疗。

党参不燥不腻，补气而养血生津。现代研究发现，该药有强壮、补血作用。动物实验证实，党参内的活性成分对神经系统有兴奋作用，能增强机体的抵抗力。杭白芍补中兼收，益气养血，缓急止痛。现代研究发现，白芍中的芍药苷具有较好的解痉止痛及镇静作用。杭白芍煎剂还具有抑菌作用。黄连治疗湿热蕴结型泄泻的效果显著，其中的活性成分小檗碱现已广泛应用于肠炎的治疗。木香为行气止痛要药，尤长于行肠胃之气，且该药的应用可防止补益之剂滋腻过度。

上述四味中药合用，共奏补气养血、导滞清毒之功，体现了王老治疗溃疡性结肠炎"清补兼施"的学术思想。

2）"湿毒久羁"宜用灌肠疗法

除正气亏虚之外，王老认为"湿毒久羁"也是本病久治不愈的重要原因。因此，解毒燥湿之剂成为王老局部治疗的首选药物。临证时，王老以泻心汤作为灌肠基本方，获得了满意的临床疗效。

黄芩具有较强的清热解毒作用。现代药理研究表明，黄芩能够抗变态反应，抗炎，缓解肠管痉挛。大黄泻火消肿，凉血解毒，现代研究发现该药所含的活性成分具有抗菌、收敛、止血作用，而临床上也有大黄煎剂治疗口腔溃疡获得良效的报告，因此应用含大黄的中药复方治疗溃疡性结肠炎具有较高的可行性。黄连清热燥湿的作用强，现代药理研究也证实其具有抑菌及解热镇痛作用。

上述三药即为泻心汤之药物组成，可以起到清热燥湿、解毒疗疮的治疗作用。

3）药食同源，调治结合

泄泻属消化系统疾病，中医学认为其病位在脾及大肠，脾虚失运是病之根本。王老十分重视饮食调理，他认为许多中药本身即是食物，药物不可久服，而饮食则不可一日不进。泄泻病位在于脾及大肠，饮食之质与量直接关系到病之转归、进退，因此不可小视食疗在溃疡性结肠炎治疗中的作用。

临床上，王老常用的食疗品为薏苡仁、莲子、山药、冬瓜、扁豆等。薏苡仁健脾利湿，莲子健脾止泻，山药健脾和胃，扁豆健脾化湿解毒，冬瓜益气清热利湿。其中薏苡仁、莲子、山药为粮食，可煮粥长期服用；冬瓜、扁豆为蔬菜，可四季常用。当然，饮食调理也要讲究辨证，如夏季多湿热，可常吃冬瓜以清热利湿；腹部胀满冷痛者，宜酌用生姜调味以期温中散寒。总之，溃疡性结肠炎患者持之以恒的饮食调理，有利于疾病的康复。

4）善用清热解毒药

溃疡性结肠炎患者脾胃功能差，饮食稍有不慎即可引起急性发作，出现下利脓血、腹痛、里急后重等症状。

王老根据"急则治其标"的原则，见脓血及里急后重必用清热解毒之剂，常选双花炭、白头翁、土茯苓、黄连、秦皮、马齿苋等。白头翁、秦皮、黄连相配，取白头翁汤之意；双花炒炭，解毒止利；土茯苓利湿解毒；马齿苋为凉血解毒、止利消肿要药。王老在患者热象明显（舌红、心烦气急、肛门灼热）时常用双花炭与马齿苋配伍，每收良效。

由于上述药物均属苦寒败胃之品，因此用量宜少（处方中一般仅用2～3味），且应中病即止。另外，在用苦寒药物的同时应适当配用温阳之品，以防寒药伤脾。

5）扶正培本乃根本法则

王老治疗溃疡性结肠炎的处方中扶正培本药占较大比例。扶正常用党参、生黄芪、太子参、白术、山药、白芍等，用药量大，每味药一般用30g左右。党参，补中益气，为健脾补虚必用药物。生黄芪，补气升阳之力较强，在脱肛、肛门坠痛、少腹偏寒时大剂应用。太子参，补气养阴，用于病程长、大便先干后溏者，可收育阴清热之功。白术、山药，健脾补气，固涩燥湿，大便溏薄者常用此配伍。

用药依据：①溃疡性结肠炎病程迁延，反复发作，极易耗损正气。②早期治疗多采用苦寒清热燥湿之品，导致脾胃损伤。

用药时机：扶正培本药物在溃疡性结肠炎的各个阶段均可选择应用，标证不急时宜重用，标证偏急时也应适当应用，以防祛邪药物寒凉太过、温燥有余。

6）消积导滞法

慢性泄泻是溃疡性结肠炎主要的临床表现。脾虚失运，湿困于内，气机阻滞，清浊不分是其主要病机。因此溃疡性结肠炎之滞包括脾虚运化无力之气机不畅，以及脾虚饮食不化之食滞。

在治疗上，一方面要健脾助运，使饮食水谷及时转化为精微；另一方面，必须将已形成的妨碍脾胃运化功能的积滞及时去除，才能获得良好的治疗效果。临证时，王老常用焦槟榔导肠内积滞，用莱菔子、鸡内金、焦三仙消食助运，用木香行脾胃之气。上述药物配伍，相辅相成，能够达到健脾助运、行气导滞的治疗目的。

7）祛湿药物的应用特点

王老认为，湿浊内阻，大肠传导失常是泄泻的主要病机。脾虚失运，导致水湿内停，而湿浊又反过来困阻脾胃，影响脾胃的运化功能。因此，湿浊既是脾虚的病理产物，又是加重脾虚的重要原因。健脾与祛湿双管齐下，一方面可以防止湿浊内生；另一方面可以去除已成之湿浊。茯苓、白术、薏苡仁为健脾化湿要药；冬瓜皮子有淡渗利湿作用；因湿浊久羁常可化热，故用苍术、黄连、秦皮清热燥湿。健脾化湿应贯穿溃疡性结肠炎治疗始终，但应用清热燥湿药物时应严格掌握适应证，不可滥用、久用。

8）温里药的应用特点

慢性泄泻若见咽部不适或咽痛，乃虚弱之阳气上浮的表现，宜用肉桂引火归原、益阳消阴；若形寒肢冷明显，用附子以使阳气通达；若五更泄泻，常以补骨脂配吴茱萸，取四神丸之意；若少腹冷痛、坠痛，用小茴香配橘核，以益阳理气止痛。

王老认为，温里药药性温热、燥烈，故用量应少且不宜久服。此类药物的常用剂量为 3～5g。

9）固涩药物的应用特点

溃疡性结肠炎患者长期慢性泄泻是导致其正气亏虚的重要原因，因此要及时止泻。但是，当湿浊未祛之时盲目应用固涩药物，则会因"闭门留寇"而后患无穷。因此正确把握固涩药物的应用时机在溃疡性结肠炎的治疗中具有十分重要的作用。

王老一般先用化滞清消药物，同时密切观察患者的表现，当其苔不厚腻、泻无脓血，则可应用适量的固涩药物。临床常用诃子肉、乌梅、肉豆蔻、莲子肉、赤石脂、石榴皮、五倍子等固涩药物。大便次数多伴肛门坠胀者，用诃子肉；泻下带血者，用赤石脂；腹泻伴腹痛者，用肉豆蔻；泻下伴脱肛者，用五倍子、石榴皮[9]。

四、陈泽霖

陈泽霖，主任医师，教授，全国第一批名老中医药专家学术经验继承工作指导老师。1955 年毕业于浙江医学院（现浙江大学医学院），后又经中医研究院"西学中班"脱产学习中医，主要从事舌诊研究及活血化瘀方面的研究，其发表的专著《舌诊研究》在国内外均有很大的影响。[1]

陈老治疗慢性胃炎有独特的经验，其经验方经长期的临床应用及实验室研究，已制成固定剂型，并由中药厂研发成中药新药。

陈老认为，溃疡性结肠炎属慢性腹泻，多因外感六淫、内伤饮食后，延久失治而来，少数与精神刺激等因素有关，并与脾、肾等脏腑功能失调有一定关系。《景岳全书》有云："泄泻之本，无不由于脾胃。""肾为胃关，开窍于二阴。所以二便之开闭，皆由肾所主。陈老临床上治疗溃疡性结肠炎采用辨证与辨病相结合，常在治泻通用方的基础上加味。

组方：藿香、苏梗各9g，大腹皮9g，通草9g，苍术、白术各9g，茯苓12g，炙甘草9g，赤芍、白芍各15g，川厚朴9g，谷芽、麦芽各15g，木香9g，乳香9g，没药9g，荠菜花炭30g，蚂蚁草30g。

在内服上方基础上，陈老临床常配用白头翁汤加锡类散保留灌肠，以提高疗效。

溃疡性结肠炎表现属中医"泄泻""痢疾""肠风""脏毒"等病证。上方治疗泄泻湿热证，湿重于热者为妥，不能用以通治所有证型，特别是有脏毒表现者[1]。

五、张琪

张琪（1922—2019），河北乐亭人，首届国医大师，白求恩奖章、全国中医药杰出贡献奖获得者。历任黑龙江省祖国医药研究所（现黑龙江省中医药科学院）研究员、内科研究室主任、副所长、技术顾问；黑龙江中医药大学教授，博士研究生导师。

溃疡性结肠炎是结肠慢性非特异性溃疡性炎症，原因未明，多数学者认为其可能是自身免疫病，常因感染或精神因素诱发，以腹痛、腹泻、黏液脓血便等为主要特征，易反复发作，缠绵难愈，属于中医"肠澼""泄泻""休息痢"等范畴。

张琪教授发现，该病多因先天禀赋不足，素体虚弱或病后体虚，加之摄食不慎，致湿热蕴结肠道，脉络瘀滞，气血相搏，血败肉腐而成。临床求治于中医者，多为西医治疗无效之疑难患者，起病日久，病已入络，导致肝郁脾虚，气滞、血瘀与湿热相搏结，阻滞肠腑，进一步耗气伤血，导致虚实错杂，正虚邪恋，故见腹泻频频、腹痛隐隐、便下黏液脓血、食少纳呆、倦怠乏力、面色萎黄、消瘦贫血、舌淡苔白、脉细弦等。其辨证多为脾胃不和，寒热交错，湿瘀交阻。

张琪教授以乌梅丸加活血化瘀药治疗本病，屡用屡验。其中乌梅酸敛生津、涩肠止泻，黄连、黄柏苦寒泻火、燥湿清热。肾阳的主要生理功能有三：一助胃腐熟水谷；二助脾化气行水；三助膀胱蒸腾化气。该病缠绵难愈，久病及肾，故用附子、干姜、川椒、细辛、桂枝振奋肾阳，温中祛寒；人参、当归补益气血，健脾安中；乌梅与黄连、黄柏、干姜配伍，辛开苦降，调和中焦。同时，因久病入络，活血化瘀又为治疗该病的又一重要环节。张琪教授临床上一般在乌梅丸的基础上加入三七参、桃仁、牡丹皮、赤芍等化瘀之品。药理研究表明，活血化瘀不仅可以减轻组织充血、瘀血的程度，减少炎性渗出，促进组织修复，还能改善患处组织的缺血状态，供给组织充足的营养物质，并能调节机体的免疫功能。乌梅丸中适当加入活血化瘀药，标本同治，故效果理想。另外，对于湿热偏重者，可去附子、干姜、川椒，加白头翁、秦皮；以脾虚为主者，黄连、黄柏减量，加山药、薏苡仁、砂仁等[10]。

六、胡建华

胡建华（1924—2005），字丕龄，号良本，自称六乐老人，浙江宁波人。1945年毕业于上海中医学院（现上海中医药大学），并先后师承于丁济万、程门雪、黄文东等名医。曾任上海中医药大学教授，上海中医药大学附属龙华医院主任医师，上海中医药大学及上海市中医药研究院专家委员会委员，上海中医药大学附属龙华医院专家委员会主任委员；上海市名中医，全国名老中医药专家学术经验继承工作指导老师。

胡老长期从事医、教、研工作，擅长医治脾胃病和神经、精神系统疾病，提出了"精神系统疾病从心论治、神经系统疾病从肝论治"的原则，尤以治疗失眠、抑郁症、血管性头痛、癫痫、帕金森病著名[11]。

胡老对溃疡性结肠炎日久不愈，表现为气阴两虚者，常以益气养阴、涩肠止泻法治之。

组方：党参12g，苍术12g，阿胶6g，白及粉9g，罂粟壳9g，煨诃子9g，黄连3g，肉桂3g，木香9g，白芍9g。[12]

方中党参补益脾气；苍术合黄连之苦寒，健脾燥湿清热；阿胶、白芍养阴止血、缓急止痛；白及粉能保护肠道黏膜，起良好的止血及愈合溃疡的作用；肉桂、木香温运脾阳、行气止痛；患者久泻且次数多，并无腹胀及里急后重，故可使用罂粟壳、诃子涩肠止泻。注意罂粟壳应随着病情好转而逐步减少剂量。

肾居下焦，职司开阖，且为胃关，故泄泻日久，伤及下元，肾气失调，关门不利。此既为泄泻之果，亦为泄泻之因。而审泄泻之证确无病邪积滞，补肾固关则为急用之法，常用诃子、罂粟壳等固涩之剂。

世医对罂粟壳的使用多有畏惧心理，然若辨证准确，掌握其用药宜忌，则效如桴鼓。胡老指出：应用罂粟壳涩肠止泻，应抓住三个主要环节：一为病程已久者宜用，暴泻者当忌；二为大便次数多者宜用，少者则忌；三为腹痛不胀、里急后重不明显者宜用，腹胀、后重不爽者当忌。同时，胡老在使用固涩药时，常与陈皮、木香等理气药配合使用，以求止泻而不留寇[13]。

胡老体会，凡大便次数多而不爽、腹胀、里急后重者，为肠中湿热未清，不宜使用止涩药物，可用焦山楂、焦神曲各9～12g，焦薏苡仁15～30g，黄芩、秦皮各12g，以消滞清热[12]。

七、徐景藩

徐景藩（1927—2015），自幼秉承家传，随父学习中医，寒暑不辍，博学广记，后师从嘉兴名医朱春庐先生侍诊抄方，而后勤勉刻苦自学成才，学贯中西。

徐老曾任江苏省中医院主任中医师，南京中医药大学教授，为第二、第三批全国老中医药专家学术经验继承工作指导老师，江苏省名中医，享受国务院政府特殊津贴。白求恩奖章获得者，全国著名中医药学家，首届国医大师称号获得者。

徐老继承和发扬吴门医派的学术思想，倾毕生精力于脾胃病的诊疗与研究。经过长期的临床实践，徐老在食管裂孔疝、残胃炎、消化道溃疡、溃疡性结肠炎等疾病的治疗方面，积累了丰富的临床经验。其对食管病主张调升降、宣通、润养，创"藕粉糊剂方"卧位服药法，解决了食管炎中药附着的难题；创"残胃饮"治疗残胃炎症。治胃病，徐老主张从三型论治，参用护膜法。治疗以泄泻为主症的慢性结肠炎，创"连脂清肠汤"内服和"菖榆煎"保留灌肠法等，现已广泛应用于临床。徐老在临床上治疗脾胃疾病时，主张医者不仅要辨证确当，还要注意组方遣药、选择适当的剂型及服药方式。

徐老认为，溃疡性结肠炎病位涉及肝、脾、肾及大肠。肝合胆，脾合胃，肺与大肠相表里，各有侧重，在病程中也可能有变化。病理因素有湿，有热，有湿热并重，有热重于湿，有湿重于热。初发或症状显著时腹痛，里急后重，下利有血；病及气滞、热损阴络，或兼肠腑积滞，当按痢证论治；逐渐缓解以后，一般以脾虚肝郁为主；久则及肾，治当抑肝、敛肝、健脾并佐温肾之法[14]。

根据溃疡性结肠炎的发病特点，徐老提出本病的主要病机是脾虚湿盛，病久可及肝、肾，常兼有湿热血瘀的特点。徐老认为，血瘀也是溃疡性结肠炎的病理因素之一。本病病程有新久，湿热血瘀为发病之标，病理性质寒热多夹杂，肝、脾、肾常同时兼病[14-15]。

徐老根据溃疡性结肠炎的病机特点，提出温清并用、补泻兼施的治疗原则，具体细化为病情显著时应重视清热利湿凉血，病情缓解后治当抑肝、敛肝、健脾，并佐温肾之法[14]。

溃疡性结肠炎论治当分活动期、缓解期、复发时，方药运用根据寒暑气候不同、症情轻重、伴随兼病等不同情况而有所调整。药物剂量也应及时增减，防止守方不变而产生耐药，甚至顾此失彼，损及脾胃之气。药物剂型可以根据病期的不同选择运用汤剂或散剂，汤剂口服与保留灌肠并进，同时配合足疗方治疗[16]。

1. 口服方

徐老根据"温清并用、补泻兼施"的治疗原则，拟定了肝脾肾同调、寒温并用的连脂清肠汤（黄连 2g，补骨脂 10g，白术 10g，茯苓 15g，白芍 15g，甘草 5g）[17]，获得了较好的临床疗效。方中黄连苦寒，苦能燥湿，寒能胜热，为治痢要药；补骨脂辛温入肾，温肾助阳，可治肾虚冷泻；白术、茯苓健脾燥湿利水；白芍柔肝和营，与甘草相配缓急止痛。溃疡性结肠炎活动期以湿热为多，但持续大便异常，脾虚及肾，本虚标实。黄连配补骨脂，一寒一温，两药之比为 $1:5 \sim 8$，使下利止而不致恋邪，坚阴而不致过温[18]。活动期时黄连用量每日最多 5g，补骨脂用量为 10g；待病情显著改善后黄连减量为每日 3g，补骨脂减量为每日 5g。

以泄泻为主要临床表现的溃疡性结肠炎患者，徐老拟定了治泻方（党参 10g，山药 10g，焦白术 10g，黄连 2g，煨木香 6g，赤、白芍各 10g，补骨脂 10g，苦参 6g，桔梗 6g，仙鹤草 24g）[19]。方中党参、白术、山药、补骨脂健脾益气，固肠止泻；黄连、苦参、木香、桔梗、芍药清利湿热，行气凉血，排脓止利；仙鹤草收敛止血止泻，《滇南本草》中有其治"赤白血痢"的记载。

徐老临床善用血药。本病腹痛下利，大便常有血，血色初为鲜红，渐为暗红，痛处亦较固定。故病及于血，血热、血瘀为两大病理因素。在治法中必须以凉血、行瘀之方药贯彻始终。凉血如地榆、侧柏叶、槐花、牡丹皮、仙鹤草、紫草、红藤、败酱草等，均为常用之品。仙鹤草亦名泻痢草，既能凉血止血，又善行瘀补虚，本病急性期和缓解期均可适量运用，症状显著时每日 30g，症渐痊愈时每日 15g。紫草凉血行瘀，用常规凉血药效欠著者，加入紫草，常获良效，待病情好转后，仍间断用之可以防复发，利于肠黏膜组织溃疡病变的愈合。大便解而不畅时，可参用桃仁、当归。发作症重，腹痛显著者，可在辨证基础上加用红藤、牡丹皮、败酱草清肠凉血行瘀。另如白槿花、大红鸡冠花炭，治下利便血也有良效。总之，不忘治血，相机参用血药，实属要法之一，不但利于控制症状，而且可以防止反复发作[14]。

抑肝、敛肝之品，徐老多选用炙乌梅、木瓜炭、合欢皮、炙僵蚕、蝉蜕、防风等。乌梅、木瓜与白芍、甘草相伍，酸甘相伍，可起敛肝之效[16]。

2. 灌肠方

徐老依据中医药理论结合药理研究，拟定了灌肠方（地榆 30g，白及 15g，石菖蒲 15g）[17, 20]，临床疗效颇佳。脓血便明显者，加黄柏 15g，败酱草 30g；腹泻次数过频者，加石榴皮 20g，秦皮 10g；便燥下血者，加生大黄 10g。将药物加水浓煎成 150mL，冷却至 40℃，点滴保留灌肠，每日 1 剂。溃疡性结肠炎病位在大肠，药液灌肠易于直达病所，利于肠腔溃疡愈合，可有效防止病情反复发作。活动期症状显著时，连续灌肠7～10日，待症状缓解后及时参用白及、山药，持续灌肠时间应不少于1个月。活动期灌肠每灌5日，停2日；缓解期灌肠每周2次。

灌肠方中地榆苦寒，富含鞣质，具有凉血止血、清热解毒之功，为治痢疾、肠风要药。药理研究显示其有广谱抗菌作用。白及苦甘性凉，具有补肺止血、消肿生肌敛疮之功，历来用于治疗外疡出血、肺伤咳血、衄血等疾患。白及灌肠可直接作用于肠壁黏膜，延长停留时间，可增加吸收而护膜生肌，对肠黏膜溃疡、糜烂有促进愈合作用[21]。石菖蒲理气活血、散风祛湿，更有宁神定志之效。溃疡性结肠炎患者大多具有消化系统自主神经功能紊乱的表现。石菖蒲对中枢神经系统有镇静作用，并通过影响自主神经功能，弛缓肠管平滑肌痉挛，缓解患者腹痛[22]。

3. 足疗方

人体是一个有机整体，双足通过经络系统与全身各脏腑之间密切相连。中药足疗方可以与内服药同用，增加疗效。徐老认为，足疗方应侧重调气行血、凉血止血，对热毒盛者加用清热解毒药。常用足疗方：地榆30g，仙鹤草30g，川芎10g，白头翁30g，鸡冠花30g，虎杖15g，当归15g，鬼针草30g，红花6g。具体用法：水温控制在60～70℃，可不断加热水保持温度，浸泡双脚，水量以淹过脚踝部为宜。浸泡时用两脚掌和脚背互相搓擦，动作要缓和、连贯，轻重要合适，每次浸泡20～30分钟，每日2次。饭前、饭后30分钟内不宜进行足疗[23]。

4. 散剂

溃疡性结肠炎缓解期以散剂调服为主，辅以灌肠方及食疗，药食相兼，巩固疗效。一旦有所反复，及时加以调整。溃疡性结肠炎缓解期以脾虚肝郁为主，注意选用抑肝、敛肝之品，同时可加服三七粉强身健体，以防复发。散剂是将药物磨成粉末状，搅匀，每次用开水冲服或藕粉调服，每日2次，早晚各服1次[16]。

参考文献

[1] 李乾构，周学文，单兆伟. 实用中医消化病学 [M]. 北京：人民卫生出版社，2001：454-455.

[2] 石志超，周升平. 周鸣岐辨治溃疡性结肠炎经验撷粹 [J]. 吉林中医药，1997（3）：2.

[3] 焦树德. 医学实践录 [M]. 北京：华夏出版社，1999：27-31.

[4] 冯容. 振兴21世纪中医事业的上马石——焦树德教授 [J]. 中国中医药现代远程教育，2003，（1）：24-26.

[5] 焦树德. 尪痹的辨证论治 [M]. 北京：人民卫生出版社，1996：17-19.

[6] 魏宏剑. 浅谈焦树德教授的学术思想 [J]. 中医药导报，2006，（1）：18-19.

[7] 王伟钢，董长宏. 焦树德教授诊治慢性泄泻经验撷要 [J]. 新中医，1992（9）：16-17.

[8] 许山鹰，孙燕. 王嘉麟教授应用白头翁汤化裁治疗溃疡性结

肠炎经验［J］.现代中医临床，2018，25（5）：35-37.

［9］王莒生，陈誩.名老中医经验集［M］.北京：中国中医药出版社，2006：100-113.

［10］孙元莹，吴深涛，姜德友.张琪诊治疑难脾胃病经验5则［J］.山西中医，2008（2）：6-8.

［11］袁灿兴，王秀薇.胡建华学术思想初探［J］.上海中医药杂志，2006，（12）：7-8.

［12］李乾构，王自立.中医胃肠病学［M］.北京：中国医药科技出版社，1993：643-644.

［13］袁灿兴.胡建华治疗慢性泄泻的经验［J］.辽宁中医杂志，1997，（10）：444-445.

［14］徐景藩.溃疡性结肠炎反复发作的防治对策［J］.江苏中医药，2006，（1）：14-15.

［15］郑凯.中医药治疗溃疡性结肠炎的研究进展［J］.甘肃中医，2008，（2）：55-57.

［16］郑凯，沈洪.国医大师徐景藩教授论治溃疡性结肠炎学术思想［J］.中华中医药杂志，2013，28（8）：2326-2328.

［17］叶柏，徐景藩，单兆伟，等.连脂清肠汤和灌肠液治疗慢性结肠炎临床和实验研究［J］.中国中西医结合脾胃杂志，1997，5（3）：147-150.

［18］徐景藩，耿鉴庭，路志正，等.泄泻、痢下证治［J］.中医药研究，1987，4（3）：7-10.

［19］徐景藩.治泻方［J］.中医杂志，1989，（8）：44.

［20］叶柏，毕建军，徐景藩，等.连脂清肠汤和灌肠液对肠平滑肌的作用［J］.江苏中医，1991，（9）：45-46.

［21］徐景藩.白及护膜对消化道病有益［J］.中医杂志，1997，

38（5）：261.

［22］喜新.复方白及液灌肠治疗溃疡性结肠炎32例［J］.江苏中医，1998，19（7）：26.

［23］叶柏.徐景藩运用足疗方治疗脾胃病的经验［J］.浙江中医杂志，2010，45（1）：10-11.

第十七节

溃疡性结肠炎缓解期的临床管理

溃疡性结肠炎完全缓解是指完全无症状（排便次数正常且无血便和里急后重）伴内镜下黏膜愈合（肠黏膜正常或无活动性炎症）。但关于黏膜愈合的定义，目前尚未达成共识。UC缓解期维持治疗的目标是维持临床和内镜的无激素缓解[1]。UC的治疗需要较长的疗程，一般以 3～5 年为宜[2]，还应定期随访，待病情缓解后应按需维持治疗，因此良好的管理和生活调护对患者的预后有很大影响。

一、健康教育

对 UC 患者及其家属应进行系统的健康宣教，讲解溃疡性结肠炎的基本知识，让其充分了解 UC 的病因病机、临床表现、治疗方案及预后情况等。健康教育的内容包括当患者出现腹痛时，指导其学会观察腹痛的部位、时间、性质等；若出现腹泻，应记录大便次数、性状、便血情况等；若症状无缓解，应尽早及时就医；同时要嘱咐其做好臀部及肛周的清洁工作；督促患者戒烟戒酒，做好生活方式管理，学会科学就医等。

二、药物护理及依从性管理

1.UC 缓解期的维持治疗

激素不能作为 UC 缓解期的维持治疗药物，维持治疗药物选择视诱导缓解时的用药情况而定。由氨基水杨酸制剂或激素诱导缓解的仍以氨基水杨酸制剂维持，用原诱导缓解剂量的全量或半量，远段结肠炎以美沙拉嗪局部用药为主，联合口服氨基水杨酸制剂；而激素依赖、氨基水杨酸制剂无效或不能耐受者，以硫嘌呤类药物维持；以英夫利西（IFX）诱导缓解者继续英夫利西维持。肠道益生菌和中药治疗可用于缓解期的维持治疗。以氨基水杨酸制剂维持治疗的疗程为 3 ～ 5 年或长期维持；以硫嘌呤类药物及 IFX 维持治疗的疗程目前尚未达成共识，视具体情况而定[1]。

2.UC 患者的用药护理

服用氨基水杨酸制剂应注意观察副作用，主要有头晕头痛、关节痛、恶心呕吐、皮疹、白细胞减少、肝肾损害等，故应定期监测患者血常规、肝肾功能等。中药服用时应注意治疗虚寒证的中药汤剂宜热服，服后覆被静卧；治疗湿热证的中药汤剂宜温服。实施药物保留灌肠时应先嘱患者排净大便，行低压保留灌肠；还应嘱患者做好肛周皮肤清洁、干燥工作。

三、饮食调护

患者饮食不宜过饱，饮食时间要有规律，做到一日三餐按时食用，同时保证给予足够热量、富有蛋白质和维生素、低脂清淡、少渣、易消化饮食，少食多餐，避免肠道刺激性的食物，养成健康饮食习惯。患者应多吃新鲜水果蔬菜，注重饮食卫生，避免肠道感染性疾病。

结合患者的病情分期、证型与体质因素。缓解期选择低脂饮食，摄入充足的蛋白质，避免食用粗纤维食物、海鲜、油腻食物及刺激性食物等。大量的粗纤维食物会刺激肠道，并影响营养物质的吸收，加重病情，如韭菜、芹菜、红薯、粗杂粮、干豆类等；海鲜中的蛋白质容易引起过敏，加重炎症反应；油腻食物及生冷、辛辣等刺激性食物会对肠道造成不良刺激，如油炸食品、辣椒、芥末、酒等。不能耐受奶制品的患者尽量避免饮用奶制品。湿热证患者慎食牛羊肉等温性食品，虚寒证患者避免进食生冷食物，如海鲜、冷饮、冷菜冷饭等。

根据 UC 缓解期正气不足，湿热余邪留恋的病机特点，可适当食用具有健脾益气、补肾固本、清热利湿作用的食疗之品，如山药、莲子、薏苡仁、枸杞子、百合、板栗、马齿苋、槐花等。脾虚者可服用山药莲子粥，阴虚者可用槐花百合粥，湿热者可服用薏仁马齿苋粥等。

平素患者及家属应注意观察哪些食物对其有效果，哪些食物食后感到不适或有变态反应，及时总结记录，不断摸索适合其的食物及饮食结构。

四、情绪及心理调护

溃疡性结肠炎是一种慢性疾病，其治疗过程较缓慢，极易反复，因而患者往往心理压力较大，常合并焦虑、抑郁等不良情绪，影响睡眠，加重症状，甚至使药物疗效减弱。

鉴于此，在临床护理时采用以下方案或对患者有一定帮助：①向患者反复宣教，告知其溃疡性结肠炎为慢性复发性疾病，病程多数较长，需要长期服药，但不影响生育功能，解除其忧虑紧张情绪。②告知患者评价标准，不要因为大便次数增多 1～2 次而误以为症状加重。③给予患者助眠的中成药或中药治疗，如乌灵胶囊、桂枝加龙骨牡蛎汤等，必要时请心身医学科协助诊治，或加用西药如米氮平等治疗。

心理压力的变化与 UC 的病情活动密切相关，长时间承受较大压力可能会导致 UC 患者的病情复发或加重。家属及医护人员要耐心倾听患者主诉，找出心理症结，给予心理支持，教导患者保持心态平和，缓解其内心压力，使其不放弃治疗或随意治疗，帮助其树立疾病康复信心。患者也可通过其他方式，如听音乐、看电影、运动、多参加社会活动等转移转注意力，改善不良情绪。

五、日常起居

患者在日常生活中要注意保暖，避免受凉，保持居处环境舒适。另外，患者要养成良好的生活习惯，按时作息，注意劳逸结合，不可太过劳累，保证充足的睡眠，确保其休息时间及质量。UC 轻症者可从事一般的工作；重症者应卧床休息。可适当运动，增强体质。

六、随访

UC 缓解期应密切随访并进行肠镜监测，建议起病 8～10

年的所有 UC 患者均应行 1 次结肠镜检查，以确定当前病变的范围。应重视对本病癌变的监测，按病情定期进行肠镜检查。若为直肠型，无须肠镜监测；广泛性结肠炎或左半结肠炎患者，从最初症状出现后的第 8 年起，每 1～2 年（高风险者）或者每 3～4 年（低风险者）行肠镜检查。风险评判的主要依据：①全结肠炎。②内镜下和 / 或病理组织学的炎性反应（糜烂、溃疡 / 基底浆细胞增多，重度、弥漫性黏膜全层和固有层细胞增加）。③假息肉。④结直肠癌家族史。具备上述 0～2 条为低风险；具备 3～4 条为高风险。伴有原发性硬化性胆管炎的患者发生结肠癌的风险较高，应每年进行肠镜监测。对高度疑为癌变及确诊为癌变者及时行手术治疗[2]。

七、辨证施护

参照中华中医药学会脾胃病分会制定的《溃疡性结肠炎中医诊疗专家共识意见》[2]，根据 UC 黏液脓血便的临床表现及病程长、易复发的特点，可将其归属于中医"久痢"的范畴。一般临床辨证分为大肠湿热证、热毒炽盛证、脾虚湿蕴证、寒热错杂证、肝郁脾虚证、脾肾阳虚证、阴血亏虚证。临床中根据各个证型进行不同的辨证施护。

1. 大肠湿热证

发热者应卧床静养，床褥要清洁平整，保持臀部皮肤干燥，防止发生褥疮；若肛门灼热疼痛，可用苍术、黄柏煎水坐浴，擦干后涂以黄连膏。保持室内清洁、通风良好，及时倾倒排泄物；若为湿热泄泻，室内宜凉爽干燥。给予患者足够热量、富有蛋白质和维生素的少渣饮食。肠道湿热者，饮食宜清淡爽口，忌食辛辣、厚腻等助湿生热之品。药物保留灌肠前应先嘱患者排净大便，行低压保留灌肠。

2. 热毒炽盛证

注意劳逸结合，不可太过劳累。病室宜清洁干燥，床褥要清洁平整，皮肤保持干燥。肛门灼热疼痛者，可用连翘、金银花、蒲公英煎水坐浴，擦干后涂以黄连膏。保持室内清洁、通风良好，及时倾倒排泄物；若为热毒泄泻，室内宜清凉。给予患者足够热量、富有蛋白质和维生素的少渣饮食。热毒炽盛者，饮食宜清淡，忌食肥甘厚腻、辛辣等生热之品。药物保留灌肠前应先嘱患者排净大便，行低压保留灌肠。

3. 脾虚湿蕴证

病室宜清洁干燥，通风良好。避免劳累，保证充足睡眠。做好肛周皮肤清洁，每天用清水冲洗并擦干，避免皮肤感染。腹痛者可做局部热敷。脾虚湿蕴者以清淡饮食为宜，可经常食黄芪粥等健脾食品。给予患者足够热量、富有蛋白质和维生素的少渣饮食，禁食生冷、肥甘厚味、煎炸食品，慎饮牛奶和乳制品。做好患者的心理护理，特别是存在焦虑、恐惧心理的患者。药物保留灌肠前应先嘱患者排净大便，行低压保留灌肠。

4. 寒热错杂证

保持室内清洁、通风良好，及时倾倒排泄物。做好患者肛周皮肤清洁。适当给予理疗，可以温经通络，促进气血流通。给予足够热量、富有蛋白质和维生素的少渣饮食。禁食生冷、肥甘厚味或煎炸食品。嘱患者平时加强体育锻炼，注意劳逸结合，以增强体质。药物保留灌肠前应先嘱患者排净大便，行低压保留灌肠。

5. 肝郁脾虚证

轻症者应鼓励其从事一般的工作，保证睡眠。肛周皮肤每天用清水冲洗并擦干，避免皮肤感染。要多给予患者解释安慰，消除疑虑，保持精神愉快。肝气郁滞者，应忌恼怒，保持心情舒畅。给予患者足够热量、富有蛋白质和维生素的少渣饮食，避免食用有肠道刺激性的食物。腹痛者可热敷腹部。药物保留灌肠前应先嘱患者排净大便，行低压保留灌肠。

6. 脾肾阳虚证

脾肾阳虚者，宜住向阳病室，保持室内清洁，及时倾倒排泄物。若患者排气多或肠鸣音过强时，应少吃蔗糖和产气多的食物，如土豆、萝卜、红薯、南瓜、黄豆等。饮食以清淡少渣、富含营养的新鲜食物为主。腹部怕冷者，平素可用肉桂、小茴香等量研末，盐炒后布包外敷脐部。中药汤剂宜趁热服用，服后覆被静卧。药物保留灌肠前应先嘱患者排净大便，行低压保留灌肠。

7. 阴血亏虚证

长期卧床者要定时翻身，肛周皮肤每天用清水冲洗并擦干，避免皮肤感染或发生褥疮。保持病室通风，及时倾倒排泄物。做好患者的心理调护，特别是慢性泄泻患者，因其常有焦虑、恐惧心理，所以要多给其解释安慰，消除疑虑，保持精神愉快。饮食上以清淡少渣、富含营养的新鲜食物为主，配合健脾、滋阴、补血的药物，如薏苡仁、生地黄、当归、阿胶、山药、枸杞等进行药食调理。平时加强体育锻炼，注意劳逸结合。药物保留灌肠前应先嘱患者排净大便，行低压保留灌肠。

八、临床研究

临床上有很多研究者探究临床管理和生活调理对缓解期UC的影响。张静等[3]选取当地医院UC缓解期患者105例，分为常规组（52例）和电话延续组（53例），常规组采取常规延续护理，电话延续组采取电话随访式延续性护理干预策略，后者除了常规护理外，增加了针对每个患者的对症护理、饮食干预、信息支持及心理辅导，比较两组患者的用药依从性、再住院率、干预前后自护能力（ESCA）、自我效能感（IBD-SES）及生活质量（IBDQ）。结果显示电话随访式延续性护理干预策略可提升缓解期UC患者的用药依从性，降低再住院率，改善其自护能力和自我效能感，提高患者的生活质量。牛秋霞[4]研究个体化饮食护理干预对UC缓解期患者临床症状的应用效果。个体化饮食护理干预包括食物不耐受情况检查、营养状况检查、饮食检查及记录、个体化饮食指导。最终得出，对溃疡性结肠炎患者施行个体化饮食护理干预可明显改善其营养状况，增强免疫功能，缓解临床症状，利于病情恢复，建议临床推广使用。符丽曼等[5]将70例缓解期UC患者随机分为对照组（常规护理组）与观察组（回馈教学法护理组），观察组是在对照组基础上给予基于回馈教学的运动锻炼指导，时间为4周，包括回馈教学提问单及运动功能锻炼教育内容，过程中要向患者传递信息、复述信息、评价效果及结尾开放式提问。研究显示，回馈教学可提高 UC 患者运动训练依从性，有利于改善其心境及生活质量，缓解患者紧张、抑郁、愤怒等负性情绪，具有较好的临床应用价值。黄银凤等[6]主要研究门诊系统化管理对缓解期 UC 患者心理状态和生活质量的影响。门诊系统化管理主要指专门的医护工作者建立患者个人档案，制订针对性管理流程及复诊安排，复诊时一对一开展健康教育，心理状态应用症状自评量表 SCL-90 评估，生活质量应用生活质量量表 SF-36 评估。结果表明，对 UC 缓解期患者实施门诊系统化管理，有助于改善其心理状态，提高服药依从性，从而提高生活质量。单海燕等[7]通过应用五音疗法联合耳穴贴压对缓解 UC 患者焦虑情绪进行研究，最后研究显示，耳穴贴压的调节作用结合音乐的特性干预，可协助患者在治疗过程中达到心理、生理、情绪的整合，能缓解 UC 患者焦虑情绪，提高患者的依从性和生活质量。陈少璇[8]研究发现，药物治疗配合中医护理对 UC 缓解期患者的疗效优于单纯药物治疗。其中的中医护理主要包括耳穴贴压、隔姜灸、饮食护理、情志护理。研究提示，无毒副作用，值得在临床上进一步推广。

参考文献

[1] 吴开春，梁洁，冉志华，等.炎症性肠病诊断与治疗的共识意见（2018 年·北京）[J].中国实用内科杂志,2018,38(9):796-813.

[2] 张声生，沈洪，郑凯，等.溃疡性结肠炎中医诊疗专家共识意见（2017）[J].中华中医药杂志, 2017, 32 (8): 3585-

3589.

［3］张静，陈莉莉.电话随访式延续性护理干预策略对缓解期溃疡性结肠炎患者的应用效果分析［J］.临床研究，2021，29（11）：187-188.

［4］牛秋霞.个体化饮食护理干预对缓解期溃疡性结肠炎患者临床症状的应用效果［J］.山西医药杂志，2020，49（16）：2220-2222.

［5］符丽曼，张晓菁，黄春香.回馈教学对缓解期溃疡性结肠炎患者运动训练依从性的影响研究［J］.结直肠肛门外科，2018，24（2）：206-209.

［6］黄银凤，刘建平，高翔.门诊系统化管理对缓解期溃疡性结肠炎患者心理状态和生活质量的影响［J］.中国肛肠病杂志，2021，41（2）：76-78.

［7］单海燕，张雪莹，谷海燕，等.五音疗法联合耳穴贴压缓解溃疡性结肠炎焦虑情绪疗效比较［J］.武警医学，2018，29（10）：977-979.

［8］陈少璇.中医护理对溃疡性结肠炎缓解期患者疗效的临床观察［J］.世界最新医学信息文摘，2017，17（95）：1-2，5.

第十八节

溃疡性结肠炎患者营养不良的治疗

营养不良是溃疡性结肠炎常见的全身表现之一，也是溃疡性结肠炎预后不良的一个重要因素。营养不良与溃疡性结肠炎的并发症、死亡率、生活质量及医疗负担等密切相关。营养不良一般表现为衰弱、消瘦、贫血、低蛋白血症、水、电解质平衡紊乱等，多出现在重症或病情持续活动者。

目前，溃疡性结肠炎的营养支持治疗已经获得了医学界的认可。在治疗溃疡性结肠炎过程中，可以根据患者的情况个体化选择合适的营养制剂，并依据患者对营养支持治疗的耐受情况，选择适宜的给药方式，增强疗效的同时也更容易让患者接受，能提高患者的依从性。同时，UC营养支持治疗的目的和作用远远超出了纠正营养不良的范畴，具有很多功能性的治疗作用，甚至影响疾病的治疗、转归及预后。所以，UC患者营养支持治疗是临床诊疗的重要内容。

一、营养不良的成因

营养不良是由于机体结构和功能发生改变，导致营养供给、消化、吸收和需求不平衡的病理状态，是指因能量、蛋白质或其他营养素缺乏或过量，对机体功能乃至临床结局发生不良影响的现象，是当前存在的异常。营养不良包括宏量营养素缺乏和微量营养素缺乏，并与病程和疾病活动度有关。宏量营养素缺乏是指糖、脂肪、蛋白质等能量营养素缺乏，主要表现为消瘦和体重下降，儿童患者可有生长发育延迟。微量营养素缺乏是指维生素和微量元素缺乏，如骨量减少和骨质疏松。

造成溃疡性结肠炎患者营养不良的原因较复杂，主要包括：①进食诱发或加重腹痛、腹泻等症状，而不当的饮食甚至可诱发或加重肠梗阻或肠穿孔，导致患者畏惧进食，常自我限制饮食，以至长期摄食不足，最终导致营养物质摄入减少。②肠道黏膜病变等原因使肠黏膜有效吸收面积大量减少。③由于肠道炎症和脑－肠轴异常导致肠道感觉异常和蠕动过快，影响肠道的消化和吸收。④各种原因所致的肠道微生态异常影响了食物在肠道的消化和吸收。⑤肠道及肠外炎症或并发感染导致高分解代谢状态，能量消耗相对增加。⑥肠道或者肠外炎症导致大量的营养物质丢失。⑦一些药物会影响食欲及营养物质的消化和吸收，干扰营养素代谢。⑧户外活动减少等因素可影响维生素 D 的吸收，进而导致肌肉萎缩。[1]

二、营养状况评估

临床上，应该常规对 UC 患者的营养状况进行系统性分析，包括患者的病史、自身状态、体格检查及相关的实验室检查等内容。其中体质指数（Body Mass Index，BMI）和近期体重下降情况是评价 UC 患者营养状况的重要指标。营养状况评估包括主观和客观两部分。推荐以患者主观整体评估表 PG–

SGA（Scored Patient-Generated Subjective Global Assessment）来判断患者是否营养不良。PG-SGA 的主要评价内容由患者自我评估与医务人员评估两部分组成，包括体重、进食状况、症状、活动和身体功能、疾病与营养需求的关系、代谢方面的需求、体格检查七个方面。前四个方面由患者自评（A 评分），后三个方面由医务人员评估（B 评分、C 评分、D 评分）。最后将每部分的评分累计相加，进行定量评价。根据分值制订相应的干预计划，同时建立定量评价与定性评价之间的关系。PG-SGA 将营养状况分为重度营养不良（≥ 9 分）、中度营养不良（4 ～ 8 分）和营养正常（0 ～ 3 分）。客观部分包括静态和动态两类测定指标。静态指标是指人体测量指标，包括身高、体质量、BMI、机体组成、三头肌皮褶厚度、上臂肌围及其他用于评估慢性营养不良的指标。动态测定指标包括氮平衡和半衰期较短的内脏蛋白，如前白蛋白等。对患者营养情况进行评估，评估结果为重度营养不良的，结合患者疾病情况，需积极进行营养支持治疗。

三、营养不良的治疗

目前，溃疡性结肠炎患者营养不良可予优质蛋白饮食、肠内营养剂（如安素）、肠外营养剂、补充白蛋白等；血红蛋白过低者可适当输注红细胞、补充造血原料等。当然，也可以口服中药及中成药辅助治疗。

溃疡性结肠炎的营养治疗包括补充人体所需的碳水化合物、蛋白质、脂肪、维生素、矿物质等。《中国炎症性肠病营养诊疗共识》[1] 推荐，只要有适应证且无禁忌证，就要优先考虑并实施肠内营养治疗，疗程一般为 4 ～ 6 周。当 UC 患者营养不良严重，或者需要尽快改善营养不良，或者是单纯的肠内治疗达不到预期效果时，可酌情考虑同时实施肠内营养和肠外营养治疗。营养支持均应在充分复苏、获得稳定的血流动力学状态、纠正严重的代谢紊乱的前提下及早开始。

1. 肠内营养（EN）

肠内营养一般是通过口服、鼻胃管、鼻空肠管、经皮内镜下胃造口术、经皮内镜下空肠造口术等进行。只要胃肠道功能存在或部分存在，则应首选肠内营养，或肠内营养联合肠外营养。EN 的禁忌证包括胃肠道手术后早期、肠梗阻、消化道穿孔、循环极度不稳定及其他胃肠道功能全部丧失的情况等。EN 的并发症包括恶心、呕吐、腹泻、腹胀、便秘、电解质及微量元素异常、肝功能异常、吸入性肺炎、再喂养综合征等。

EN 首先要从小剂量开始，然后根据患者的耐受情况逐渐加量。患者应保持头抬高，以防反流误吸。对 EN 耐受不良者，可给予促进胃肠动力药物（莫沙必利、胃复安等）；有消化吸收功能障碍的患者，选择预消化配方；需要限制液体的患者，选择高热卡配方；如果无以上问题，选择标准配方。当然，肠内营养支持治疗时还要监测患者的血糖、电解质、血脂、血常规、肝肾功能、胸部 X 片等。根据患者的具体病情及对肠内营养治疗的耐受性和依从性酌情选择口服或管饲。在实施肠内营养治疗时，宜优先考虑通过口服肠内营养制剂进行治疗。但是，如果一日三餐均为口服，则常常会加重患者的腹痛、腹泻，甚至诱发或加重狭窄或穿透性病变，导致患者无法继续进行有效的肠内营养治疗。所以，可以考虑模拟管饲的方法口服肠内营养制剂进行肠内营养治疗，具体操作方法：选择合适的肠内营养制剂，按照说明书每次兑好 200 ～ 300mL，置于保温杯中，每 3 ～ 5 分钟让患者口服 30 ～ 50mL。这种改良的口服方法多能够明显提高患者的耐受性和依从性，从而有效实施肠内营养治疗。通过改良的口服方法进行肠内营养治疗疗效显著、无副作用，而且价廉物美、简便易行。对于有些存在上消化道狭窄、穿透性病变或有吞咽功能紊乱等异常情况的患者，则需要选择管饲治疗。管饲有明显的不良反应，如咽喉炎、吸入性肺炎、诱发或者加重穿透性病变、诱发喉头水肿甚至窒息等，同时也不符合正常人的饮食生理和心理，而且费用较贵，护理也有一定难度。因此，应该合理选择管饲进行肠内营养治疗，避免滥用。当然我们也可在进行 EN 的同时给予降低肠道敏感性、改善肠道微生态及促进消化吸收的消化酶等药物辅助治疗，或采用中医药治疗也有一定缓解作用。

肠内营养制剂通常分为整蛋白型、短肽型和氨基酸型三大类。虽然临床研究未发现这三类肠内营养制剂的疗效有明显的差异，但是鉴于 UC 患者肠道微生态失衡、肠道黏膜屏障结构和功能异常及免疫功能紊乱，而整蛋白型肠内营养制剂又具有一定的免疫原性及需要进一步消化后才能够被吸收，因此氨基酸型肠内营养制剂在理论上和临床实践中更适合于肠道病变严重或者有严重消化吸收不良的患者。对于肠道病变并不严重的患者，基于卫生经济学理论，可以选择性价比更高的整蛋白型或者短肽型肠内营养制剂进行肠内营养治疗[1]。

肠内营养治疗不仅要合理选择肠内营养制剂的剂型、路径和疗程，还需要基于患者的临床特点计算患者所需的总能量和蛋白含量，同时兼顾宏量营养素和微量营养素的供给。一般总能量计算方法为缓解期能量供给（25～30）kcal /（kg·d），活动期需要高出缓解期 8%～10%，并宜酌情补充维生素 D、钙剂及其他维生素和微量元素[1]。

2. 肠外营养（PN）

肠外营养一般是为满足营养需求而配制的肠外营养混合液，需要经过静脉输注。高渗性营养液需要经过中央静脉途径输入，低渗性营养液可以考虑经外周小静脉途径输入，长期肠外营养可考虑经外周静脉穿刺中心静脉置管（PICC）途径输入。当肠内营养无法实施或肠内营养无法达到全部营养需求时，应实施肠外营养。PN 治疗方案应该基于患者的临床特点，兼顾总能量、宏量营养素和微量营养素等方面，优化肠外营养治疗方案。PN 的主要作用是能够快速改善营养不良，但其成本较高、不良反应较多，宜慎用。在实施肠外营养治疗期间，一旦出现了肠内营养治疗的时机，应该及时全部或者部分转换为肠内营养治疗。PN 的禁忌证包括早期复苏阶段、血流动力学尚未稳定或存在严重水电解质与酸碱失衡、严重肝功能衰竭、急性肾衰竭、严重高血糖尚未控制、肠内营养能够全部达到机体需求等。PN 的并发症包括高血糖、高血脂、水电解质紊乱、肝功能障碍、胆汁淤积、胆囊炎、肠道屏障功能障碍、导管相关感染、再喂养综合征等。肠外营养支持时需要监测患者的生命体征、血糖、电解质、血脂、血常规、肝肾功能等。

3. 纠正贫血

UC 患者还会出现不同程度的贫血，而且原因也比较复杂；部分患者病情可能非常严重，可影响治疗效果及预后。

UC 相关性贫血既有缺铁性贫血，又存在出血性贫血。治疗上应该在综合性治疗的同时兼顾贫血的针对性治疗，如轻度相关性贫血随着病情的缓解可以得到迅速改善，中重度贫血则需要酌情静脉补铁或补充叶酸、维生素 B_{12} 治疗。因为铁剂本身能够损伤消化道黏膜，原则上不宜在炎症严重时口服补铁治疗。重度贫血必要时输血治疗。

4. 饮食调节

当然，饮食也是 UC 营养治疗的重要组成部分。低脂肪、低糖、适量蛋白饮食、适量膳食纤维饮食、适量维生素饮食、清淡易消化饮食均有助于 UC 的治疗，减少其复发。难消化的粗纤维食物、生海鲜和生牛奶、刺激性食物、生冷及油腻食物对 UC 是有害的。研究表明，UC 患者采取积极有效的饮食护理，能够改善患者的营养状况，具有良好的临床应用价值[2]。中医药治疗对 UC 也有一定作用，如人参、鹿茸、八珍汤、生血丸、复方阿胶浆等，但应根据患者的体质和疾病发展的阶段进行辨证施治，不宜盲目应用。临床上，可结合营养科针对患者身体制订的个体化饮食干预措施，根据其BMI 及口味喜好制订对应的膳食方案。如营养不良患者，可选用优质蛋白含量丰富的蛋类、淡水鱼肉、瘦肉等制成软而少油食物，如芙蓉粥、鱼丸、蒸蛋羹、莲子藕粉粥等；对于营养过剩者，则以米汤、蒸蛋等为主，保证其机体营养所需即可。也可将锡类散、苦参等熬制在汤内，做成药膳食用[3]。

最后，我们要对营养治疗的效果及时进行评估，评估内容包括血常规、贫血系列、血清铁四项、炎症指标、消化内镜检查及其他影像学检查等。根据患者对治疗的应答情况酌情调整包括营养治疗在内的治疗方案，最终提高患者的生活质量。

四、营养不良的相关临床研究

很多学者均对 UC 营养不良的治疗做了临床研究，如余情体等[4]选取门诊 105 例 UC 患者，随机分为对照组和观察组，对照组予半夏泻心汤加减治疗，观察组在对照组治疗的基础上辅以饮食管理及中医药膳治疗，如制订个性化饮食管理、辨证后予中医药膳治疗等。治疗 6 个月后进行生活质量、临床症状、疾病活动度、营养状况等评价。最终得出：两组患者的 Mayo 评分、症状评分均较治疗前明显降低；炎症性肠病生存质量专用量表（IBDQ）评分较治疗前明显提高，且观察组 Mayo 评分、症状评分低于对照组，IBDQ 评分高于对照组；观察组患者治疗后的营养不良率明显低于对照组，差异均有统计学意义（$P < 0.05$）。说明 UC 患者采用半夏泻心汤加减辅以饮食管理及中医药膳治疗有助于提高患者饮食管理水平，改善营养状况，促进症状缓解，提高临床疗效。

陈静等[5]为了研究肠内营养对营养不良的 UC 患者免疫功能及生存治疗的影响，将 121 例患者依据营养治疗方式分为研究组（肠内营养 EN）和对照组（全肠外营养 TPN），比较两组患者营养、免疫水平差异及出院后 1 周生存质量。治疗后发现，研究组清蛋白、前清蛋白、IgA、IgG 水平均高于对照组，补体 C_3、C_4 水平均低于对照组，出院后 1 周 IBDQ 及简明健康调查量表（SF-36）各维度评分均优于对照组。说明肠内营养能有效改善活动期 UC 患者的营养状况，提高免疫功能，改善患者出院后的生存质量。

沈冰冰等[6]主要研究 EN 支持在 UC 治疗中的适应证、耐受性、不良反应等，最终得出：对病变范围广的中重度 UC 患者应给予充足的 EN；对存在中重度营养不良的 UC 患者应补充 EN；UC 患者对不同类型营养制剂耐受性无差异；腹泻是最常见的不良反应；EN 可作为 UC 活动期的辅助治疗。

参考文献

［1］中华医学会肠内肠外营养学分会，中国医药教育协会炎症性肠病专业委员会.中国炎症性肠病营养诊疗共识［J］.中华消化病与影像杂志（电子版），2021，11（1）：8-15.

［2］周燕.饮食护理干预对溃疡性结肠炎患者营养状况及满意度的影响评价［J］.实用临床护理学杂志，2016，1（8）：65：67.

［3］宋雪.个体化饮食护理对溃疡性结肠炎患者康复效果的影响［J］.临床护理，2019，17（31）：186.

［4］余倩体，赵子龙，谢汝博，等.半夏泻心汤加减辅以饮食管理及中医药膳治疗溃疡性结肠炎临床观察［J］.综合医学，2021，19（4）：170-172.

［5］陈静，吴军.肠内营养对营养不良的溃疡性结肠炎免疫功能及生存质量的影响［J］.安徽医学，2020，41（12）：1454-1457.

［6］沈冰冰，钱家鸣，伍东升，等.肠内营养在溃疡性结肠炎治疗中的作用［J］.肠外与肠内营养，2008，15（3）：148-150.

第十九节

溃疡性结肠炎患者的自我管理及生活调护

一、健康教育[1]

溃疡性结肠炎的病程较长且易反复发作。国内外流行病学统计数据显示，近年来溃疡性结肠炎的发病率和患病率均呈现明显的增高趋势，并已被世界卫生组织列为现代难治病之一。

溃疡性结肠炎临床上常以氨基水杨酸制剂、激素、免疫抑制剂、生物制剂等治疗，多数患者能取得确切疗效。由于该病病程迁延，反复发作，长期药物治疗副作用大，给患者带来很大的心理压力和经济负担。健康教育作为临床治疗的重要组成部分，其作用也越来越受到人们的重视。通过对溃疡性结肠炎患者进行全面、系统、有针对性的健康教育，可以减轻患者的焦虑抑郁状态，使患者临床疗效和满意度有了明显提高。

1.疾病知识的健康教育

疾病知识缺乏主要出现在文化较低、初次患病的患者。针对以上问题，介绍讲解有关溃疡性结肠炎的发病原因、发生机理、临床表现、转归及影响因素等方面知识，以及发放宣传手册介绍本病主要的治疗手段和方法，可使患者改变有关疾病的错误观念，积极配合治疗。

2. 心理健康教育

对于焦虑或抑郁的患者，要有足够的耐心，给患者倾诉的机会，并对其进行有效引导，以利于不良情绪的宣泄。让患者逐步接受患病的事实，避免产生紧张的情绪，积极配合治疗。指导患者建立积极的应对方式，提供较好的社会支持，使患者对疾病有较好的适应能力。同时，充分发挥家属与患者天然的亲情关系，鼓励家属指导和帮助患者减轻或消除恐惧心理。

3. 饮食指导

所有溃疡性结肠炎患者入院时均应进行营养状态评估，而后在住院期间行阶段性的评估，以提供合适的饮食指导。给予溃疡性结肠炎患者高热量、高蛋白饮食，以维持机体良好的营养状态，促进伤口愈合。饮食的性状和数量则视患者的病情来决定。避免暴饮暴食，避免冷饮、水果、多纤维素蔬菜，不宜饮用牛奶或乳制品。

4. 用药指导

肾上腺皮质激素能使中重度及病情恶化的溃疡性结肠炎患者的症状很快得到控制，待症状缓解后可逐渐减量。临床上治疗溃疡性结肠炎的药物包括肾上腺皮质激素、氨基水杨酸类制剂、抗生素和免疫抑制剂等，不可骤然停药，以免症状反弹。

肾上腺皮质激素短期服用后会出现满月脸、多毛、骨质疏松、感染等副作用，但停药后会消失。这类药物灌肠治疗远端肠病对一些患者来说相对安全，没有口服用药所引起的全身副作用。

氨基水杨酸类制剂常用的有柳氮磺吡啶、美沙拉嗪（5-氨基水杨酸，5-ASA）等。这类药物需长期服用，待症状好转后维持2～3年方可停药。长期服用此类药物会出现皮疹、粒细胞减少，因此必须指导患者定期复查血细胞计数，而且要在医生的指导下进行减量。

5. 灌肠的健康教育

灌肠是治疗远段溃疡性结肠炎直接有效的方法。多数患者，尤其是初次进行灌肠治疗的患者多有羞涩、不安、焦虑、担心等情绪障碍，从而产生排斥情绪。因而耐心向患者解释灌肠的目的、方法、效果，说明患者的配合是治疗的关键，指出局部用药可减少药物的副作用、提高疗效；并可以减轻患者心理负担，取得其主动配合，顺利完成灌肠治疗。

6. 休息指导[2]

向患者介绍本病的特点，嘱患者多休息。轻者可以进行适当的体育锻炼，如散步、打太极拳等，但应避免劳累。在急性发作期或病情严重时均应卧床休息，保证充足的睡眠，以减少肠蠕动，减轻腹泻、腹痛症状；缓解期适当休息，注意劳逸结合；恢复期避免剧烈活动或过度劳累，生活要有规律，不能熬夜，以免加重或诱发并发症。

通过全面系统的健康教育，可以提高患者对病情的认知度，改善患者焦虑等不良情绪，增强患者依从性，从而使患者临床疗效和满意度有明显提高。对溃疡性结肠炎患者全面系统的健康教育，对其愈后大有裨益。合理的健康教育，对疾病的治疗和预防具有不可替代的作用。

二、药物治疗依从性管理

溃疡性结肠炎为一种慢性非特异性炎症，直肠、结肠黏膜为其主要累及部位，病程迁延，较难治愈。采用手术方法治疗溃疡性结肠炎会对患者造成较大的损害，所取得的效果也不太理想，因此临床上对溃疡性结肠炎患者多采用药物治疗。这种治疗方法需要患者长期坚持，因而是否能够取得较好的治疗效果，患者的药物治疗依从性起关键性作用。依从性是指患者的行为与医嘱相符合的程度。在慢性疾病的治疗中有部分患者不能长期坚持治疗，依从性差的现象较为普遍，这对于疾病的预后可造成严重的影响[3]。

研究发现，可能多种因素均会对溃疡性结肠炎患者的药物治疗依从性造成影响。其中患者年龄 ≥ 60 岁、对疾病知识不了解、存在药物不良反应及医疗费用支付方式为自费均为影响溃疡性结肠炎药物治疗依从性的独立危险因素（$P < 0.05$）[3]。

多因素分析结果表明，≥ 60 岁患者的用药依从性差的发生率为其他年龄患者的 3.25 倍，推测原因可能是老年患者具有较差的记忆力，与年轻人比较，认知分辨能力降低，未能充分地认识疾病的危害性，具有薄弱的自我保健意识。此外，该类患者多为离退休人员，与在职人员比较收入相对降低也可能是一个重要的原因。所以，应对老年患者的特征进行了解及掌握，积极与患者家属沟通，充分发挥家庭支持与监督的作用，为患者提供必要的物质支持及一定的精神心理支持[4]。

对疾病相关知识不了解也会影响患者的治疗依从性。患者没有充分了解疾病的相关知识，认为肝肾功能会受到长时间服用药物的影响，因而服用药物一段时间后若其临床症状明显改善而没有经过肠镜复查就认为疾病痊愈而自行停药，或者没有经过医生的诊断就认为采用西药治疗具有较多的副作用而自行换用中药进行治疗。此外，由于溃疡性结肠炎具有较长的病程，患者的心态会受到严重的影响，对各种"偏方"、广告等片面的相信等，均会对患者的治疗依从性造成严重的影响。因此，应对患者疾病的相关知识是否了解进行正确的评估，给其提供健康指导，以使患者对疾病相关知识的知晓度得到大幅提升，使其能够详细了解疾病的治疗方案，正确认识疾病的预防及转归，积极主动地配合治疗，使治疗依从性提高，进而收到较好的治疗效果[3]。

患者的治疗依从性会受到是否存在药物不良反应的影响。在溃疡性结肠炎患者的治疗药物中，传统氨基水杨酸类药物柳氮磺吡啶的效果肯定、安全且耐受性好，现仍为首选的一线药物[5]。但是柳氮磺吡啶服用后可能会有一定副作用，如患者会有恶心、呕吐、白细胞减少及粒细胞缺乏等现象。其他药物，如糖皮质激素长期应用可有情绪改变、血糖升高、骨质疏松、踝部水肿等副作用；硫唑嘌呤类药物服用后可能出现胃肠道反应及骨髓抑制等[6-9]。患者由于惧怕服用药物后出现副作用而存在顾虑，导致其较差的药物治疗依从性。在治疗中应为患者提供一定的药物指导，以便患者更好地了解药物用量、用法、注意事项及有关的副作用。如药物的胃肠道反应可经餐后服用得到改善；在药物治疗期间，患者应定期复查血象，有肝肾功能不全者慎用；对用药后可能会发生的副作用进行估计，提前采取给予升白细胞药物等预防措施；如果患者对传统的氨基水杨酸类药物不能耐受，则可使用美沙拉嗪等新型 5- 氨基水杨酸（5-ASA）进行治疗[10-12]。

医疗费用支付方式为自费也是溃疡性结肠炎患者治疗依从性的一个重要的危险因素。溃疡性结肠炎为慢性病，治疗的时间较长，而长期治疗的医疗费用较高，患者自费难以支付。因此，为溃疡性结肠炎患者制订治疗方案时应综合考虑其经济状况，使患者明白生活质量可以通过治疗依从性的提高而得到提高，这对治疗后期医疗成本的缩减也具有重要的意义[3]。

综上所述，影响溃疡性结肠炎患者药物治疗依从性的因素较多，为了使患者的药物治疗依从性提高，应采用相应的措施对影响因素进行干预，以提高患者的生活质量[3]。

三、饮食调护[2]

胃肠道是人体进行正常消化、吸收与维持机体良好营养状态的中枢性器官。因此，胃肠道病变，尤其是呈慢性化病变过程的溃疡性结肠炎患者，极易发生营养不良。溃疡性结肠炎多发于 15 ～ 30 岁，病程迁延，反复发作，终身带病，虽很少致命，但给社会生产力和个人生活质量均带来了很大影响。科学的饮食指导和饮食管理是控制溃疡性结肠炎的关键环节之一。

饮食与溃疡性结肠炎有着密切的关系，而迄今为止，还没有一种单一饮食或固定的饮食计划能对所有的溃疡性结肠炎患者奏效。溃疡性结肠炎患者饮食管理和饮食指导的有效性在国外已有诸多研究证实，其方法就是排除饮食法。在日常生活中，溃疡性结肠炎患者需要注意饮食调理，良好的饮食能够促进肠道自身愈合。个体化饮食调理可以辅助性地治疗溃疡性结肠炎，降低疾病活动指数，提高疾病缓解率，减少药物治疗和住院时间。

1. 由于溃疡性结肠炎类型的多样化和疾病所累及的肠道的不同及个体差异，饮食建议必须是个体化的。

2. 疾病本身不是静止的，它是不断变化的，因此饮食模式也要随之变化。

3. 平衡、健康的饮食是关键，健康的饮食习惯对每一个人都是重要的，对溃疡性结肠炎患者而言更为重要。

4. 没有硬性的标准或建议规定哪些食物一定不能吃。如果某些特定的食物会导致消化问题，就尽量避免食用。

5. 在溃疡性结肠炎患者的饮食过程中，患者及其家属应注意观察病情，哪些食物对患者效果好，哪些食物患者食后感到不适或有变态反应。应及时总结经验，并参考食物不耐受实验结果，不断摸索适合自己的个体化饮食。

6. 饮食上总体应把握食物质软、易消化吸收、高营养的原则，少食多餐，定时定量。具体而言：①每餐以正常食量2/3为宜，每日进餐4～5次。②膳食供应足量的热能及优质蛋白、无机盐、维生素。③溃疡性结肠炎患者多缺乏叶酸、维生素 A、维生素 B_6、维生素 D、维生素 K，故应进食富含以上营养素的食物。④长期腹泻者要补充钙、镁、锌等微量元素。⑤在急性发作期，严重者宜禁食，可用静脉高营养治疗，症状好转后可逐步过渡到流质、无渣或少渣半流质饮食等。

7. 四大禁忌需要引起注意：①慎食海鲜：海产品中的蛋白质不同于普通食物中的蛋白质，某些异种蛋白质易引起过敏，加重炎症反应。②少食粗纤维食物：应尽量限制食用粗纤维食物，如韭菜、芹菜、白薯、萝卜、粗杂粮等。③不宜进食油腻食物：溃疡性结肠炎患者的腹泻常伴有脂肪吸收不良，严重者伴有脂肪泻，因此膳食脂肪量要限制。日常应采用少油的食物和少油的烹调方法，经常采用蒸、煮、焖、氽、炖、水滑等方法烹饪食物。对伴有脂肪泻者，可采用中链脂肪酸油脂，如椰子油，烹饪食物。④忌刺激性食物：辛辣刺激性食物会对胃肠道造成不良刺激。溃疡性结肠炎患者应禁忌辣椒、芥末、酒等辛辣刺激食物，少吃大蒜、生姜、生葱。不要食用过冷、过热的食物。夏日尤其要避免食用冷饮或刚从冰箱里拿出来的食物。⑤不可盲目或过度地限制饮食：许多溃疡性结肠炎患者存在一定程度的体重偏低和营养不良，而盲目或过度地限制饮食会加重营养不良。如部分患者毫无依据地禁忌乳制品，可能会增加骨质疏松和钙缺乏等相关疾病的发病率，影响身体健康。

8. 食物不耐受试验的饮食指导：①食物不耐受是一种对摄入某些特异性食物而出现的有 IgG 介导的免疫反应。人的免疫系统把进入人体的某种或者多种食物视为有害物质，从而对这些物质产生过度的保护性免疫反应，产生食物特异性 IgG 抗体。该抗体与食物颗粒形成免疫复合物，可引起组织发生炎症反应。研究表明，不同类型的消化系统疾病患者食物过敏原特异性 IgG 监测结果中，炎症性肠病患者为 80.4%，仅次于肠易激综合征 IBS（98.7%）患者。食物不耐受影响可累及全身各系统，累及到消化系统则表现为腹痛、腹泻、腹胀、消化不良等。②根据食物不耐受试验进行饮食护理干预：根据食物不耐受试验结果，剔除饮食中患者所不耐受的食物或化学成分，进行饮食护理干预。根据患者的不耐受情况，对于重度和中度敏感的食物，应严格禁食。当禁食 6 个月后，可重新纳入，但重新纳入的过程应格外小心，循序渐进。首先恢复进食营养价值高但不耐受程度低的食物，其次恢复进食的食物必须是最简单的形式。每次只能恢复一种不耐受的食物，确认加入此类食物无不良反应后，才可以尝试加入下一种。遵循每次只纳入一种禁食的食物，每两种食物纳入之间间隔至少1周的原则[2]。

四、情绪及心理调护

溃疡性结肠炎反复发作、个体化治疗策略的选择，以及病情预后难于把握等临床特征，使患者长期遭受躯体症状的痛苦。病情演变呈个体化体征，各地医疗机构对该病诊疗水平参差，造成患者多处就医，对不同医生治疗决策之间的差异难以理解等，这些往往使患者对疾病预后产生担忧和恐惧，当超出心理承受和调节极限时，即出现焦虑和抑郁等心理和精神障碍的表现。这些情绪或情感障碍与溃疡性结肠炎相关症状合并存在的现象较为普遍[13]。

一旦合并心理和精神障碍，患者伴有疲劳、生活质量下降等状况随即加重，部分患者对诊治措施的依从性下降，进而给疾病的进一步诊治带来更大困难。一方面，常出现医患沟通困难，患者对推荐的生活方式、治疗策略等依从性差。目前，溃疡性结肠炎达到缓解的"金标准"即"黏膜愈合"并不能预示患者生活质量的理想恢复。因此，精神和心理治疗应该是溃疡性结肠炎治疗中必要的组成部分。另一方面，心理和精神障碍与溃疡性结肠炎在发病机制方面常常互为因果。精神应激状态下，辅助性T淋巴细胞功能增强，抑制性T淋巴细胞功能受抑制，会加重肠黏膜的变态反应。因此，对溃疡性结肠炎合并心理和精神障碍的状况应予尽早认知，及时干预和处理[14]。

研究表明，溃疡性结肠炎患者存在着不良的人格特征，表现为个性内向、敏感、固执、情绪稳定性差。同时存在着人际关系敏感、抑郁悲观失望、焦虑、心神不安等心理健康问题[14-15]。一些溃疡性结肠炎患者还常伴有自主神经功能紊乱的表现。这些不良的人格特征和心理问题，在一定程度上促发本病的发生和恶化。同时有研究发现，溃疡性结肠炎患者对不良生活事件的反应强度和紧张值高于健康人[16]，这也可能促进溃疡性结肠炎的复发或加剧。

1. 心理治疗的作用[17]

（1）解除患者的焦虑、恐惧状态，树立治病信念

溃疡性结肠炎是一种反复发作的、较难治愈的结肠黏膜的非特异性炎症。患者对于疾病的预后、所需治疗时间等问题存有顾虑及恐癌变心理，因此极易产生焦虑、恐惧情绪，临床上表现为睡眠不佳、食欲不振、表情淡漠、精神紧张，丧失治疗信心等。这种紧张情绪能影响自主神经功能，引起肠道运动、分泌功能障碍，从而影响病程。因此，通过心理治疗可以消除患者的焦虑、恐癌等心理，使其调整好心态，正确认识并勇敢面对疾病，增强治疗信心。

（2）帮助患者学会应对心理应激的方法和技巧，防止疾病复发和恶化

指导患者进行自我调节，调整自己的情绪及应对方式，学会应对不良生活事件的方法和技巧，使患者认识到"心""身"两方面的关系，从而在心理上调动心理防御机制，增强抗病能力，防止病情复发和恶化。

（3）建立良好的人际关系，增强治疗依从性

协助患者建立良好的社会支持、家庭关系和医患关系，让家庭亲属及有关朋友协助参与治疗过程和治疗监控，营造良好的情感环境，使患者对自己战胜疾病充满信心，每天都以良好饱满的情绪、快乐健康的心态接受治疗；同时也使患者对医护人员产生信任感，从而配合医护人员，保证疾病治疗的效果。

2. 心理治疗的方式[17]

（1）建立心理干预基础

①建立良好的医患关系。在诊治过程中，热忱接待患者，认真倾听患者对疾病的叙述；多与患者沟通，增进情感交流，取得患者的信任。

②了解患者的病情程度、思想顾虑，以及愿意接受哪些治疗措施。

③了解患者有无生活、经济、情感问题。

（2）认知干预

以相关医学知识为基础，并以良好的病例为样本，以通俗易懂的语言向患者介绍溃疡性结肠炎的病因、临床表现、并发症、诊疗程序及预后等知识，使患者正确面对自身的病情，消除对疾病的恐惧和忧虑，及时接受合理治疗。

（3）情绪干预

根据心身医学的观点给患者讲授情绪、精神、环境、家庭因素等与疾病发生、发展的关系，强调心情开朗、情绪稳定对疾病康复的重要性。

1）人的情绪可以相互感染，所以医护人员、亲戚朋友可以用良好的情绪去感化患者，使其处于一种松弛状态，利于疾

病的康复。

2）让患者注意观察、总结引起本人病情加重的精神、心理方面的因素，注意避免其影响。

3）帮助患者学会自我调节，学会应对不良生活事件、干预负性情绪的方法和技巧，帮助其加强个性和情感修养，遇事冷静，控制情绪，避免发生冲突。

①制怒四法[18]：回避法，如在日常生活中遇到看不惯的事，尽量避开不去看和想。转移法，是指遇到不顺心的事，设法转移情绪，如哼曲、参加娱乐活动等。释放法，即把内心的不快向人倾吐。升华法，是指遇到刺激，化愤慨为动力，激励自己进取，或幽默，或微笑着讲。

②松弛疗法：对焦虑、烦躁者可采用各种方法，如练习书法、栽培花草、听轻音乐、练气功和打太极拳，以及其他有规律的适度的运动，使其情绪得到缓解、思想得到放松。对悲观抑郁的患者，鼓励其将内心的痛苦向他人诉说，使其得以宣泄，还可听自己最喜爱的音乐、做自己最感兴趣的事情等。

③放松训练：让患者取半卧位，有序地放松肌肉，配合深呼吸，达到全身放松，每次约半小时，每日1～2次。

④催眠疗法：是指催眠师运用心理学手段在受术者头脑中唤起的一种特殊意境，这种意境能使人的心理对生理的控制力量发挥到最高水平。在药物治疗的同时应用催眠治疗，有助于溃疡性结肠炎患者病情的缓解[19]。

⑤森田疗法：让其接纳症状，顺其自然，不予关注。鼓励患者像正常人一样生活。

⑥腧穴保健按摩：每次饭后按摩中脘、天枢、关元、足三里、上巨虚诸穴，每穴5分钟。

（4）行为干预

1）生活指导

改变不良生活习惯，采取恰当的时间管理方法，制订科学有序的工作、生活程序。鼓励其参加文体娱乐或社交活动（每周不少于 2 次）。保证充足的睡眠，加强锻炼。急性发作期和重症患者需卧床休息，轻症患者可适当运动，劳逸结合，增强抵抗力。

2）饮食指导

①注意饮食卫生，戒烟酒，养成良好的卫生习惯，避免肠道感染诱发或加重此病。

②合理进食，加强营养：摄入高热量、高营养、少纤维、无刺激、低脂肪、细软易消化、致敏性低的食物，以补偿长期腹泻而导致的营养消耗。避免进生、冷、油腻、油炸及乳制品。为减轻肠道负担，以少食多餐方式补充营养为佳。急性发作期应给予流质饮食，严重者或有大出血时，最初几天应禁食，同时给予静脉高营养，使消化道得以休息而利于炎症减轻和症状控制，后期根据病情过渡到流质和无渣饮食。

③除由于配合治疗不宜进食的食物外，要照顾患者的饮食习惯与爱好，尽量满足他们的需要，使患者心情舒畅，配合治疗。

3）用药指导

帮助患者了解所用药物的名称、用法、剂量、作用、注意事项及有关副作用。指导患者掌握正确的用药方法，让其认识到坚持用药的重要性。

4）随访指导

患者出院时，告知患者复诊时间、方法及联系电话等，以及坚持按时服药、自我保健、正确认识预防和保健的重要性，嘱其定期到医院复查。

（5）家庭、社会网络干预

许多溃疡性结肠炎患者性格内向、自卑、悲观，对人际关系敏感，内心渴望被关怀和同情，因此患者亲属及朋友的参与对该病的治疗十分重要。让他们对该病与心理治疗的方法有所了解，协助参与认知、情绪、行为干预治疗过程和治疗监控，能患者康复营造良好的情感环境。

（6）抗焦虑药的应用

对焦虑、抑郁情绪较明显的患者，可以根据情况适当应用一些抗焦虑、抑郁的药物治疗，以消除其焦虑及抑郁症状，有益于提高溃疡性结肠炎的防治效果[17]。

五、工作及运动强度

1. 工作

溃疡性结肠炎患者多为青壮年，因而会给社会生产力和个人生活质量带来很大影响。由于本病病因未明，病程冗长，不同患者的治疗效果差异较大，症状反复发作；且患者的发病年龄多在 35 岁以下，疾病往往伴随其一生；加之病情发作往往需要住院治疗，缓解期也需要门诊维持治疗。因而长期的疾病可对患者的生理、情感、社会能力及其人生观等方面产生消极影响。

大多数患者由于长期腹泻、腹痛、便血，感觉疲劳和精力下降；同时由于腹痛和腹泻而时常于夜间醒来，影响患者的睡眠；由于症状的反复发作，患者不得不经常去医院治疗，从而影响其正常的工作和学习；由于担心如厕不方便，减少了原本喜爱的休闲和社交活动；由于经常担心自己的疾病而感到烦恼和焦虑；由于糖皮质激素治疗引起的副作用，如满月脸、多毛症、痤疮、失眠、体重增加等原因，引起患者相应的情绪问题，包括孤独感、无助感、犯罪感和自责感等。此类原因使许多患者害怕与人交往，导致其在日常生活及饮食方面改变了原有的习惯。接近半数患者因为疾病的缘故而改变了他们原有的职业选择、工作负荷及作息时间，只有极少数患者与健康人一样能正常从业。以上因素相互影响、互为因果，进一步影响到患者的工作生活能力[2]。

社会支持可能是提高慢性疾病患者工作生活能力的一种途径，因为社会支持对患者疾病的适应能力和应对方式方面有着正性的影响作用。社会压力对神经内分泌系统产生影响，增加患者对疾病的易感性。

有较好社会支持的人们可能因此对疾病的抵抗力增强，或能更好地应对疾病的恶化期；反之，社会支持需要得不到满足的人则更易患病，导致病程延长或病情加重[2]。

研究显示，主观支持和支持利用度与患者的工作生活能力呈正相关，并且主要与精力、精神健康和情感呈正相关。提示在社会中受尊重，被支持、理解的情感体验和满足程度越高的患者工作生活能力越好，愿意和乐于接受别人支持和帮助的患者工作生活能力也越好。

因此，患者除需要物质上的帮助外，更需要家人、朋友及医务人员情感上的尊重，支持和理解。医护人员除提供情绪及资讯支持、疏导患者的顾虑外，还应鼓励患者家属、朋友从情感和实际行动上多关心、安慰、理解患者，使其充分感受到社会和家庭的支持和理解，同时指导患者在有困难时应予接受和寻求他人的支持和帮助[2]。

溃疡性结肠炎患者给予正确合理的治疗后，病情发作便可以得到控制，发作的次数将会减少。患者可以维持基本的健康水平，保持高效的工作效率，这也就缓解了治疗费用和个体生活费用的压力[2]。

通过对临床患者随访发现，轻症溃疡性结肠炎患者的症状缓解和改善率较高（88%），预后较好，工作状态大多较好，生活质量较好[20]。

稳定期的溃疡性结肠炎是不会影响患者工作的，但是应尽量从事一些轻体力的工作。如果处于急性发作期，还是要以休息为主。

2. 运动强度

溃疡性结肠炎患者的运动强度，根据病情而定。急性发作期或重症患者均应卧床休息，保证充足的睡眠，以减少肠蠕动，减轻腹泻、腹痛症状。

轻症患者可以进行适当的体育锻炼，如散步、打太极拳等，注意劳逸结合。根据患者的身体状况协助其制订符合自身情况的运动锻炼计划，通过增强身体素质进一步促进康复，增强抵抗力，防止复发。

溃疡性结肠炎缓解期患者，可以进行低强度的有氧运动。流行病学调查发现[21]，久坐少动的生活方式所导致的体力活动不足是溃疡性结肠炎发病的重要原因，规律运动则可预防溃疡性结肠炎早发。溃疡性结肠炎患者的运动能力明显下降，严重影响其生活质量。

　　在患者日常治疗中，以规律运动作为治疗处方，其效果不亚于纯粹的药物治疗。运动康复作为防治慢性病的非药物疗法和辅助手段，具有副作用小、持续时间长、简便易行、易于接受等优点。氧化应激和炎症浸润是溃疡性结肠炎发生、发展与癌变的主要机制，而规律运动可对诸多慢性炎症性疾病产生辅助治疗或预防作用[22]。

　　有研究[23]以缓解期溃疡性结肠炎患者为受试对象，观察12周低强度有氧运动对溃疡性结肠炎患者缓解期的维持治疗效果。结果显示，低强度有氧运动能显著降低溃疡性结肠炎的复发率并提高患者的运动能力，其机制与运动诱导的抗炎、抗氧化效应有关。长期坚持规律有氧运动是溃疡性结肠炎患者非药物治疗的重要手段，同时也是临床治疗的有益补充。

　　虽然持续有氧运动（CAT）已成为溃疡性结肠炎患者辅助治疗的主要方式，但最佳的运动处方目前仍未确定。高强度间歇运动（HIT）是近年来在大众健身与运动康复领域新兴的一种运动方式，其可产生与持续有氧运动相似的代谢适应[24]；且高强度间歇运动后炎症因子的上调幅度低于持续有氧运动[25]，运动期间的依从性和坚持性高于持续有氧运动。有研究[26]发现：①12周持续有氧运动或高强度间歇运动均可改善缓解期溃疡性结肠炎患者的体成分、运动能力和生存质量（QOL），但以高强度间歇运动的效果较好。②高强度间歇运动具有省时、有效等特点，且具有很好的安全性，也有利于患者坚持。但是否可作为缓解期溃疡性结肠炎患者运动康复的重要方式仍需大样本随机对照试验证实。该研究体现了高强度间歇运动在溃疡性结肠炎患者康复治疗中的积极作用，但高强度间歇运动最佳负荷结构（负荷强度、负荷持续时间、间歇期运动强度、间歇期持续时间、运动方式、运动组数、组间间歇等）仍需进一步深入研究，而此研究对于优化溃疡性结肠炎患者运动康复处方具有十分重要的意义。

参考文献

［1］傅红.健康教育在溃疡性结肠炎患者护理干预中的作用［C］.河南省护理学会会议论文集.河南，2013：18-19.

［2］夏冰，邓长生，吴开春等.炎症性肠病［M］.3 版.北京：人民卫生出版社，2015：420-445.

［3］诸景辉，刘玉兰.溃疡性结肠炎药物治疗依从性影响因素的调查研究［J］.中国现代医生，2014，52（15）：21-23.

［4］陈东海.溃疡性结肠炎药物治疗依从性相关因素多元回归分析［J］.中国肛肠病杂志，2012，32（1）：52-54.

［5］杨丽娟，白玉成，商亚珍.西药治疗溃疡性结肠炎的研究进展［J］.承德医学院学报，2009，26（2）：219-220.

［6］热阳姑丽·阿巴白克力，哈斯也提·艾力.溃疡性结肠炎临床诊断及治疗分析［J］.中外医学研究，2013，11（11）：12-13.

［7］毛新志.80 例溃疡性结肠炎的临床分析［J］.中国医药指南，2013，11（4）：232-233.

［8］刘颖.中西医结合治疗溃疡性结肠炎临床研究［J］.中医学报，2013，28（3）：418-419.

［9］李琨，张彩凤，夏永华，等.微生态制剂对溃疡性结肠炎的治疗效果及作用机制研究［J］.中华胃肠外科杂志，2013，16（4）：336-339.

［10］史冬梅.舒适护理对溃疡性结肠炎患者的影响［J］.成都医学院学报，2012，7（3Z）：11-12.

［11］沈萍.对溃疡性结肠炎患者实施健康教育的效果评价［J］.按摩与康复医学，2011，2（9）：5-6.

［12］黄海滨，陈建荣，李爱林.溃疡性结肠炎药物治疗依从性影响因素分析［J］.中国医药导报，2012，9（29）：68-69.

［13］冉志华.炎症性肠病诊疗难点［M］.北京：科学出版社，2015：286-291.

［14］顾华英，温盛霖，梁艳娉.溃疡性结肠炎患者的个性特征及心理状态研究［J］.新医学，2006，（11）：731-732.

［15］刘凤芹，楚更五，李子华，等.心理因素与溃疡性结肠炎［J］.健康心理学杂志，2001，（4）：307-308.

［16］陈剑群，陈玉林，刘德成.溃疡性结肠炎的心理社会因素研究［J］.健康心理学杂志，1999，（3）：254-256.

［17］张月婷.溃疡性结肠炎患者心理治疗的评价［J］.航空航天医药，2010，21（9）：1585-1587.

［18］钟玉莲，王倩琴，何玉倩.溃疡性结肠炎患者的心理护理［J］.现代医药卫生，2006，（16）：2563-2564.

［19］Shetty A, Kalantzis C, Polymeros D, et al.Hypnotherapy for inflammatory bowel disease-a randomised, placebo-controlled trial［J］.Gut, 2004, 53（suppl V1）: A226.

［20］夏冰，周燕，杨桂芳等.炎症性肠病诊断和预后的随访［J］.中华消化杂志，2001，21（4）：205-208.

［21］Hlavaty T, Toth J, Koller T.Smoking, breastfeeding, physical inactivity, contact with animals, and size of the family influence the risk of inflammatory bowel disease: A Slovak case-control study［J］.United European Gastroenterol J, 2013, 1（2）: 109-119.

［22］Lujan H L, DiCarlo S E.Physical activity, by enhancing parasympathetic tone and activating the cholinergic anti-inflammatory pathway, is a therapeutic strategy to restrain chronic inflammation and prevent many chronic diseases［J］. Med Hypotheses, 2013, 80（5）: 548-552.

［23］施曼莉, 王晨宇.12周有氧运动对缓解期溃疡性结肠炎患者氧化应激、炎症因子和运动能力的影响［J］.中国体育科技, 2014, 50（2）: 92-97, 111.

［24］Burgomaster K A, Howarth K R, Phillips S M, et al.Similar metabolic adaptations during exercise after low volume sprint interval and traditional endurance training in humans［J］.J Physiol, 2008, 586（1）: 151-160.

［25］Ploeger H, Obeid J, Nguyen T, et al.Exercise and inflammation in pediatric Crohn's disease［J］.Int J Sports Med, 2012, 33（8）: 671-679.

［26］张艳, 李荣源, 黄华生, 等.不同运动方式在缓解期溃疡性结肠炎患者康复治疗中的作用［J］中国体育科技, 2016, 52（5）: 59-67.